イラストと図表で解説　必修処方30＋繁用処方30

漢方重要処方60

改訂版

横浜薬科大学漢方和漢薬調査研究センター編

監修　伊田喜光（横浜薬科大学教授）
　　　根本幸夫（横浜薬科大学教授）
協力　一般社団法人　日本漢方連盟

改訂のポイント	1．処方の出典を見直し、できる限り初出と考えられるものに訂正した。
	2．出典の処方構成が一般用漢方製剤承認基準と異なる場合は、処方構成の欄に注を付して、一般用漢方製剤承認基準と同じ処方構成の出典を記載することとした。
	3．処方解説中の表記について現在製剤化されているものに合わせて一部改訂した。また読者によりわかりやすい表記とするための改訂を行った。
	4．漢方薬の副作用について、初版以降厚労省より新たに発出された「使用上の注意の改訂指示」をふまえ追記した。

前言

「横浜薬科大学漢方和漢薬調査研究センター」では、日本で汎用されている漢方薬をより身近なものとして普及させるために、『漢方薬膳学』（万来舎　2012年）を上梓した。

次いで翌年、日本漢方連盟の協力と共同で、現在の日本における漢方薬の運用および販売実態について調査し、東大経済学部大学院の伊藤元重教授や目白大学人間学部の小野寺敦子教授の協力を得て、『漢方薬繁用処方実態調査』（万来舎）をまとめた。

その後、厚生労働省の医薬品ネット販売をめぐる「新たなルールに関する検討会」の委員となった日本漢方連盟理事長の根本および理事の西島・大石は、厚生労働省医薬食品局総務課の薬事企画官（当時）であった山本史氏や中井清人氏との医薬品の販売制度に関する議論の中で、以前は、幅広い薬局で薬局製剤としての漢方の販売を行っていたものの、最近は漢方専門薬局のみの取り扱いになっていることに触れ、幅広い薬局が漢方薬を扱えるようにするためのガイドラインのようなものが必要ではないかとの提案をいただいた。そこで、医師・薬剤師をはじめ、漢方薬を扱う者は漢方重要処方の30方程度は使いこなせるべきと考え、新たに漢方を取り扱おうとする者への入門書として、また、必要なアドバイス・指導等の一助となるものとして本書を企画した。本書は、このような発端と経緯で作製したものである。

しかし、本書の編集委員より医系・薬系を問わず漢方薬を扱う専門家としては、「漢方薬繁用処方実態調査」の結果から、現在流通が多く、繁用されている60処方は使いこなせるようになっているべきであるとの意見が強く、本書では、基本となる重要漢方処方30方にさらに30方を追加して解説することにした。

本書の解説について特に留意したことは、

1. 取り上げる処方は、現在流通している繁用処方60方とした。
2. 初学者にもわかりやすくするために、専門用語をできる限り少なくした。
3. 初学者の混乱を避けるために、理論は日本漢方を中心とした。
4. 証や陰陽・虚実などの概念については、ブラックボックス理論を中心にわかりやすく解説した。
5. 処方解析についてはその処方ができた時代の薬効論を元に解説した。

本書の作成に当たっては、「横浜薬科大学漢方和漢薬調査研究センター」と「日本漢方連盟」、「日本漢方連盟医師顧問団」、「日本薬剤師会漢方委員・一般用医薬品委員」「日本大学医学部附属板橋病院東洋医学科」のメンバーから編集委員として参加していただいた。

なお、執筆については、「総合漢方研究会」の協力を得た。

監修者としては、本書が漢方を志す人の指針となり、漢方薬の正しい運用がなされ、多くの方の健康に寄与することを願ってやみません。

また本書の作成に関わった万来舎をはじめとする関係各位に心から深謝する次第です。

平成26年3月

横浜薬科大学漢方和漢薬調査研究センター
伊田喜光・根本幸夫

凡例　1）　本書は、日本漢方の立場を基本として漢方処方の解説を行っている。

2）　処方の選定にあたっては、漢方薬運用上重要と考えられる30処方を選び、更に30処方を追加選定した。この選定には、平成25年1月、横浜薬科大学漢方和漢薬調査研究センターおよび一般社団法人日本漢方連盟が協同で行った『漢方薬繁用処方実態調査』を参考とした。そして、医療機関および漢方の専門薬局で用いられる漢方処方だけでなく、ドラッグストアなど一般の薬局で多用されている漢方処方についても選定の対象とした。

3）　60処方のうち特に学んでほしい重要30処方には、 必修処方 のマークを付した。

4）　各処方の出典は、原則として初出を示した。出典によって処方内容の異同があるものは、処方構成と用法から見て編集委員会で初出とみなしたものを示し、必要に応じて注を付した。また、原文は代表的なものを巻末にまとめて付記した。

5）　各処方の効能分類は作用及び用法の両者の観点によって行った。また、方剤の性質上複数の分類に属するものについては、各処方の各論中で、分類を併記した。

6）　処方解説については、できる限りその処方が作成された時代における証の考え方に基づいて解説した。また、その処方がどの理論に基づいて作られたものかを示した。なお、証の選定にあたって、成立した時代の異なる処方を同列に論じる必要が生じた場合は、処方が成立した時代には存在していない理論であっても、方意から類推して、理解しやすい証の考え方を採用した。

7）　適用疾患には、漢方薬の運用上多く用いられる疾患名を挙げた。なお、医療用漢方製剤（薬価収載品）については、漢方保険診療の際の参考として、保険適用の対象となる傷病名をあわせて収載した。この傷病名については、『JAPIC漢方医薬品集』〈（財）日本医薬情報センター編　丸善出版（2011）〉収載の「効能効果対応標準病名一覧」を基に、医療用漢方製剤の添付文書に記載された効能・効果と比較し、傷病名として関連性がないと思われるものを除外して収載した。なお、ここに挙げた傷病名はあくまでも目安として用いられており、保険適用については個々に判断されるものであることを付け加えておく。

8）　成分・分量については、2012年8月に厚生労働省医薬食品局より発出された「一般用漢方製剤承認基準」に基づいて収載した。

9）　証決定の際に目標となる症状は、文章とともにイラストで示した。

10）　処方解説は、「一般用漢方製剤承認基準」に基づいた処方構成で行った。ただし、出典収載処方と異同のある場合は、※を付して異同を注記した。

11）　各処方ごとに代表的な疾患、他の処方との使い分けを示す鑑別法を明記した。

12）　漢方用語については、基本的な用語は総論で解説しているが、処方解説において必要と考えられる用語については、巻末に「漢方用語解説」を置いた。

13）　巻末の「出典・原文一覧」中、処方名については、無用な混乱を避けるために、原文の旧字体は新字体に直して記載した。なお、原文と処方名が異なる場合は、名称の異同を注記して示した。

14）　本書収載処方の漢方薬の副作用については、医療用漢方製剤の添付文書に記載されている「重要な副作用」について病態・注意すべき事項などを確認し、また、添付文書への記載の経緯については、漢方業界における「使用上の注意」改定記録、厚生労働省医薬食品局発出の「使用上の注意」改定指示などの記録を参考とし、巻末にまとめた。

目　次

まえがき ——————————————————————————— 3

凡例 ————————————————————————————— 4

総論

Ⅰ．漢方を学ぶ上で、まず知ってほしいこと

日本漢方と中医学とは同じではない ————————— 10

漢方は新陳代謝の医学である ——————————— 14

Ⅱ．漢方理論の基礎

1．証とは何か ———————————————————— 17

2．総合的なモノサシとしての陰陽・寒熱・虚実・表裏 —— 18

　(1) 陰陽 ————————————————————————— 18

　(2) 寒熱 ————————————————————————— 20

　(3) 虚実 ————————————————————————— 21

　(4) 表裏 ————————————————————————— 21

3．急性病のモノサシ ———————————————— 22

　(1) 三陰三陽論 ————————————————————— 22

　(2) 温病論 ——————————————————————— 25

4．慢性病のモノサシ ———————————————— 26

　(1) 気血水論 ————————————————————— 27

　(2) 臓腑経絡論 ———————————————————— 30

5．処方の構造を理解するための漢方処方学 ————— 39

各論

発表剤（発汗解表剤）————————————— 44

桂枝湯 ———————————————————— 46

必修処方 葛根湯 ————————————————— 48

必修処方 小青竜湯 ———————————————— 50

5

麻黄湯 ——————————— 52

必修処方 麻黄附子細辛湯 ——————————— 54

必修処方 十味敗毒湯 ——————————— 56

必修処方 駆風解毒湯 ——————————— 58

辛夷清肺湯 ——————————— 60

消風散 ——————————— 62

清熱剤 ——————————————————— 64

必修処方 白虎加人参湯 ——————————— 66

必修処方 黄連解毒湯 ——————————— 68

必修処方 小柴胡湯 ——————————— 70

大柴胡湯 ——————————— 72

必修処方 柴胡桂枝湯 ——————————— 74

瀉下剤 ——————————————————— 76

三黄瀉心湯 ——————————— 78

必修処方 防風通聖散 ——————————— 80

麻子仁丸 ——————————— 82

乙字湯 ——————————— 84

温補剤 ——————————————————— 86

真武湯 ——————————— 88

苓姜朮甘湯 ——————————— 90

柴胡桂枝乾姜湯 ——————————— 92

気剤 ——————————————————— 94

必修処方 半夏厚朴湯 ——————————— 96

必修処方 苓桂朮甘湯 ——————————— 98

甘麦大棗湯 ——————————— 100

必修処方 柴胡加竜骨牡蛎湯 ——————————— 102

桂枝加竜骨牡蛎湯 ——————————— 104

釣藤散 ——————————— 106

必修処方 抑肝散 ——————————— 108

血剤 ——————————————— 110

必修処方 当帰芍薬散 ——————————— 112

温清飲 ——————————— 114

芎帰膠艾湯 ——————————— 116

必修処方 十全大補湯 ——————————— 118

加味帰脾湯 ——————————— 120

必修処方 加味逍遥散 ——————————— 122

必修処方 桂枝茯苓丸 ——————————— 124

必修処方 桃核承気湯 ——————————— 126

利水剤 ——————————————— 128

必修処方 五苓散 ——————————— 130

猪苓湯 ——————————— 132

五淋散 ——————————— 134

柴苓湯 ——————————— 136

健胃・整腸剤 ————————————— 138

必修処方 半夏瀉心湯 ——————————— 140

茯苓飲 ——————————— 142

平胃散 ——————————— 144

必修処方 安中散 ——————————— 146

補益強壮剤 ————————————— 148

人参湯 ——————————— 150

必修処方 六君子湯 ——————————— 152

必修処方 補中益気湯 ——————————— 154

必修処方 小建中湯 ——————————— 156

必修処方 大建中湯 ——————————— 158

7

| 必修処方 | 八味地黄丸 | ——— | 160 |

八味地黄丸（はちみじおうがん）——— 160

六味地黄丸・杞菊地黄丸・牛車腎気丸 ——— 162
（ろくみじおうがん・こぎくじおうがん・ごしゃじんきがん）

清心蓮子飲（せいしんれんしいん）——— 164

鎮咳去痰剤 ———166

麻杏甘石湯（まきょうかんせきとう）——— 168

必修処方 麦門冬湯（ばくもんどうとう）——— 170

柴朴湯（さいぼくとう）——— 172

筋肉・関節鎮痛剤 ———174

必修処方 麻杏薏甘湯（まきょうよくかんとう）——— 176

必修処方 桂枝加朮附湯（けいしかじゅつぶとう）——— 178

芍薬甘草湯（しゃくやくかんぞうとう）——— 180

五積散（ごしゃくさん）——— 182

防已黄耆湯（ぼういおうぎとう）——— 184

疎経活血湯（そけいかっけつとう）——— 186

漢方薬の副作用について———188

| 附 | 出典・原文一覧 ——— 192 |

出典・原文一覧 ——— 192

漢方用語解説 ———204

処方名索引 ———220

適用疾患索引 ———222

あとがき———229

参考文献一覧———230

監修・編集・執筆者一覧———233

総　論

I　漢方を学ぶ上で、まず知ってほしいこと

日本漢方と中医学とは同じではない

漢方にはさまざまな理論体系がある

漢方を学ぶ上で、まず頭に入れておかなければならないのは、以下の２点である。

❶日本の漢方が、中医学とは同じものではないこと。
❷漢方というものがいくつもの理論体系の混合体であること。

初学者が、まずこのことを認識しているかどうかは、漢方を学ぶ上で大きな違いとなる。そして、その漢方処方が、どのような理論体系のもとに成立したものなのかを知ることが、漢方薬の運用法を理解する際の重要な要素となるのである。
そのことを知るために、漢方が成立してきた歴史的な経緯を振り返ってみよう。

漢方の基礎理論の歴史

日本漢方のルーツは中国の伝統医学にある。そして、その理論体系の基礎を形作っているのは、以下の３つの理論である。

（１）『素問』の理論

『素問』は、日本、中国を問わず、漢方理論の基礎をなす最古の書物である。今から2000年ほど前、中国の戦国時代末期から後漢にかけて成立し、「なぜ病気になるのか、どの季節にはどんな病気があるのか、どこが病むとどんな症状がでるのか」といったことが記されている。
『素問』は、飛鳥から奈良時代にかけて日本へ渡来し、漢方の生理学や病理学、鍼灸の治療理論の基礎となった。

（２）『傷寒雑病論』の理論

漢方薬運用の基礎理論となったのが、200年頃（後漢の時代）に著された『傷寒雑病論』である。当時のものは現存しないが、後世に再編集され、現在は『傷

漢方を学ぶ上で、まず知ってほしいこと

[図1] 漢方のルーツは中国から渡来した医学

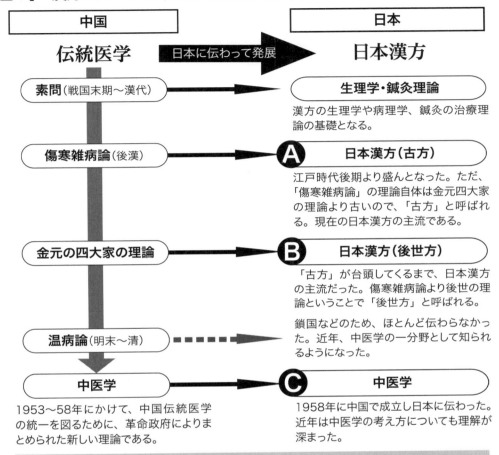

寒論』と『金匱要略』の二書に分かれて伝わっている。このうち『傷寒論』は、急性熱性病について論じたもので、「病がどう進行するか、どの場合にどんな漢方薬を用いるか」という理論と具体的な処方がまとめられている。

一方、『金匱要略』は、急性熱性病が慢性化した際の治療法について、病名や状態別に整理したものである。

これら『傷寒雑病論』の理論は、日本漢方の古方派に受け継がれ、現在の日本における漢方薬運用の主流の考え方となっている。また「気血水」という考え方の基礎を漢方薬の運用に取り入れたのも、『傷寒雑病論』が最初である。なお、漢方薬としてよく知られる葛根湯はこの書物に登場する薬である。

11

（3）金元四大家の理論

　　時代が下り、中国の金元時代に漢方薬の運用理論に大きな変革があらわれた（12世紀後期〜14世紀中期）。生活が豊かになり、人々の体質も変化して、それまでの考え方では治しにくい病が現れたのである。この変革は四人の優秀な医師によってもたらされたので、彼らのことを金元四大家と呼んでいる。

　　これら金元四大家の理論は、室町時代末期に日本に伝わり、漢方理論として根付き、「後世方」（＝『傷寒雑病論』より後の時代の処方）と呼ばれるようになった。体力をつけることで知られる補中益気湯などがこれらの理論で登場した処方である。

　　このように中国では『傷寒雑病論』が先にあって、その後、金元四大家の理論が成立するのだが、日本で認知されたのは逆で、先に金元四大家の理論が広まっている（16世紀〜17世紀頃）。『傷寒雑病論』の理論が注目されたのは、それから約200年後の江戸時代中期^(注)で、金元四大家より古い時代の理論であるということで「古方」と呼ばれることになった。

　　［図１］を見ていただければおわかりのように、『傷寒雑病論』の理論と金元四大家の理論は、個々に日本に伝わり、「古方派」と「後世派」という理論体系の異なる２つの漢方流派が共存することになったのである。

（注）『傷寒雑病論』は、平安時代にはすでに日本に伝わっていたが、日本漢方の主流になったのは、江戸中期以降である。

近年紹介された「温病理論」

　　日本の伝統的な漢方薬運用理論は、ほぼ前記の理論を基本としたものだが、中国では、時代がずっと下った明代末から清の時代（17世紀中期〜18世紀頃）に「温病」（寒気のない熱症状と津液不足を中心とした病）という新しい考え方が現れる。この理論は、鎖国などで近年までほとんど日本に伝わらなかったために、日本漢方と中医学の違いのひとつとなったが、1958年以降、中医学の一分野として紹介され、現在ではのどかぜや津液不足の症状の治療に効果を発揮している。

中医学の成り立ち

　　一方、中医学は、1953〜58年にかけてまとめられた新しい理論である。中国伝統医学の統一を図るという当時の革命政府の指示により、それまで別々に存在していたいくつかの理論を整理し、その最大公約数的な考え方を中医学としてまとめたものである。ただし

鍼灸の理論から漢方薬運用の理論まですべてを統一してまとめようとしたため、いろいろ理論上の矛盾も持つこととなった。また、それによって日本漢方と中医学では、漢方用語の混乱も起こることとなったのである。

混在する漢方薬運用理論

　以上のように、現在、日本では漢方薬運用に際し『傷寒雑病論』の理論を基本とした「古方派」、金元四大家の理論に基づく「後世派」、さらに中医学など複数の考え方が混在している。従って、漢方薬を処方する専門家の考え方によって用いる理論や処方も異なっているのである。

　初学者の方には、とくに、「漢方には異なった体系を持ついくつもの理論が混在している」ということを頭に入れ、自分が勉強する入門書や参考書が、どの立場で書かれているのか、どの理論体系に基づいているのかをしっかり把握していただきたいのである。

日本漢方と中医学の用語の違い

　漢方を初めて勉強する人たちが、混乱を起こしやすい原因の一つに、漢方用語の概念の違いがある。日本漢方と中医学では、使用される漢方用語の意味の多くは同じだが、異なった意味を持つ場合がある。その代表的なものが、「陰陽」「寒熱」「虚実」の概念である。

　まず、「寒熱」の概念だが、日本漢方では病の状態としての「寒えている」か「熱がある」かということを示すのに対し、中医学では罹患した病邪の種類が「寒邪」か「熱邪」かということを示す。したがって、日本漢方の場合は、寒証といえば、冷えて熱もない状態を示すのに対し、中医学では、寒邪に侵されたことを示すため、悪寒があって、発熱もあるという場合が含まれている。

　また、「陰陽」の概念では、中医学には「陰虚」「陽虚」という概念があるが、この場合の「陰陽」は、三陰三陽論でいう「寒熱の状態」ではなく、「陰分と陽気（P19参照）」を指し、また、「虚実」

は「正気と病邪の抗争の状態」ではなく、「身体の構成成分やエネルギーの欠乏と過剰」を示す。従って、中医学でいう「陰虚」とは「陰分（主に血や体液）が欠乏する」ことを指し、口やのどが渇く、寝汗をかく、発熱しやすいなどといった症状を起こすことを意味している。

　これに対し日本漢方の場合は、「陰虚」は文字通り「陰証で虚証」、すなわち「冷えて、体力のない状態」を示すものであり大きな違いがある。

　なお、中医学での「陽虚」は「陽気が欠乏する」ことで、寒がる、疲れやすい、下痢しやすいなどの症状を起こすことになる。

　このように、日本漢方と中医学では、「陰陽」「虚実」「寒熱」など基本的な漢方用語の用い方が異なるので、「いま学んでいるものがどの立場で説明されているものなのか」を理解し、混同しないように注意することが必要となる。

漢方は新陳代謝の医学である

漢方の特質

　では、実際に漢方を学ぶ際に知っておくべき「漢方の特質」とは何であろうか。一番の特質と考えられるのは、漢方が新陳代謝の医学であるということである。これは、西洋医学と東洋医学を比べてみるとより明確になる。

　西洋医学は、人体をさまざまな臓器や器官などに細分化し、腫瘍などの異常のある部位や病気の原因となる細菌やウイルスなどを特定し、それに対する治療を行う。治療の中心は、悪い部分を直接取り除いたり、病原菌を攻撃することである。

　それに対し東洋医学は、人体をひとつの統一されたものと考え、患部を局所的に見るのではなく、全身のバランスの崩れを見つけ出す。そして新陳代謝を促進することによって自然治癒力を高め、症状を改善していく手法をとるのである。

　伝染病や手術の必要な病気では、西洋医学の手法が極めて効果的だが、自覚症状があっても原因が特定できない場合や、症状が多岐にわたる場合では、治療が難しいときがある。東洋医学の利点は、そのような原因の不明確な場合にも、新陳代謝を促進することで、身体を本来あるべき状態に導き、症状を改善する治療が行えるのである。

漢方薬の作用

　このように、漢方では身体の新陳代謝を促進して、病気を治癒してゆくわけであるが、その手法は実にシンプルである。

　たとえば、急性熱性病の場合、極端に言えば「発汗」、「瀉下（下す）」、「清熱（解熱・消炎）」、「温補（温める）」。この程度のことしか行わない。しかし、「発汗」ひとつを取り上げても、「汗をかかせる」ただそれだけのことで、実は多くの治療効果を上げることができる。そしてこれらを的確に行うことで、驚くべき治療効果が発揮されるのである。

　では、それぞれの作用について具体的に見てみよう。

＜発汗の効果＞

（1）表にある病邪を除く

　　表とは、漢方の独特の考え方である。皮膚、筋肉、関節、上気道など身体の表面に近い部分を表といい、かぜでいえば初期症状が起こる部位である。そして表証と

いえばその部位で起こっている病状を示す。悪寒・発熱・頭痛・鼻づまり・鼻水・のどの違和感・咳・関節痛などがそれにあたる。

この、表に病邪（P21参照）があるときに、病邪を除くのにきわめて有効な手段が「発汗」である。そして汗をかかせて表の病邪を除くことを漢方用語で「発表」という。ただし発表させる場合は、汗を大量にかかせるのではなく、表面にじわっとかかせる程度にするのがもっとも効果的である。ちなみにかぜ薬としてよく知られる葛根湯は、まさにこの「発表」を行う薬である。かぜの初期によく「布団に入って、汗をかいて寝ていなさい」といわれるが、それこそ漢方の本質的な治療法なのである。

(2) 筋肉のコリや痛みを治す

漢方以外ではあまり知られていないが、肩こりや筋肉の痛みには、発汗させることが有効な治療法となる。筋肉は冷えや疲労により緊張し、緊張して固くなると引きつれて痛みを起こすが、汗をかかせることで、ひきつれていた筋肉の緊張がゆるみ、痛みを取ることができるのである。

たとえば、肩や首のコリなら首にタオルを巻き、葛根湯のような発汗剤を服用し、汗をかき、後は冷えないように保温しておくだけで驚くほど症状は軽くなるのである。

(3) 透疹する

はしかなどでうまく発疹が起きず、治りが悪いときなどに用いる。発疹を促すことによって病邪を発散させ、治癒に導くのである。

＜清熱の効果＞

(1) 病邪が表から裏（内臓）に入ってしまった場合の発熱症状を改善する

清熱という言葉も漢方独特の表現である。病邪が表にあるうちに治すことができず、肺、胃腸、腎臓などの内臓器官に及び、全身の発熱症状を起こしているような場合に、それを解熱する作用のことである。かぜが初期で治らず、高熱となった場合はもちろん、こじらせて微熱が続くような場合もこの清熱作用のある方剤を用いることになる。

(2) 局所の炎症を鎮める

清熱というと解熱というイメージが強くなりがちだが、漢方の場合は、熱という言葉が、発熱だけでなく炎症という意味を含むため、清熱には消炎という意味合いが含まれている。したがって、皮膚炎などで赤く腫れたもの、腫れや熱感のある関節炎、膀胱炎など身体局所の炎症を鎮めるのが、清熱のもう一つの作用である。

＜瀉下の効果＞

（1）排便を促進する

　　これは当然の作用であるが、むしろ漢方の考え方として特徴的なのは、次の「（2）胃腸にうっ滞した熱を除く」である。

（2）胃腸にうっ滞した熱を除く

　　かぜなどの病勢が強く高熱を呈する場合は、便秘を伴うことが多い。漢方ではこれを胃腸の熱証（P23「陽明病」参照）ととらえている。熱を下げるには、通常清熱剤を用いるが、同時に瀉下剤を用いて排便を促すと、腸内に停滞している食物の残滓が除かれ、結果として胃腸にうっ滞した熱も除かれて、全身の発熱症状も速やかに改善することが可能となるのである。

　　なお、瀉下作用のある薬物は、大黄のように清熱作用を持ち合わせるものも多い。

＜温補の効果＞

（1）体内の冷えを除く

　　身体を温め、冷えを除くことである。これも当然の作用だが、温補の場合においても、次の（2）にその特徴がある。

（2）温めることで、患部の機能回復や鎮痛をはかる

　　温補には「温める」という意味以上に、機能が損なわれているものに対し、陽気の循環をうながし、機能を正常に戻すという意味がある。たとえば人参湯（P150参照）という薬は、胃腸を温めるとともに、胃腸の機能を回復させるという意味合いが強い。また、冷えによって痛む関節痛や神経痛に用いる桂枝加朮附湯（P178参照）という薬は、身体全体を温めることによって、神経痛や関節痛などをより効果的に鎮痛することが可能となるのである。

　　このように、新陳代謝をうながす手法は、「発汗」「清熱」「瀉下」「温補」というように個々の作用はシンプルだが、患者の状態に合わせて的確に行うことにより、より以上の治療効果を上げることができるのである。

　　詳しくは各論を見ていただきたいが、上記の作用以外にも月経不順があれば婦人科系の代謝を促進し、水分代謝が悪い場合はその代謝を促進し、精神的ストレスの強いものには興奮を鎮めるなどの治方を加え、患者自身の新陳代謝を調えてゆくのである。そして、自然治癒力を高め、それによって病を治すことが漢方の大きな体系であり、特徴なのである。

II 漢方理論の基礎

1. 証とは何か

　漢方において治療方針や処方選択の基本となるのが証という考え方である。では証とはいったいどういうものであろうか。

　証を理解する上で、人間の身体を中身の見えないブラックボックスに例えると把握しやすい。ブラックボックスに外力が加わると、中で何らかの変化がおこり、それが現象となって出力する。つまり、病気の原因となる季節の変化や感情の乱れといった「病邪」がブラックボックス（人体）に入ると、中では「病邪」に対抗しようとする力、すなわち「正気」が働く。漢方では、ブラックボックス（人体）でおこっている病変を「正気と病邪の抗争」と考え、その交戦状態が自覚症状や他覚症状として身体に現れると考えるのである。

　例えば、寒えてかぜを引いた場合、身体に寒邪（＝病邪）が侵襲したことにより、体内では「正気」が「寒邪」と必死に戦っている状態となる。その結果、寒けや発熱、頭痛、肩こりといった症状が現れる。

　漢方では、これらの症状から、初期か中期かといった「病の進行具合」や、「病邪がど

［図2］　証のとらえ方

証とは「正気」と「病邪」の抗争の本質をとらえることである

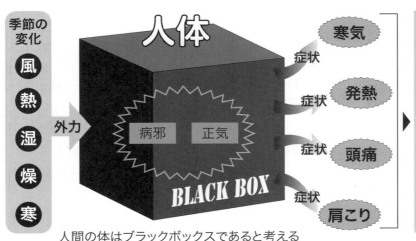

の部位に侵襲しているか」、「病邪と正気のどちらが強いか」などを類推し、モノサシとなる漢方理論に当てはめ、例えば「太陽病実証」（病は初期で病邪が体表部にあり、正気との力関係は拮抗している）といった証を立て、それに応じて「葛根湯」といった処方を選定するのである。

　ただし、登山で頂上を目指すルートがいくつかあるように、証の立て方は一つだけとはかぎらない。実際に、日本漢方と中医学そして鍼灸治療では、証を立てるときに用いられる基礎理論や用いる処方、処方を構成する生薬の配合、また経絡、経穴の選定および手技が異なる。

　いずれにせよ、最終的には頂上に登る（病気を治す）という目標は同じであるので、どのルートをとるかについて慎重に見極めることが大切である。

2.　総合的なモノサシとしての陰陽・寒熱・虚実・表裏

　証を立てるにあたって、まずは身体におこっている病変について、総合的に把握する必要がある。そのためのモノサシとして、「陰陽」「寒熱」「虚実」「表裏」の理論がある。これを中医学では「八綱」というが、『傷寒雑病論』をベースとする日本漢方においても基礎となる考えである。

（1）陰陽

　陰陽という概念は、非常に広範囲にわたる意味をもつが、ここでは主に医学領域に絞って考えることとする。陰陽の意味としては、広義に用いられるものと狭義に用いられるものがある。

【広義の陰陽】

　「天を陽、地を陰」、「昼を陽、夜を陰」（図3参照）といった具合に、万物を「陽」と「陰」に分け、対立する関係に置き換えたものである。人体でいえば、「背側は陽、腹側は陰」、「上半身は陽、下半身は陰」、内臓では「五腑（中空臓器）は陽、五臓（実質臓器）は陰」となる。

　また、これら陰陽に分けられたものが常に陰であり、陽であるわけではない。例えば「天」と「地」の関係性でいえば、「天」は陽にあたるが、快晴の日（陽）もあれば、曇りの日（陰）もある。「男」と「女」の関係性でいえば、「女」は陰だが、激しく動きまわっているとき（陽）もあれば、静かに休んでいるとき（陰）もある。これらを「陽中の陽」「陽中の陰」、「陰中の陽」「陰中の陰」という。

　このように陰陽は固定概念ではなく、時と場所、関係に応じて相対的に変化している。

総論

漢方理論の基礎

［図3］ 陰陽の配当表

要素	陽	陰
宇　宙	太陽	月
1　日	昼	夜
空　間	天	地
運動状況	動き回るもの	とどまっているもの
性　格	明るい・陽気	暗い・陰湿
男　女	男	女
夫　婦	夫	妻
体　表	背中側・上半身	腹側・下半身
内　臓	五腑 中空臓器（胆、小腸、胃、大腸、膀胱）	五臓 実質臓器（肝、心、脾、肺、腎）
気血水	気（陽気）	血・水（陰分）
人体の寒熱	熱がある状態（熱）	冷えた状態（寒）
物の性質と しての寒熱	温める性質をもつもの（熱）	冷やす性質をもつもの（寒）
虚　実	実	虚
表　裏	表	裏

【狭義の陰陽】

①人体生理としての陰陽

　人体の構成成分である血液・津液・骨・臓腑などを陰（陰分）とし、人体の生理機能（活動エネルギー）を陽（陽気）とする。

　この陰陽に虚実（不足もしくは過剰）をあてはめ、陰虚証や陽虚証として病証を捉える概念は、主に中医学で用いられるものである（P13「日本漢方と中医学の用語の違い」参照）。

②病勢分野における陰陽

　『傷寒論』の三陰三陽論がこれにあたる。病勢が亢進し、熱を出しながら正気が

19

病邪と戦っている状態を陽病または陽証といい、病が進行して病勢は消沈し、身体に熱を出す力がなくなって冷えが中心となる状態を陰病または陰証という。この陰陽概念は、日本漢方の特に古方派において、その根幹をなすものである（P22「三陰三陽論」参照）。

(2) 寒熱

　ここでは日本漢方の立場から、寒熱について解説する。日本漢方では、病気の原因となる病邪の性質ではなく、身体が冷えているか熱しているかで寒熱を判断する。

【熱証】

　熱証とは、発熱や炎症を呈する状態のことをいい、全身症状としての熱証と部分的な熱証に分けられる。

①全身症状としての熱証

　全身症状としての発熱状態を示し、たとえ悪寒を伴っていたとしても全体として寒より熱の症候が強いものをいう。急性病における三陽病（太陽病・陽明病・少陽病）がこれにあたる。

②部分的な熱証

　関節炎など、慢性病に多くみられる部分的な炎症状態をいう。

【寒証】

　寒証とは、悪寒や冷えの症状を呈する状態のことをいい、全身症状としての寒証と部分的な寒証に分けられる。

①全身症状としての寒証

　たとえ熱があっても全体として寒の症候が強いものをいう。急性病における三陰病（太陰病・少陰病・厥陰病）がこれにあたる。

②部分的な寒証

　関節が冷えて痛む場合など、慢性病に多くみられる部分的な冷え症状をいう。

　以上が日本漢方における寒熱の概念である。なおこの寒熱の概念は、日本漢方と中医学とでは認識が異なる。その違いについては、「日本漢方と中医学の用語の違い」（P13）を参照されたい。

（3）虚実

虚実概念は、急性病と慢性病でその捉え方が異なる。

【急性病における虚実】

正気と病邪の盛衰をみる指標で、虚証と実証は、正気と病邪の戦いにおける力関係をあらわす。

虚証とは、正気が不足しているため十分に病邪に対抗できない状態で、症状は緩やかであるが長引くという特徴がある。

実証とは、病邪が盛んであり、また正気もある程度充実しているために、お互いに激しく戦っている状態であり、症状も激しいものになる。

【慢性病における虚実】

慢性病の場合は、「急性病の延長」「気血水に由来するもの」「臓腑に由来するもの」の3つに分けて考える。

傷寒など急性病の延長で慢性化した場合は、急性病における虚実をそのまま引き継ぐ形をとる。

気血水における虚実は、気・血・水（津液）それぞれの不足（虚）と、病的過剰（実）をあらわす。

各臓腑における虚実は、各臓腑における機能衰退（虚）と病的亢進（実）や、各臓腑における血・津液などの不足（虚）と病的過剰（実）をあらわす。

（4）表裏

表裏とは、身体の部位の深浅を示す概念である。病邪が身体のどこまで侵襲しているかについては、その部位の深浅によって、表証と裏証に大別する。

【表証】

表とは、体表とそれに近い部位（皮膚・肌肉・筋肉・経絡・関節・頭・項背・のど・気管浅部など）を指す。表が病邪に侵襲された場合を表証と呼ぶ。『傷寒論』においては太陽病の病位である。

【裏証】

裏とは、体内深部（臓腑・血脈・骨髄など）を指す。特に胃腸のことを裏と呼ぶ場合もある。

病邪が表で処理できずに裏まで及んできた場合を裏証と呼ぶ。『傷寒論』においては陽明病および太陰病、少陰病、厥陰病の病位である。

【半表半裏証と内外について】

半表半裏および内外とは、『傷寒論』独特の病位概念である。

半表半裏には諸説あるが、胸腹部（肺・気管支・横隔膜・みぞおちなど）を中心とした表裏の間を指すと考えてよい。これは少陽病の病位にあたる。

また、内・外にも諸説(注)あり、外が表で、内が裏に相当するとみなし、「表裏」と「内外」を同義語と考える説が多い。

実際の病証においては、これら総合的なモノサシである「陰陽」「寒熱」「虚実」「表裏」の組み合わせを基本に構築された「急性病のモノサシ」や「慢性病のモノサシ」を用いて証を立てていくことになる。

(注) その他の説として、「内」を「裏」の概念よりも更に限局した深層部とし、「外」を「表」とともに「裏」の一部を含んだ比較的広範囲を指す概念とする説もある。

3. 急性病のモノサシ

実際に証を立てるにあたっては、身体におきている病変について、より具体的に把握する必要がある。ここでは急性病の証を立てるためのモノサシとして、「三陰三陽論」、「温病論」について解説する。

（1）三陰三陽論

三陰三陽論とは、『傷寒論』において展開される急性熱性病の治療理論であり、日本漢方の特に古方派において治療理論の根幹をなすものである。

『傷寒論』では、発病から死に至るまでの過程を大きく陽病と陰病に分けて論じている。陽病とは、身体が熱状を呈しながら病邪と闘っている状態であり、太陽病・陽明病・少陽病の３つに分類され、陰病とは、病が進行して病勢は消沈し、身体に熱を出す力がなく、冷え症状が中心となっている状態であり、太陰病・少陰病・厥陰病の３つに分類される。

なお、病の進行過程は、固定化されたものではなく、太陽病→陽明病→少陽病の順で進行する場合や、太陽病→少陽病→陽明病、太陽病→少陽病→陰病などの順で進行する場合がある。

ここで、三陰三陽の各病位について示す（P23［図４］参照）。

▷**太陽病**　　急性熱性病の初期で、表、つまり体表部に病邪があり、悪寒、肩こり、

[図4] 三陰三陽論

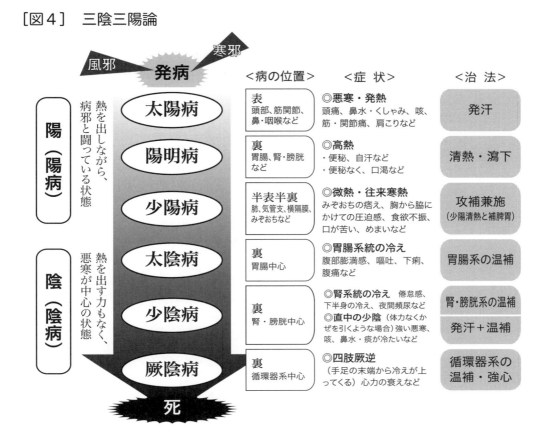

頭痛、咽痛、鼻水、くしゃみというような症状を呈す。すでに発熱している場合もあるが、まだ病邪は内臓にまで及んでいない。治法は、麻黄湯、葛根湯、桂枝湯、小青竜湯などの発表剤（発汗解表剤）を用い、発汗させて体表の病邪を排除する。

この太陽病の段階でうまく対応できないと、陽明病もしくは少陽病、ときによっては陰病にまで転位することとなる。

▷陽明病　病気の熱状がもっとも盛んな状態で、熱が胃腸を中心として裏にこもり高熱を発するが、寒気はほとんどない。熱のため発汗していることが多い。裏熱がはなはだしく便秘を呈する場合と、裏熱と津液不足により口渇を呈する場合がある。治法は、白虎湯などの清熱剤か、調胃承気湯・小承気湯・大承気湯・三黄瀉心湯などの清熱瀉下剤を用いる。

この陽明病で対応できないと、少陽病または陰病に転位することとなる。

▷少陽病　陽明病に比べ熱状は衰え、微熱や往来寒熱（午前中に寒気があり午後微熱がでるか、その逆）の状態となる。肺や気管支、横隔膜、みぞおちなど胸腹部を中心とした部位に熱が停滞した状態（半表半裏証ともいう）で、かぜでいえば、粘っこい鼻汁や痰、咳、食欲不振、吐き気などの症状とな

る。治法は、清熱作用のある柴胡・黄芩・黄連などと、補脾胃作用のある大棗・生姜・甘草・人参などがバランスよく配合された、柴胡桂枝湯・小柴胡湯・大柴胡湯・半夏瀉心湯といった方剤を用いる。この治療法は体の調和をはかることを目的とするので「和法」、あるいは攻めと守りを同時に施すという意味で「攻補兼施」ともいう。

　この少陽病で対応できないと、陽明病または陰病に転位することとなる。

▷太陰病　　　胃腸に病邪が入り込み、体は冷えて食欲がなく、下痢しやすい状態。治法は、温補止瀉作用のある人参湯を中心に、小建中湯などを用いる。

▷少陰病　　　熱は出ず、腎・膀胱を中心に全身が冷え、疲れてただじっと寝ていたいという状態。強い冷えのため、夜間頻尿を伴う。治法は、大熱薬の炮附子が配合された八味地黄丸・真武湯・附子湯などを用いる。

　このほか日頃から体力のないものがかぜをひいた場合、太陽病ではなく少陰病から強い悪寒を主症状として発病するケースがあるが、これを「直中の少陰」といい、麻黄附子細辛湯などで対応する。

▷厥陰病　　　いよいよ生命力が尽きようとしている状態。ロウソクが燃え尽きる前に一瞬輝くのと似て、突然熱が出たり寒気がしたり、不規則な熱状となるが、手足末端から冷え上がり、心臓衰弱をきたす。治法は、生附子や乾姜などの大熱薬が配合された四逆湯を基本処方とする。

【三陰三陽における虚実】

　三陰三陽論における虚実の判定基準は、すべての病位に共通するものではなく、各病位によりその指標が異なる。

▷太陽病の虚実

　汗の有無によって虚実を判定する。かぜに例えれば、太陽病虚証はじんわりと汗をかいて（自汗）、微熱で少し頭痛がするような緩やかな症状となり、太陽病実証は汗が出ずに悪寒・発熱・肩こり・関節痛などの激しい症状を伴う。

▷陽明病の虚実

　熱がもっとも盛んな病位であり、熱により自汗を呈するが、激しい熱状のため基本的にすべて実証となる。

▷少陽病の虚実

　胸から脇腹にかけての脹満の程度や便秘の有無により虚実を判定する。脹満が強く、便秘を伴うものが実証、脹満がさほど強くなく、便秘を伴わないものが虚証である。

総論

漢方理論の基礎

▷太陰病の虚実

太陰病の多くは、体力低下や強い寒邪の侵襲により胃腸が冷えて下痢となり、虚証を呈する。逆に胃腸が冷えて便秘し、実証となって大黄剤を用いるケースもある。

▷少陰病の虚実

抵抗力が著しく弱った状態となるため、「ただじっと寝ていたい」という活動力の落ち込んだ状態となる。基本的に虚証である。

▷厥陰病の虚実

生命力が尽きようとしている状態となり、四肢末端から冷え上がるとともに、動悸・煩悶感、時に熱状を呈し、陰陽虚実が入り混じる状態となる。

(2) 温病論

日本漢方においては、急性熱性病の治法のほとんどは『傷寒論』の三陰三陽論に由来するが、中医学では、温病論との2本立てとなっている。これは、中国で温病論が発達した清代に日本が鎖国をしたため日本にはっきりした形で伝わらなかったことによる。温病論が発達した背景には、当時『傷寒論』の治法に当てはまらない疫病がいくつも登場するようになったことが挙げられる。

| 温病 |

温病とは、咽喉部の津液不足（咽喉粘膜の乾燥）から始まる病で、悪寒はほとんどなく発熱のみで、口渇・咽痛を伴うのが特徴となる。舌質、特に舌尖が紅となる。この状態を「衛分」と呼び、『傷寒論』でいう太陽病に相当する病位である。治法としては、津液を補いながら、軽い発汗と清熱薬で対応し、発汗を最小限に抑えて津液を損なわないようにする辛涼発表法を用いる。銀翹散や桑菊飲が代表処方であるが、駆風解毒湯なども用いる。この「衛分」の段階でうまく対応できないと、病は「気分」へと移行する。

「気分」は、『傷寒論』でいう陽明病に相当するが、「衛分」と同様に津液不足の症状が顕著に現われる。悪熱・口渇・舌質深紅となり、便秘を伴う場合もある。治法としては、清熱しながら津液を補うことを基本とする。また瀉下法を用いる場合であっても津液を損なわないよう配慮し、乾地黄、麦門冬、玄参などを加えて津液を補いながら下す方法をとる。「気分」に用いる処方としては、悪熱・口渇といった症状には白虎加人参湯など、便秘を伴う場合には増液承気湯などを用いる。

さらに病が進行すると「営分」、続いて「血分」へと移行する。ただし、「営分」、「血分」は、白血病や出血熱などといった血液病の範疇であり、三陰三陽論に対応するものはなく、日本漢方の臨床分野ではほとんど用いられていない。

25

[図5] 温病論

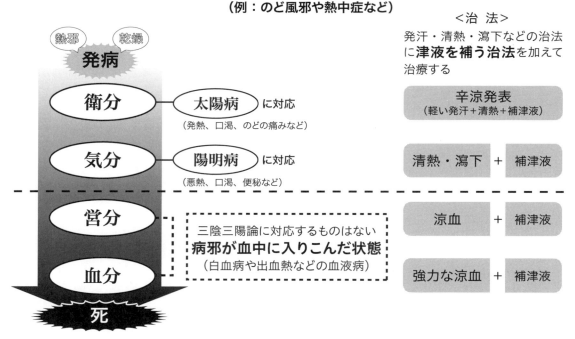

　参考までに、「営分」の治法は、津液を補うとともに血熱を鎮める涼血法を用い、清営湯や清宮湯により清熱をはかる。更に進んで「血分」に至ると高熱とともに各所に出血反応を呈するため、より強力な涼血法を用い、犀角地黄湯などの適応となる。

4. 慢性病のモノサシ

　慢性病においても、身体でおきている病変について具体的に把握する必要がある。日本漢方の古方派においては、『金匱要略』(注1)の考え方を基に江戸期の吉益南涯が提唱した、「気・血・水」の理論を中心に慢性病の病理を捉えている(注2)。
　一方、後世派においては「臓腑経絡論」を中心に慢性病の病理を捉えている。ここでは慢性病の証を立てるためのモノサシとして、「気血水論」、「臓腑経絡論」について解説する。

(注1)『金匱要略』は、『傷寒雑病論』の「雑病」の部分を再編してまとめられたものであり、その中で慢性病が25の病名に分類され、その治法について詳述されている。
(注2)『金匱要略』では、「気血水」だけでなく、臓腑の病証についても言及している。

総論

漢方理論の基礎

（1）気血水論

「気・血・水（津液）」の概念は、『素問』や『傷寒論』『金匱要略』で唱えられている漢方の基本概念であり、慢性病の証を立てる上で重要となる。

「気・血・水」とは、身体を構成する基本物質であり、内臓や各器官が正常に働くうえで欠かせないものである。この「気・血・水」によって身体機能は維持されており、これらの過不足や滞りがなく、バランスが保たれている状態を「正常な状態」であると考える。

【気・血・水の生成】

これら「気・血・水」は、『素問』において「呼吸や飲食物から体内に取り込まれ、身体を循環する」と説かれている。その生成は次のような過程をたどるとされている。

①気の生成

肺の呼吸運動によって取り込まれた「大気」と、脾胃（消化器系）で飲食物から消化吸収された栄養分である「水穀の精微」が合わさって「宗気」となる。それが身体を栄養する「営気」と身体を防衛する「衛気」に分かれ、経絡(注)を通じて全身をめぐる。

「気」とは、広い意味で人間の生命活動を支えるエネルギーといえる。

②血の生成

身体を栄養する「営気」が「血」に転化し、心の働きによって血脈(注)を通じて全身を栄養する。「血」とは単に血液だけをさすのではなく、身体をめぐる栄養分全体を意味する。

③水の生成

口から摂取した飲食物が脾胃（消化器系）で消化吸収されて「水穀の精微」となり、そこから分離された「水（津液）」が全身をめぐって身体を潤す。「水」とは血液以外の液体成分のことで、具体的にはリンパ液・涙・汗・鼻水・唾液などをいう。

(注)「経絡」・「血脈」：漢方における「経絡」の概念とは、「気」「血」の通り道のことであり、現在でいう血管の概念をも包括したものである。このうち「血」の通り道を特に「血脈」という。「脈管」と表記されることもある。

【気・血・水の働き】

①気

「気」は血や水のように、目で見ることはできないが、その働きとしては、広い意味での「気」と狭い意味での「気」の二つに分けられる。

▼広い意味での「気」：生命エネルギー全体を意味する。

● 血・水をめぐらせる。

● 全身や各組織を温める。

● 成長を促し、五臓六腑の働きを活性化する。

27

- 病邪から身体を防御する。
▼狭い意味での「気」：精神的な分野の活動エネルギーを意味する。
- 意識や精神活動を明瞭にする。

②血　「血」の働きは次のようになる。
- 身体各部（組織、器官、臓腑）を栄養・滋潤する。
- 精神活動の基礎物質となり、気とともに意識や精神活動を明瞭にする。

③水　「水」の働きは次のようになる。
- 臓腑や各器官を循環して、栄養分を供給し、潤す。
- 汗・鼻水・涙・唾液などを生成し、潤す。
- 関節をなめらかに動かし、また皮膚に潤いを与える。

【気血水の変調とその治法】

「気・血・水」に過不足や循環の滞りが生じると、互いのバランスが崩れて、内臓などがうまく働かなくなり、病気になる。原因となる「気・血・水」の変調を見極めた上で、治療にあたる必要がある。

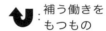：補う働きをもつもの
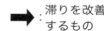：滞りを改善するもの
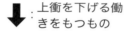：上衝を下げる働きをもつもの
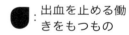：出血を止める働きをもつもの

①気の変調

	変調の状態	主な症状	治法
気	気虚（ききょ）気が不足した状態	無気力、倦怠感、息切れ	補気（ほき）：不足した気を補う。黄耆建中湯（おうぎけんちゅうとう）、補中益気湯（ほちゅうえっきとう）など
	気滞（きたい）気が滞っている状態	梅核気、空咳、胸腹部の脹り・膨満感、焦燥感、憂うつ	行気（ぎょうき）：うっ滞した気をめぐらせる。半夏厚朴湯（はんげこうぼくとう）など
	気の上衝（じょうしょう）下方に納まるべき気が上衝している状態	イライラ、動悸、めまい、不眠症、のぼせ	降気・鎮静（こうき）：気の上衝を鎮め、精神安定をはかる。桂枝加竜骨牡蛎湯（けいしかりゅうこつぼれいとう）、柴胡加竜骨牡蛎湯（さいこかりゅうこつぼれいとう）など

②血の変調

	変調の状態	主な症状	治法
血	血虚（けっきょ） 血が不足した状態	顔色が悪い、爪がもろい、目のかすみ、めまい、動悸、疲れやすい、皮膚に艶がない	補血（ほけつ）： 不足した血を補い、身体各部を栄養滋潤する。 四物湯（しもつとう）、十全大補湯（じゅうぜんたいほとう）など
	瘀血（おけつ） 生理活性を失った血液、流動性の低下によって汚れた血液が滞った状態	冷えのぼせ、月経時における瘀血塊（レバー状の血塊）の排出、頭痛、肩こり、めまい、ふきでもの、目の充血、痔、生理不順、生理痛、子宮筋腫、更年期障害、あざ、内出血	駆瘀血（くおけつ）： 生理活性を失った血液を排除し、また血行をうながし、血液の滞りを改善する。 桂枝茯苓丸（けいしぶくりょうがん）、桃核承気湯（とうかくじょうきとう）など
	出血 各種出血症状	鼻血、吐血、喀血、月経過多、不正出血、痔出血、血尿、下血	止血（しけつ）： 各種出血症状を止血する。 芎帰膠艾湯（きゅうききょうがいとう）、猪苓湯（ちょれいとう）など

③水の変調

	変調の状態	主な症状	治法
水	津液不足（しんえきぶそく） 全身あるいは部分的に体液が不足した状態	鼻・のど・口の乾燥、声枯れ、毛髪・皮膚の乾燥、目のくぼみ、尿量減少	補津液（ほしんえき）： 体液の不足に伴う粘膜の乾燥を潤す。 銀翹散（ぎんぎょうさん）、麦門冬湯（ばくもんどうとう）など
	水滞（すいたい）(注1) 津液が活性を失い体内に貯留している状態	胃内停水（いないていすい）(注2)、むくみ、よだれ過多、尿の出が悪い、咳、痰、関節水腫	利水（りすい）： 水分代謝を改善することにより、体内に貯留した余分な水分を解消する。 五苓散（ごれいさん）、真武湯（しんぶとう）など
	湿邪（しつじゃ） 胃腸や体表に湿が滞留した状態	腹脹り、渋り腹、残便感、食欲不振、手足の倦怠感、関節痛	利湿（りしつ）： 水分代謝の改善や発汗によって滞留した湿邪を解消する。 平胃散（へいいさん）、麻杏薏甘湯（まきょうよくかんとう）、防已黄耆湯（ぼういおうぎとう）など

（注1）日本漢方においては、水分代謝が低下して体内に余分な水分が停留している状態を水毒という。これは水滞の概念を包括したものである。

（注2）胃腸の水分代謝が悪くなった状態。心下部（みぞおち辺り）で振水音が聞こえ、咳嗽・吐き気・めまいなどの原因となる。

（2）臓腑経絡論

「臓腑経絡論」とは、もともと別個に発展した「臓腑説」と「経絡説」を結び付けた理論で、その体系は『素問』において完成した。ただしこの時点では鍼灸治療の理論体系として用いられるものであった。漢方薬療法の治療体系に「臓腑経絡論」が取り上げられるようになったのは宋代以降であり、日本においては後世派の中心理論となっている。

【漢方における臓腑の概念】

漢方における「臓腑」とは、西洋医学でいう「臓器」よりも幅広い概念をもっている。その特徴は、「解剖学的な形態」よりも臓腑がもつ「機能・働き」を重視している点である。さらに臓腑が身体各部へ影響力をもっており、精神や情緒も各臓腑に宿ると考えている。

つまり、漢方における臓腑とは、臓腑がもつ機能・働きに加え、臓腑それぞれが支配している身体各部の働きや状態、精神作用までをも含んだ概念といえる。

【臓腑経絡論と五行説】

この臓腑概念を理解する上で役立つのが「五行説」である。

「五行説」とは、『素問』でたびたび述べられているが、自然界にあるすべてのものに「木・火・土・金・水」の５つの要素を見いだし、それぞれが互いに助け合ったり、抑制し合って推移していくという思想である。

> **木**：草木を象徴し、草木の芽ぶきを意味する。万物が生じる時期。季節は春。
>
> **火**：火を象徴し、活動が盛んな状態を意味する。その性質は熱であり、万物が長じる時期。季節は夏。
>
> **土**：母なる大地を象徴し、万物を育む様子を意味する。四季の全てと関わりをもつが、特に夏の土用との関係が深いとされる。
>
> **金**：金属を象徴し、金属の堅固・鋭さ・輝きを意味する。秋の豊穣や収穫を象徴する。
>
> **水**：水を象徴し、湧き出で流れる様子を意味する。水は地中では生命を育て、万物を生み出す。季節は冬。

これら「木・火・土・金・水」の各要素ごとに、季節の特徴や、体の病変の起こりやすい部位、精神的変化などを経験的に分類し、一覧表にまとめたものが［図６］の「五行色体表」である。

「臓腑」についても、それぞれ「木」「火」「土」「金」「水」の５つの要素に分類されている。

総論

漢方理論の基礎

[図6] 五行色体表

五　行	五つの要素	木	火	土	金	水
五　臓	対応する臓	肝	心	脾	肺	腎
五　腑	対応する腑	胆	小腸	胃	大腸	膀胱
五　色	病む時の肌の色や顔色	青	赤	黄	白	黒
五　季	病気が悪化しやすい季節	春	夏	土用	秋	冬
五　悪	病気になりやすい気候	風 春の風が強い時期	熱 夏の熱	湿 湿気の強い時期	燥 乾燥の強い時期	寒 寒い時期
五　志	五臓が病んだ時の感情変化	怒 よく怒りやすい	喜 よく喜ぶ	思 思い憂うことが多い	憂（悲） 憂い悲しむことが多い	恐（驚） 恐：物事を恐れることが多い 驚：ちょっとしたことで驚く
五　主	五臓の主る器官	筋 キン	血脉 ケツミャク	肌肉 キニク	皮毛 ヒモウ	骨 ホネ
五　根	病気が現れやすい場所	目	舌（耳）	口	鼻	耳（二陰） 二陰：肛門と陰部
五　華	五臓が弱ったときに症状が現れやすい所	爪 爪に縦じわができる	面色 顔色が赤くなる	唇 口内炎や唇の炎症を起こしやすい	体毛 鼻・体毛・皮膚に現れやすい	髪 髪が抜けたり白髪になりやすい
五　液	五臓が病んだ時に現われる分泌液	涙 ルイ 怒りながら涙を流すことが多い	汗 カン ちょっとしたことで汗をかきやすい	涎 エン ヨダレをたらすことが多い	涕 テイ 鼻水を出すことが多い	唾 ダ ツバを出しやすい
五　病	五臓が病んだ時によくみられる病変	語 ゴ 口はよく語り、よく喋る	噫 アイ ゲップをだしやすい	吞 ドン 唾などを飲み込むことが多い	欬 ガイ 咳を出すことが多い	欠（嚏） ケツ（テイ） 欠：あくびや伸びをすることが多い 嚏：クシャミをすることが多い
五　声	五臓が弱った時の声の変化	呼 呼ぶような怒鳴るような声になる	笑 笑う力がないことが多い	歌 小声で無意識に歌を歌う	哭 嘆きやすくなり、泣き叫ぶ	呻 よくうめきやすくなる
五　味	病気の時の味の好み	酸 サン	苦 ク	甘 カン	辛 シン	鹹 カン しおからい
五味作用	五味の働き	収 シュウ 「酸」には引き締める作用がある	堅 ケン 「苦」には下痢などの軟便を固める作用がある	緩 カン 「甘」には緊張や痛みを緩める作用がある	散 サン 「辛」には発散する作用がある	軟 ナン 「鹹」には硬いものを軟化させる作用がある
五　穀	五臓を補う穀物	麦	黍 きび	稷 たかきび	稲	大豆
五　果	五臓を補う果物	李 すもも	杏 あんず	棗 なつめ	桃 もも	栗 くり
五　畜	五臓を補う肉	鶏	羊	牛	馬	豚
五　菜	五臓を補う野菜	韮 にら	薤 らっきょう	葵 フユアオイ キサイ 冬葵（葵菜）のこと	葱 ねぎ	藿 まめのは

31

【五臓の働きと病証】

ここで五臓（肝・心・脾・肺・腎）について簡単に解説する。「五行色体表」を各臓ごとに縦に参照すると理解しやすい。

①肝　肝は、肝臓の機能を統括するとともに、精神活動に影響を及ぼす。

肝の働き

▶血を貯蔵し血を解毒する。また血と関連して子宮の働きを調節する働きももつ。
▶気を落ち着かせ情緒を安定させる。
▶筋肉や腱の動きを調節する。
▶目の働きを保つ。爪につやを与える。

病証：イライラ、怒りっぽい、情緒不安定、気うつ、月経不順、めまい、かすみ目、耳鳴り、筋肉の引き攣れ、肝機能の失調、肝臓疾患など。

②心　心は、五臓の中でもっとも重要な臓器で、循環器系および精神・意識・思惟の活動を主る。

心の働き

▶心臓のポンプ作用により血を全身に循環させる。
▶精神・思考・判断処理・意識など大脳皮質の働きのすべてを統括する。
▶心は汗を主ると言われ、汗の分泌に関係する。
▶舌の動きを調節する。

病証：動悸、息切れ、胸痛、不整脈、下半身のむくみ、健忘、発汗異常、舌のもつれ、煩躁、不眠、心臓疾患など。

③脾　臓器としての脾とは膵臓を意味するが、脾が主る機能としては消化器系全体を意味し、胃と一対になって働く。この場合は、脾胃と表現されることが多い。

脾の働き

▶飲食物を消化吸収し、栄養分を「水穀の精微」として肺に送る。
▶水分の吸収と運搬を促し、水分代謝を正常に保つ。
▶血液を統括し、血液を循環させる。また、脈管から血液が漏れないようにする役割も持つ（統血作用）。
▶肌肉つまり、筋肉や皮下組織に栄養を与え、四肢を丈夫に保つ。

病証：胃腸虚弱、食欲不振、軟便、下痢、腹脹り、よだれ過多、不正出血、皮下出血、疲れやすい、手足が重だるい、糖尿病、消化器系疾患など。

④肺　呼吸器系の中枢である。

肺の働き

▶呼吸により、「大気」をとり入れて「濁気」を排出し、ガス交換をおこなう。

総論

漢方理論の基礎

▶「大気」と水穀の精微を結合して「宗気(そうき)」を生成する。

▶気・血・水を身体のすみずみまで行きわたらせる。

▶病邪の侵入から身体を防御する免疫機能を担う。

▶皮膚呼吸や発汗の調節、体温調節を担う。

▶身体をめぐった水を腎に誘導して尿として排泄させる。

病証：息切れ、疲れやすく声に力がない、のどや口の乾燥、咳、喘息、呼吸困難、鼻水、鼻づまり、呼吸器系疾患など。

⑤腎　泌尿器系による「水」をコントロールする機能と、「成長・発育・生殖」を主る機能の2つの働きがある。

腎の働き

▶水分の調節を行い、尿を生成する。

▶先天の精を宿し、成長・発育・生殖を主る。成長ホルモンや性ホルモンにも関係する。

▶骨や歯、足腰を丈夫にする。髪の毛を丈夫に保つ。耳を健康に保つ。

▶肺の作用を助け、「宗気(そうき)」を肺から腎へと納める作用をもつ。深い呼吸に関わる。

病証：精力減退、インポテンツ、遺精、子どもの発育の遅れ、足腰の衰え、歯が抜ける、抜け毛、若白髪、難聴、耳鳴り、驚きやすい、下半身の冷え、夜間頻尿、尿失禁、むくみ、腎臓疾患など。

【臓腑経絡論における虚実(きょじつ)】

ここでは臓腑における虚実について論じる。

実証(じっしょう)

外邪(がいじゃ)の侵襲による炎症症状や、臓器機能の病的亢進、気・血・水のうっ滞や余剰を示しているが、臓腑によってその病態はかなり異なっている。また、実証の場合は熱証（炎症)(ねっしょう)を持つことが多いため、「肝火(かんか)」、「脾胃湿熱(ひいしつねつ)」「胃熱(いねつ)」などのように熱を表す言葉で表現されることも多い。

虚証(きょしょう)

各臓腑に関連した気・血・水（津液)(しんえき)の不足を示すが、どの要素が不足しているかによって病証名が変化する。

血や津液といった液性成分全体が不足している場合は、まとめて「陰虚(いんきょ)」（陰分不足)(いんぶんぶそく)と称し、各臓腑名を付して「肺陰虚(はいいんきょ)」「腎陰虚(じんいんきょ)」などと呼ぶ。

一方、臓腑の機能低下を示す場合は、各臓腑を機能させるエネルギーが気であることから、「肺気虚(はいききょ)」「脾気虚(ひききょ)」など各臓腑の「気虚」

と称す。また、気虚がはなはだしく、機能低下に加えて冷えを伴う
ものについては、「腎陽虚」など、各臓腑の「陽虚」と称す。なお、
これら機能低下の状態を単に「腎虚」・「脾虚」などと称す場合もある。
　臓腑ではなく身体全体を指して虚証という場合は、病邪に対抗
すべき正気の不足をいい、疲れやすく、体力のない状態をいうの
で、混同しないように留意する。
　鍼灸治療における虚実については、臓腑だけでなく経絡の虚実
も考えている。

【五腑と五臓の関係】

　臓腑のうち腑（胆・小腸・胃・大腸・膀胱）は、飲食物を消化吸収し、不要なものは便
や尿として排出する働きをもつ。また、これら腑は、「肝と胆」「心と小腸」「脾と胃」「肺
と大腸」「腎と膀胱」というように、臓と対になって臓の働きを補佐する役割を担う(注)。
臓か腑のどちらかに障害が起きると対となる器官にも不調が生じやすい。

（注）臓と腑の関係性は、主に経絡の流れる位置が表と裏の関係にあることから導き出されたものである。

【日本漢方における臓腑経絡論の治方への応用】

　臓腑経絡論は、主に日本漢方の後世派や『金匱要略』の一部、そして中医学において、
慢性病の証を立てる際に用いられる理論であり、現在、日本で用いられる漢方処方の証を
つかむ上でも臓腑経絡論を必要とする場合がある。
　ここで八味地黄丸、抑肝散、補中益気湯を例に、処方と臓腑経絡論の関係について解説
する。

①八味地黄丸

　八味地黄丸は『金匱要略』の中で「八味
腎気丸」と呼ばれていたように、「腎虚」
つまり老化に伴う「泌尿器系(腎臓・膀胱)」
と「生殖器系」の衰えに用いる処方である。

　五行の色体表の「水」の項を縦に見ると、
「腎、膀胱、黒、冬、寒、恐・驚、骨、耳、
髪、鹹」とあり、これらのキーワードはま
さに八味地黄丸を用いる症状となる。つま
り、八味地黄丸の適応症である尿漏れ、夜
間頻尿、むくみ、腎機能低下などは、「腎
臓」「膀胱」といった泌尿器系の機能が衰
えたことによる症状である。

　こうした状態のものは「鹹」つまり塩辛
い味を好む傾向にあり、それが腎機能を悪
化させるという悪循環に陥る。また、八味
地黄丸の適応となる「生殖器系」の衰えは、
精力減退、インポテンツ、遺精となって現
れ、足腰の衰え、難聴、耳鳴り、抜け毛、
若白髪などの「骨」「耳」「髪」の老化にも
関係する。

　これらの状態に「寒」つまり冷えが重な
ると悪化しやすい。季節でいえば冬である。
こうした体質のものは、肌の色がどす黒く、
ちょっとしたことで驚いたり恐れる傾向が
ある。

　こうした「腎虚」の体質が八味地黄丸の
適応となる。

［図7］　五行色体表

五　行	水
五　臓	腎
五　腑	膀胱
五　色	黒
五　季	冬
五　悪	寒 寒い時期
五　志	恐（驚） 恐：物事を恐れることが多い 驚：ちょっとしたことで驚く
五　主	骨
五　根	耳（二陰） 二陰：肛門と陰部
五　華	髪 髪が抜けたり白髪になりやすい
五　液	唾 ツバを出しやすい
五　病	欠（嚔） 欠：あくびや伸びをすることが多い 嚔：クシャミをすることが多い
五　声	呻 よくうなりやすくなる
五　味	鹹 しおからい
五味作用	軟 「鹹」には硬いものを軟化させる 作用がある
五　穀	大豆
五　果	栗 くり
五　畜	豚
五　菜	藿 まめのは

②抑肝散

「肝」がもつ情緒を安定させる働きが、「肝気」の亢ぶりにより失調すると「怒」の感情が現れ、神経過敏となって怒りやすく、イライラして眠れないような「興奮状態」となる。こうした状態を鎮静する処方が抑肝散である。

アルツハイマー型認知症周辺症状（興奮症状）、ヒステリー、チック症、不眠症、夜泣き、歯ぎしりなどはみな肝気の高ぶりに伴う症状ととらえ、抑肝散の適応となる。

［図8］ 五行色体表

五　行	木
五　臓	肝
五　腑	胆
五　色	青
五　季	春
五　悪	風 春の風が強い時期
五　志	怒 よく怒りやすい
五　主	筋（キン）
五　根	目
五　華	爪 爪に縦じわができる
五　液	涙（ルイ） 怒りながら涙を流すことが多い
五　病	語（ゴ） 口はよく語り、よく喋る
五　声	呼（コ） 呼ぶような怒鳴るような声になる
五　味	酸（サン）
五味作用	収（シュウ） 「酸」には引き締める作用がある
五　穀	麦
五　果	李 すもも
五　畜	鶏
五　菜	韮 にら

③補中益気湯

補中益気湯は、「土王説」（P38参照）を基礎につくられた処方であり、五行の中心である「土（脾胃）」を補うことで、他の「木（肝）、火（心）、金（肺）、水（腎）」を活性化し、気力を回復させるというものである。

具体的には、脾胃（＝消化器系）を補うことにより、胃腸虚弱、食欲不振といった「脾胃」の症状、手足のだるさといった「肌肉（きにく）」の症状を改善し、また疲労倦怠、虚弱体質、うつ症状、内臓下垂、あるいは体力が低下し、風邪が長引くような状態に対して気力を回復させ、諸症状を改善する。

なお五行の色体表にあるように、「脾胃」や「肌肉」は「湿」の影響を受けやすく、夏の「土用」の高温多湿の頃に、消化器系の症状や手足の重だるさなどの症状は悪化しやすい。また胃腸をこわす前触れとして「甘味」を欲したり「口の周りや唇」にふきでものや口内炎がでることが多い。その他、胃腸虚弱体質では顔色が「黄色」っぽくなる傾向がある。

以上、処方と臓腑経絡論の関係について①②③と見てきたが、実際の臨床現場においても「臓腑」の状態を推察し、病気の予防や養生のアドバイスに役立てる上で、五行の色体表を活用することも覚えておきたい。

［図９］　五行色体表

五　行	土
五　臓	脾
五　腑	胃
五　色	黄
五　季	土用
五　悪	湿 湿気の強い時期
五　志	思 思い憂うことが多い
五　主	肌肉（キニク）
五　根	口
五　華	唇 口内炎や唇の炎症を起こしやすい
五　液	涎（エン） ヨダレをたらすことが多い
五　病	呑（ドン） 唾などを飲み込むことが多い
五　声	歌（カ） 小声で無意識に歌を歌う
五　味	甘（カン）
五味作用	緩（カン） 「甘」には緊張や痛みを緩める作用がある
五　穀	稷 たかきび
五　果	棗 なつめ
五　畜	牛
五　菜	葵 冬葵（フユアオイ）（葵菜（キサイ））のこと

五行説における「相剋説」「相生説」「土王説」

　五行のお互いの関係については、相剋説、相生説、土王説の3つの説がある。この三説の発生は同時ではなく、相剋説、土王説、相生説の順に発生した。これらの説のうち、漢方薬の分野において最も実践的に発展したのは土王説である。
　また、鍼灸の分野においては、相剋説・相生説がその治療原則に大きな影響を与えた。

相剋説：木・火・土・金・水の5つの要素が互いに牽制しあう関係を説いている。

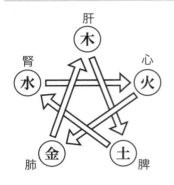

- **木剋土**（木は土を剋する）…木は土の中に根を張り、土の養分を吸収して生長する。
- **土剋水**（土は水を剋する）…土は水を吸収し、また堤防をつくって水の流れを支配する。
- **水剋火**（水は火を剋する）…水は火の勢いを弱める。
- **火剋金**（火は金を剋する）…火は金属を溶かす。
- **金剋木**（金は木を剋する）…金属でつくられた斧や刀は、木を切り倒す。

　金元四大家の一人、寒涼派の劉完素は『宣明論』において、「腎水虚乏し心火邪熱甚だしい者」に防風通聖散を用いている。これは「腎が虚して心をコントロールする力が弱ったために、心の病証が暴走している状態」であり、相剋説を応用した考えである。

相生説：木・火・土・金・水の5つの要素が互いに協調しあう関係を説いている。

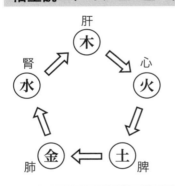

- **木生火**（木は火を生ず）…木と木を摩擦すると火が生まれ、木を足せば火が強まる。
- **火生土**（火は土を生ず）…木は火によって灰となり土にかえる。
- **土生金**（土は金を生ず）…土の中から金属が生ずる。
- **金生水**（金は水を生ず）…金属の鉱脈のあるところからは、水が湧き出ている。
- **水生木**（水は木を生ず）…木は水を与えることによって生長する。

土王説：相剋説・相生説では、五行は同等の関係であったが、土王説では土が他の4つと比べ、一段と強い関係にある。

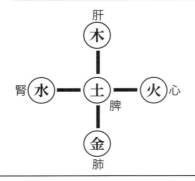

　土王説では、五行の中でも土が中心となり、その周囲に木火金水が配置される。そして土を中心に、水と火、木と金は相剋し合っている。
　漢方薬の分野で土王説は強い影響力をもち、金元四大家の一人、李東垣はこの土王説を基に、病気の治療においては脾胃（消化器系）の強化が基本になるという『脾胃論』を打ち立てている。

5. 処方の構造を理解するための漢方処方学

　漢方処方の運用法を理解する上で、なくてはならないものが漢方処方学の考え方である。漢方処方学とは、漢方処方の構成生薬それぞれがどのように組み合わされ、処方全体の効果を形作っているかを理解するための考え方で、いわば生薬配合理論とも言うべきものである。

　漢方処方学は、次のような考え方に基づいている。

> **①生薬を単独で使うよりも、いくつかの生薬を組み合わせることでより効果が増す。**
> **②同一の生薬であっても、組み合わせる生薬によって、発現する効果が変化する。**
> **③ベースとなる処方が同じであっても、そこに追加する生薬によって、処方全体の主となる作用が変化する。**

　「桂枝湯」という処方を例にとってこの考え方を検証してみよう。桂枝湯は虚証のかぜの初期に使われる処方で、桂枝、生姜、大棗、甘草、芍薬という5つの生薬から構成されている。次ページの［図10］を見ていただきたい。

　まず、考え方の①についてみると、5つの生薬が組み合わされることにより、発汗、補脾胃、鎮痛などの作用が効率よく発現し、生薬を一つずつ用いたときより高い効果を示している。さらに、処方全体では、虚証の人に対応できるかぜ薬として、必要な効果が組み合わせられていることがわかる。

　考え方の②については、生姜は桂枝との組み合わせで発汗解熱作用を発現するが、大棗や甘草と組み合わせると補脾胃強壮作用を発現するということがわかる。もともと生薬は、いくつかの作用を持っているが、組み合わされる相手によってより強く発現する作用が決まるのである。

　さらに考え方の③については、桂枝湯に葛根と麻黄を加えると、主となる作用が葛根、桂枝、生姜、麻黄の組み合わせで発現する強い発汗作用となり、汗をかかず、肩こりや頭痛の強い実証のかぜに用いられる処方となる。処方名も主となる生薬の名前をとって「葛根湯」となるということがわかる。

　同じ「桂枝湯」という処方をベースにしていても、［図10］にあるように、加えられる生薬によって処方の主となる作用が変化し、それぞれ用途の異なる処方に変化することがわかるだろう。

　今は桂枝湯を例にあげたが、このように漢方薬は、処方する生薬の配合の比率を変えたり、他の生薬を加えることによって、さまざまな作用の変化を示すのである。そして、この生薬の組み合わせによる効果の増強や変化の考え方がまさに処方学であり、漢方薬の処

[図10] 処方学に基づく桂枝湯の解析

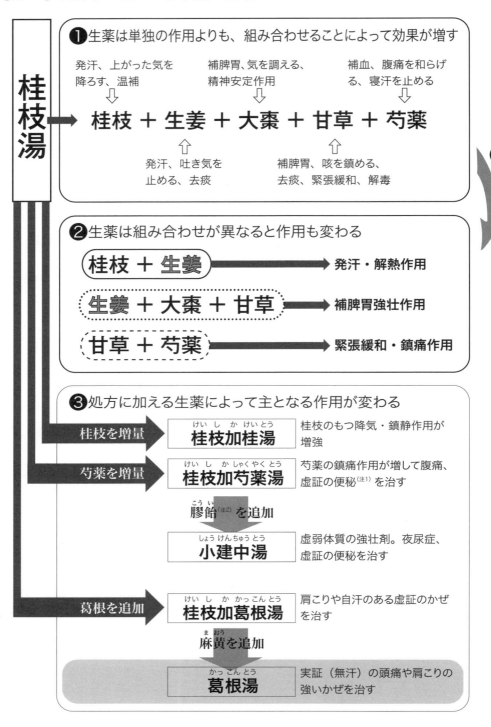

（注1）虚証の便秘：脾胃の虚弱により、腸の働きが悪く便秘するもの。下剤を用いると腹痛を起こすことが多い。
（注2）膠飴：米、小麦の種子に麦芽を加えて糖化させた飴。

方を理解するうえでなくてはならないものなのである。

　なお、最後に生薬の作用は時代によっても変遷があることを付け加えておく。たとえば、柴胡という生薬は、『傷寒雑病論』においては、小柴胡湯にみられるように清熱薬として用いられているが、金元時代では補中益気湯に見られるように、昇提作用（沈滞した気を上昇させる作用）を目的として使われた。さらに、清代から温病学説が盛んになると、辛涼発表薬として使われるようになった。

　また、芍薬という生薬の場合は、『傷寒雑病論』においては、芍薬というひとつの生薬として用いられていたが、時代が下って6世紀以降では根の内色によって「赤芍薬」と「白芍薬」という区別がおこった。現在の中医学では、「赤芍薬」と「白芍薬」は、野生種と栽培種という形でその区別が引き継がれ、効能も異なるものとして扱われている（ただし、日本漢方ではこの区別はない）。

　したがって、生薬の効能もその処方が作られた時代によって異なることを知っておく必要がある。

各　論

発表剤（発汗解表剤）

清熱剤

瀉下剤

温補剤

気　剤

血　剤

利水剤

健胃・整腸剤

補益強壮剤

鎮咳去痰剤

筋肉・関節鎮痛剤

漢方薬の副作用について

発表剤（発汗解表剤）

　　発表剤とは、発汗させて、表にある病邪を排除する効果をもった方剤のことである。具体的には以下のような効果に応用される。

【効能】
1. 太陽病に用いる。すなわち、かぜ初期に起こる悪寒、発熱、頭痛、身体痛、鼻炎、咳などの表証を除き、かぜを治す。
2. 風湿の痺証（風邪および湿邪に侵されて起こる筋肉・関節の疼痛、しびれ、腫れ、だるさなど）を治す。
　　なお、筋肉・関節に水腫やむくみがある場合は、通常は、利水剤を用いるが、上半身におこった場合は、発表剤によって改善できる。上肢の関節の腫れなどがその適応である。
3. 透疹作用といい、皮膚深部にある斑疹の原因となる病邪を、発疹をうながすことで体外に排出する。

　　なお発表剤は、その性質により以下の2種類がある。

■辛温発表剤…温める性質のある薬剤が多く、身体を温めて発汗をうながす。

■辛涼発表剤…温病のかぜなど、津液不足の状態があり、発汗力の強い辛温発表剤を用いるのが難しい場合に、弱い発汗作用、清熱作用および津液を補う作用のある生薬などを加味して、津液を消耗することなく病邪を除く働きをする。

　　なお、処方中に辛温発表薬が用いられていても、石膏などの清熱剤が加味されている場合は、発表作用が抑えられ、全体として辛涼発表作用となる場合もある。

辛温発表剤

【適応疾患・症状】
かぜの初期（太陽病）、鼻炎、くしゃみ、軽い咳症状、筋肉・関節痛、かぜ初期の下痢・膀胱炎、根の浅い湿疹など。

各論

【本作用をもつ生薬】

桂皮、麻黄、細辛、生姜、辛夷、蘇葉など。

【本作用を含む代表的な方剤】

桂枝湯、葛根湯、小青竜湯、麻黄湯、麻黄附子細辛湯、十味敗毒湯など。

【本作用をもつ代表的な配合】

桂皮＋生姜、桂皮＋麻黄、麻黄＋葛根、麻黄＋附子など。

▶虚証のかぜには、桂皮＋生姜による軽めの発汗がよい。実証のかぜに対する強い発汗作用が必要な場合は、桂皮＋麻黄がよい。さらに葛根が加わると肩こりや頭痛の改善によく、冷えが強く発汗しにくい場合は温補薬である附子を加えるとよい。

辛涼発表剤

【適応疾患・症状】

温病のかぜの初期、のどの痛み、声がれ、咳、湿疹などの皮膚疾患など。

【本作用をもつ生薬】

薄荷、升麻、菊花、牛蒡子、葛根、蝉退、荊芥など。

【本作用を含む代表的な方剤】

駆風解毒湯、銀翹散、辛夷清肺湯、消風散など。

【本作用をもつ代表的な配合】

薄荷＋荊芥、牛蒡子＋荊芥、辛夷＋升麻、蝉退＋荊芥など。

▶上記のような配合が辛涼発表作用をもつが、牛蒡子との配合はのどの痛みに、辛夷との配合は鼻閉によい。蝉退＋荊芥は透疹作用をもつ。

発表剤（辛温発表）　　　傷寒論・金匱要略（原文はP194参照）

桂枝湯（けいしとう）

虚証のかぜの初期に使う薬。

適用疾患　かぜ（初期で症状の軽いもの）、微熱、悪風（注）、頭痛、頭重感、鼻炎、寝汗
（注）『傷寒論』の原文では悪風だが、現代医学的には悪風の概念がないため、悪寒と解釈されているものが多い。
【参考】医療用漢方製剤で保険適応の対象となる傷病名：かぜ、発熱、微熱、悪寒、頭痛、体力低下、神経痛、関節リウマチ、リウマチ性筋炎、神経衰弱

処方構成　桂皮（3～4）、芍薬（3～4）、大棗（3～4）、生姜（1～1.5）、甘草（2）

証のポイントと症状

用いる理論　（三陰三陽論）　気血水論　臓腑経絡論

太陽病虚証に用いる。

かぜなど急性熱性病の初期に用いる。病邪は表にあり、頭・うなじ・鼻などに症状がでる。
正気が不足し病邪に十分対抗できないため、症状は緩やかで自汗となるのが特徴である。

【目標となる症状】　頭痛や頭重感があり、軽い鼻水・鼻詰まり、悪風（風にあたると寒気を感じるもの）や発熱があるものに用いる。いずれも症状は軽く、自汗を伴う。

《傷寒論における桂枝湯の用法》
　桂枝湯における発表は、表を調えるという意味で、ごく軽く発汗させるのがよい。
　桂枝湯の発汗力は弱いので、服用後しばらくして熱いお粥をすするなどして発汗を助け、厚着をして体を温かくし、全身からじわっと汗をかかせるのが良い。ただし、汗がしたたるように大量に発汗させるのは良くない。逆に体力が衰え、病邪を排除することができなくなるからである。

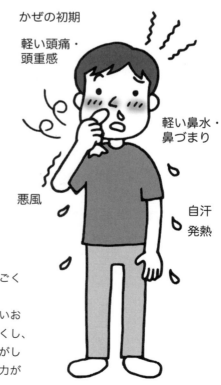

かぜの初期
軽い頭痛・頭重感
軽い鼻水・鼻づまり
悪風
自汗
発熱

各論

発表剤

桂枝湯（けいしとう）

辛温発表

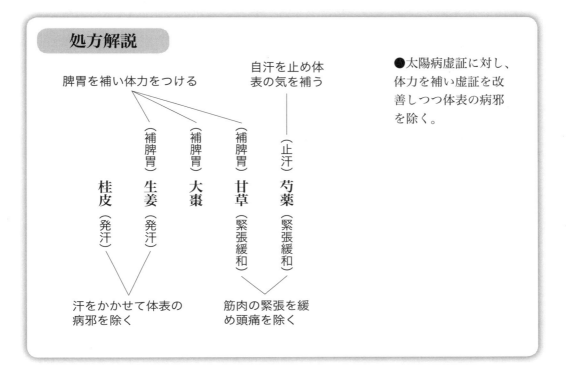

主な疾患と他の処方との証の鑑別

▶ [頭痛]

桂枝湯…太陽病虚証。
　かぜの初期の頭痛に用いる。痛みの程度は軽く、自汗を伴う。

葛根湯（かっこんとう）…太陽病実証。
　かぜの初期の頭痛で痛みの強いものや寝違え・過労などによる筋肉の緊張が原因となって、首や肩のこりを伴う頭痛に用いる。いずれも無汗が特徴である。

桂枝茯苓丸（けいしぶくりょうがん）…瘀血による気の上衝。
　瘀血が原因で起こる冷えのぼせ、肩こりなどを伴う頭痛に用いる。特に女性の場合は月経の不調があり、月経時に頭痛を起こすものに効果がある。

桃核承気湯（とうかくじょうきとう）…瘀血に便秘を伴う強い気の上衝。
　桂枝茯苓丸と同様だが、より強い冷えのぼせがあり、はなはだしい便秘を伴う頭痛に用いる。

加味逍遙散（かみしょうようさん）…血虚に煩熱（はんねつ）を伴う。
　のぼせとともに頭痛がおき、動悸や精神不安を伴うものに用いる。女性の場合は更年期障害や、月経不順があり、精神不安を起こしやすく頭痛するものに効果的である。

苓桂朮甘湯（りょうけいじゅつかんとう）…気の上衝に水毒を伴う。
　頭痛でも頭に狭い帽子をかぶったような圧迫感（頭冒感）があったり、頭が重く、目の奥に痛みがあるような場合に用いる。みぞおち付近の動悸、頭がフワフワして倒れるような不安感やめまいなどの症状を伴うことが多い。

▶ [かぜ] →P49参照、[かぜ予防] →P93参照。

47

発表剤(辛温発表)　筋肉・関節鎮痛剤　　傷寒論・金匱要略（原文はP193参照）

必修処方 葛根湯(かっこんとう)

かぜの初期および首・肩の緊張による諸疾患の薬。

【適用疾患】 かぜ（初期）、悪風(おふう)(注)、悪寒、発熱、肩こり、肩背痛、頭痛、片頭痛、インフルエンザ、感染性鼻炎、鼻炎、慢性副鼻腔炎、鼻閉、中耳炎、結膜炎、五十肩、頸肩腕痛、むちうち症、顔面神経麻痺、下痢（寒気・頭痛・肩こりをともなうもの）、乳汁分泌不全

（注）『傷寒論』の原文では悪風だが、現代医学的には悪風の概念がないため、悪寒と解釈されているものが多い。

【参考】医療用漢方製剤で保険適応の対象となる傷病名：かぜ、悪寒、発熱、肩こり、頭痛、片頭痛、感染性鼻炎、鼻炎、慢性副鼻腔炎、下痢症、扁桃炎、中耳炎、リンパ節炎、結膜炎、角膜炎、乳腺炎、神経痛、筋肉痛、上腕痛、肩部痛、上腕神経根炎、湿疹、じんま疹

【処方構成】 葛根(かっこん)（4〜8）、麻黄(まおう)（3〜4）、大棗(たいそう)（3〜4）、桂皮(けいひ)（2〜3）、芍薬(しゃくやく)（2〜3）、甘草(かんぞう)（2）、生姜(しょうきょう)（1〜1.5）
※葛根湯加川芎辛夷(かっこんとうかせんきゅうしんい)の場合は、上記に川芎(せんきゅう)（2〜3）、辛夷(しんい)（2〜3）を加える。

証のポイントと症状

用いる理論　（三陰三陽論(さんいんさんよう)）　気血水論　臓腑経絡論

太陽病実証(たいようびょうじっしょう)に用いる。

かぜなど急性熱性病の初期に用いる。病邪は表にあり、頭・うなじ・鼻・肩背などに症状がでる。

正気(せいき)が充実しているので、病邪との抗争は激しく、症状も桂枝湯に比べて激しくなる。発表作用は、桂枝湯よりも強い。

【目標となる症状】 かぜの初期で頭痛し、うなじや肩が張り、悪風・悪寒や発熱を伴うものに用いる。また、筋肉疲労などにより、頭・うなじ・肩背にこりや痛みが起きたものに効果的である。いずれも無汗を目標とする。

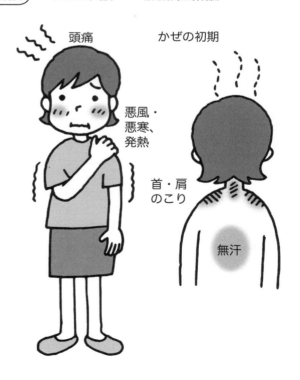

頭痛　かぜの初期
悪風・悪寒、発熱
首・肩のこり
無汗

各論

発表剤

葛根湯(かっこんとう)

辛温発表

処方解説

●太陽病実証に対し、発汗させることにより体表の病邪を除き、筋肉の緊張を緩め、頭痛や肩こりを除く。なお、鼻閉など鼻炎症状の強い場合は、川芎・辛夷を加えた「葛根湯加川芎辛夷」として用いるとよい(P55、P57、P61参照)。

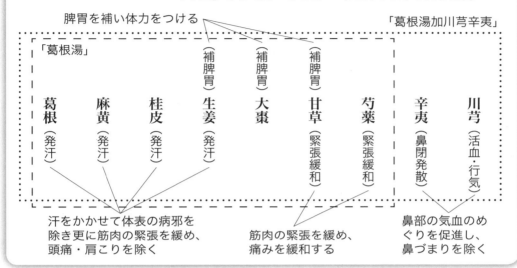

主な疾患と他の処方との証の鑑別

▶ [かぜ]

葛根湯…太陽病実証。

主にかぜの初期で、目標は、頭痛、首すじや肩の張り、悪風・悪寒や発熱を伴うもの。いずれも無汗である。

桂枝湯(けいしとう)…太陽病虚証(きょしょう)。

かぜの初期で軽い頭痛や悪風を伴うが、自汗がある。

麻黄湯(まおうとう)…太陽病実証で症状が激しい。

葛根湯に比べ、更に発汗作用は強い。かぜの初期で、強い発熱と悪風・悪寒があり、無汗で、咳、頭痛、関節痛を伴う。

小青竜湯(しょうせいりゅうとう)…太陽病で水毒を伴う。

水毒症状のはなはだしいもの。咳や鼻水を伴うかぜで、痰や鼻水が透明で水様など症状のすべてが水っぽい。くしゃみの多いものにも良い。

銀翹散(ぎんぎょうさん)…温病(うんびょう)。

口からのどにかけての津液が不足して、口渇(こうかつ)、のどの乾燥がはなはだしく、のどが痛むかぜに用いる。悪風・悪寒はほとんど無い。発汗し過ぎによる津液不足を防ぎ、のどの炎症を抑えることを目的とした処方構成となっている。

小柴胡湯(しょうさいことう)…少陽病(しょうようびょう)。

こじれたかぜに用いる。くしゃみは止まり、鼻汁は粘液性で白色や黄緑色に変わり、舌には白苔が現れ、口は苦く、食欲は減り、熱状は微熱か往来寒熱(おうらいかんねつ)を示す。

麻黄附子細辛湯(まおうぶしさいしんとう)…直中の少陰(じきちゅうのしょういん)。

本方は直中の少陰と言って、直接に少陰病から始まるかぜの場合に用いる。首すじから上背部・全身にかけての悪寒がはなはだしく、咳やくしゃみがある場合は、痰・鼻水すべてが水っぽく冷たいのが特徴である。

▶ [頭痛]→P47参照、[インフルエンザ]→P53参照、[かぜ予防]→P93参照、[下痢]→P141参照、[筋肉・関節痛]→P177参照。

発表剤（辛温発表）　鎮咳去痰剤

傷寒論・金匱要略（原文はP198参照）

必修処方 小青竜湯（しょうせいりゅうとう）

水毒（すいどく）を伴う咳・喘息・鼻炎の薬。

適用疾患　かぜ（初期で水毒症状のはなはだしいもの）、くしゃみ、鼻水、咳、悪風（注）、悪寒、鼻炎、アレルギー性鼻炎、花粉症、アレルギー性結膜炎、涙目、慢性副鼻腔炎、気管支喘息、気管支炎、気管支拡張症、百日咳、肺炎、胸膜炎

（注）『傷寒論』の原文では悪風だが、現代医学的には悪風の概念がないため、悪寒と解釈されているものが多い。

【参考】医療用漢方製剤で保険適応の対象となる傷病名：かぜ、くしゃみ、鼻汁、鼻閉、鼻炎、アレルギー性鼻炎、アレルギー性結膜炎、流涙、喀痰、気管支喘息、気管支炎、喘鳴、咳、呼吸困難、心窩部振水音、乏尿、胸内苦悶、心窩部不快

処方構成　麻黄（まおう）（2～3.5）、芍薬（しゃくやく）（2～3.5）、乾姜（かんきょう）（2～3.5）、甘草（かんぞう）（2～3.5）、桂皮（けいひ）（2～3.5）、細辛（さいしん）（2～3.5）、五味子（ごみし）（1～3）、半夏（はんげ）（3～8）

証のポイントと症状

用いる理論　三陰三陽論（さんいんさんよう）　気血水論（きけつすい）　臓腑経絡論

太陽病（たいようびょう）で水毒を伴うものに用いる。

　かぜなど急性熱性病の場合は初期に用いる。病邪（びょう）は表にあり、特に鼻やのどに症状がでるものによい。多くの場合悪風や悪寒を伴う。また、心下部（しんかぶ）（みぞおち辺り）に水毒（余分な水分の停留）があり、鼻水や痰など症状のすべてが水っぽいことが特徴である。喘息・鼻炎など慢性化している場合も、症状が水っぽいものを目標とする。

【目標となる症状】　咳嗽（がいそう）、喘息、鼻炎などの呼吸器疾患、もしくはかぜなどで呼吸器症状を伴うものに用いる。症状のすべてが水っぽく、痰や鼻水も透明で水様となる。喘鳴などが湿った音となる、くしゃみが多いなどの特徴がある。よだれ過多、涙目などにも用いることができる。

水っぽい咳・痰
水様性の鼻水

※小児の喘息では頭汗を伴うものに用いることが多い。

くしゃみが多い

　また、発熱があっても口渇の無いのが特徴で、時に小便不利（しょうべんふり）やみぞおち辺りの振水音（すいおん）を伴う場合もある。

処方解説

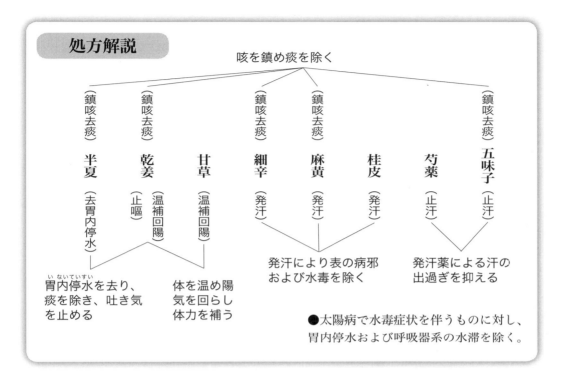

●太陽病で水毒症状を伴うものに対し、胃内停水および呼吸器系の水滞を除く。

発表剤

小青竜湯（しょうせいりゅうとう）

辛温発表

主な疾患と他の処方との証の鑑別

▶ [喘息]

小青竜湯…太陽病で水毒を伴う。

　水毒タイプの喘咳に用いる代表的な方剤である。痰は、無色透明で水っぽく、喘鳴音も湿っていることが特徴となる。舌苔はないか、うすい白苔となる。小児喘息に多く用いられる。

麻杏甘石湯…太陽病が進行し、呼吸器に強い炎症がある。

　のどや気管に強い炎症があり、咳症状の強いものに用いる。連続性の激しい咳があり、咳の際に顔面の紅潮や自汗を伴ったり、熱証による口渇や煩躁感を呈する。痰は黄～黄緑色の粘痰でキレが悪く、奥深い咳となる。舌は白～黄苔を呈す。

柴朴湯…少陽病。

　慢性化した咳や喘息に多く用いる。胸苦しさや息苦しさ、梅核気などがあり、咳は空咳か痰がからむようなものによい。痰は出ないか、ある場合は白色～黄緑色の粘痰であることが多い。舌はうすい白苔か白苔を示す。喘息の場合は、寛解期に体質改善を兼ねて用いられることが多い。

麻黄附子細辛湯…直中の少陰（強い悪寒を伴う）。

　熱よりも冷えが強い状態が適応となる。首すじから上背部・全身にかけて強い悪寒があり、痰や鼻水は冷たく水っぽい。舌苔はないか、灰苔を呈する。

麦門冬湯…津液不足による呼吸器の炎症。

　津液不足によるのどの乾燥感・口渇があり、気の上逆により、顔面が紅潮して腹から突き上げるような連続性の咳をする。痰は粘性で切れにくい場合と無痰で乾燥性の咳となる場合がある。津液不足のため、舌苔は無く、舌質は紅色鏡面（ツルツルした状態）を呈することが多い。

▶ [かぜ]→P49参照、[鼻炎]→P55参照、[花粉症]→P57参照、[慢性副鼻腔炎]→P61参照、[咳]→P169参照。

発表剤（辛温発表） 筋肉・関節鎮痛剤　　　　傷寒論（原文はP202参照）

麻黄湯（まおうとう）

関節痛を伴うなど症状の激しいかぜの薬。

適用疾患　かぜ（初期で症状の激しいもの）、インフルエンザ、悪風(注)、悪寒、発熱、高熱、身体痛、筋肉痛、関節痛、頭痛、咳、鼻閉、腰痛、関節リウマチ、発熱に伴う鼻血

（注）『傷寒論』の原文では悪風だが、現代医学的には悪風の概念がないため、悪寒と解釈されているものが多い。

【参考】医療用漢方製剤で保険適応の対象となる傷病名：かぜ、インフルエンザ、身体痛、悪寒、発熱、高熱、関節痛、頭痛、咳、感染性鼻炎、鼻炎、鼻閉、喘鳴、気管支喘息、腰痛症、関節リウマチ、哺乳力低下

処方構成　麻黄（3〜5）、杏仁（4〜5）、桂皮（2〜4）、甘草（1〜1.5）

証のポイントと症状

用いる理論　（三陰三陽論）　気血水論　　臓腑経絡論

> **太陽病実証で症状の激しいのものに用いる。**

かぜなど急性熱性病の初期に用いる。病邪は表にあり、頭・のど・筋肉・関節などに症状がでる。
　正気が充実し、病邪の勢いも強いため、抗争状態は激しく、症状も葛根湯よりさらに激しくなる。発表作用は、葛根湯よりも強く作用部位も全身に及ぶ。

【目標となる症状】　かぜの初期で、強い発熱と悪風・悪寒があり、無汗で、咳、頭痛、関節痛、腰痛を伴うものを目標とする。筋肉・関節などに疼くような痛みを起こす事が特徴である。

　近年は、インフルエンザの症状が麻黄湯証によく一致するため、インフルエンザに多く用いられ、実際に効果を上げている。

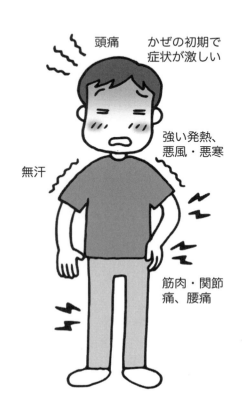

頭痛　　かぜの初期で症状が激しい
強い発熱、悪風・悪寒
無汗
筋肉・関節痛、腰痛

各論

発表剤

麻黄湯（まおうとう）

辛温発表

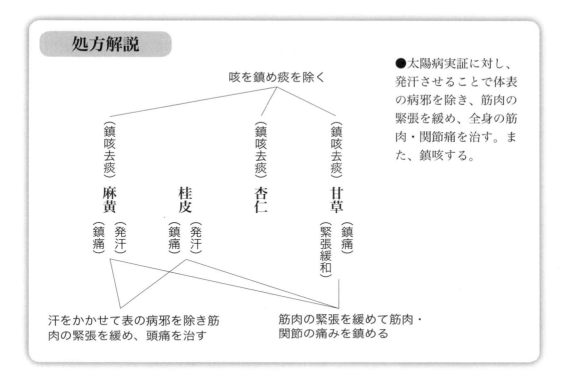

●太陽病実証に対し、発汗させることで体表の病邪を除き、筋肉の緊張を緩め、全身の筋肉・関節痛を治す。また、鎮咳する。

主な疾患と他の処方との証の鑑別

▶［インフルエンザ］

麻黄湯…太陽病実証で症状が激しい。
　強い発熱と悪風・悪寒があり、無汗で、咳、頭痛、筋肉・関節痛、腰痛を伴うものを目標とする。

葛根湯（かっこんとう）…太陽病実証。
　頭痛、悪風・悪寒、発熱などがあり、無汗の者を目標とする。肩背より上部の頭痛、肩こり、肩背痛を伴うものに用いる。

麻黄附子細辛湯（まおうぶしさいしんとう）…直中の少陰。
　無汗で、首筋から上背部・全身にかけての悪寒がはなはだしく、布団をかけても寒気が収まらないようなものに用いる。

麻杏甘石湯（まきょうかんせきとう）…太陽病が進行し、呼吸器系に強い炎症がある。
　咳症状の強いものに用いる。肺や気管に強い炎症があり、胸部に熱がこもった状態である。奥深い咳が連続的に出て汗ばむ傾向がある。痰は切れにくく、黄〜黄緑色の粘痰となる。

竹葉石膏湯（ちくようせっこうとう）…温病に移行し呼吸器の炎症が強い
　インフルエンザから肺炎・気管支炎など強い呼吸器の炎症を起こしたものに用いる。高熱、激しい咳、喘鳴、息苦しさなどの症状がある。また津液不足を起こしているため、口渇、のどの痛みなども伴うことが多い。

小柴胡湯（しょうさいことう）…少陽病。
　急性期は過ぎたが治りきらず、微熱、だるさ、食欲不振、咳、鼻炎などの症状が残るものに用いる。鼻汁や痰は透明で水様性のものから、粘液性で白色〜黄緑色のものへと変わり、舌は白苔（はくたい）となる。口は苦く、食欲は減り、熱状は微熱か往来寒熱（おうらいかんねつ）となる。

▶［かぜ］→P49参照、［関節リウマチ］→P185参照。

53

発表剤(辛温発表)　温補剤　鎮咳去痰剤　　　　　傷寒論（原文はP202参照）

必修処方 麻黄附子細辛湯

悪寒の強いかぜや鼻炎・喘息の薬。

適用疾患　かぜ（全身または上背部に強い悪寒を感じるもの）、のどの痛み、頭痛、悪寒、微熱、鼻炎、花粉症、アレルギー性結膜炎、咳、気管支炎、気管支喘息、気管支拡張症、肺炎、インフルエンザ、冷房病
【参考】医療用漢方製剤で保険適応の対象となる傷病名：かぜ、悪寒、微熱、発熱、全身倦怠感、無力症、冷え症、頭痛、身体痛、疼痛、咳、気管支炎、低血圧症、めまい

処方構成　麻黄（2〜4）、細辛（2〜3）、加工附子(注)（0.3〜1）
（注）現在、一般的にエキス剤の場合は加工附子を用いている。

証のポイントと症状

用いる理論　　三陰三陽論　　気血水論　　臓腑経絡論

直中の少陰に用いる。

「直中の少陰」とは、太陽病を経ずに直接に少陰病から始まる急性熱性病のことである。病は表にあるため、悪寒、発熱、くしゃみ、咳などの表証があり、発表によって病邪を除かねばならないが、冷えが強く、通常の発表薬では発表することができない状態である。従って、本来は陰病に用いる大熱薬の附子によって、体を温め、冷えを除く事によって発汗を助け、表にある病邪を除くのである。

【目標となる症状】　第一の目標は悪寒である。首すじから上背部・全身にかけて悪寒がはなはだしく、布団をかけても寒気がとまらないほどで、激しい咳やくしゃみなどを伴う。痰・鼻水などはすべて水っぽく冷たいのが特徴である。また、悪寒が強ければ関節痛、頭痛、のどの痛みを伴うものにも有効である。かぜだけでなく、寒気の強い気管支炎・鼻炎・喘息・花粉症などにも用いる。

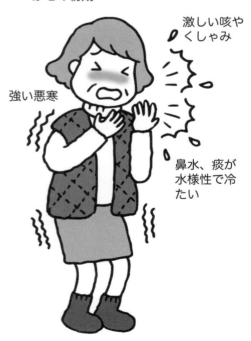

かぜの初期　激しい咳やくしゃみ　強い悪寒　鼻水、痰が水様性で冷たい

各論

発表剤

麻黄附子細辛湯
（まおうぶしさいしんとう）

辛温発表

処方解説

（注）※は処方構成参照。

●少陰病から始まるかぜ（直中の少陰）に対し、温補しながら寒気の強いかぜ症状を治す。

咳を鎮め痰を除く

（鎮咳去痰）　　（鎮咳去痰）

麻黄　　　**細辛**　　　**炮附子**※

（発汗）　　（発汗）（温補）　　（温補）

冷えが強く容易に発汗しないものの発汗を促し、体表の病邪を除く

体を温め冷えを除く

主な疾患と他の処方との証の鑑別

▶ ［鼻炎］

麻黄附子細辛湯…直中の少陰（強い悪寒がある）。

　首すじから上背部・全身にかけての強い悪寒を特徴とする。くしゃみを頻発し、鼻水は冷たく水っぽい。

小青竜湯（しょうせいりゅうとう）…太陽病で水毒を伴う。

　水毒症状のはなはだしい鼻炎に多く用いる。鼻水やくしゃみが多く、鼻水は透明で水っぽいのが特徴である。

十味敗毒湯（じゅうみはいどくとう）…表の瘀血（おけつ）。

　鼻の粘膜が瘀血により充血して炎症を起こすものに用いる。鼻の痒みを伴い、くしゃみを連続的にするものによい。鼻水は透明である。また、鼻出血を伴うものにもよい。

葛根湯加川芎辛夷（かっこんとうかせんきゅうしんい）…太陽病で患部に化膿を伴う。

　鼻づまりの症状が強く、濃い鼻汁が出るのが特徴である。鼻づまりとともに首や肩こり、頭痛を伴うものにもよい。

辛夷清肺湯（しんいせいはいとう）…呼吸器系の熱証（患部の炎症が強い）。

　葛根湯加川芎辛夷よりも炎症が強く、鼻粘膜が充血し、患部に熱感を伴い、鼻づまりのものに用いる。濃い膿性の鼻汁が出るのが特徴である。

▶ ［かぜ］→P49参照、［喘息］→P51参照、［インフルエンザ］→P53参照、［花粉症］→P57参照、［かぜ予防］→P93参照。

55

必修処方 十味敗毒湯（じゅうみはいどくとう）

発表剤（辛温発表）

瘍科方筌（原文はP197参照）

皮膚病・アレルギー体質改善の薬。

適用疾患　湿疹、じんま疹、化膿性皮膚疾患、アレルギー性皮膚炎、アトピー性皮膚炎、にきび、ふきでもの、掌蹠膿疱症、手掌角化症、しもやけ、あかぎれ、陰部そう痒症、痒みの強い痔疾、水虫、鼻炎、花粉症、慢性副鼻腔炎、中耳炎、リンパ腺炎、乳腺炎

【参考】医療用漢方製剤で保険適応の対象となる傷病名：湿疹、急性湿疹、じんま疹、アレルギー性皮膚炎、皮膚炎、化膿性皮膚疾患、せつ、せつ腫症、尋常性ざ瘡（にきび）、伝染性膿痂疹（とびひ）、乳腺炎、白癬（水虫）、胸脇苦満、神経質

処方構成　柴胡（2.5〜3.5）、桜皮（樸樕）（2.5〜3.5）、桔梗（2.5〜3.5）、川芎（2.5〜3.5）、茯苓（2.5〜4）、独活（1.5〜3）、防風（1.5〜3.5）、甘草（1〜2）、生姜（1〜1.5）、荊芥（1〜2）、連翹（注）（2〜3）（連翹はなくても可）

（注）『瘍科方筌』の処方では、連翹は配合されていない。

証のポイントと症状

用いる理論　三陰三陽論　**気血水論**　臓腑経絡論

表の瘀血を発表する。

表にある瘀血を発表によって体外に排出することにより、皮膚や鼻粘膜の炎症を鎮める。ただし本方は、この発表作用により、体内の瘀血が表面化して発疹を促進することがある。これを透疹作用という。この作用は、好転反応の一種だが、一時的に症状が悪化することがあるため、瞑眩と呼ばれる。鼻炎症状だけのときは瞑眩なしでよく効くが、アトピー性皮膚炎のように皮下の毒素が多い場合や、花粉症などで眼の周囲の皮膚に痒みや炎症を起こしている場合は瞑眩を起こしやすいので注意する。

【目標となる症状】　皮膚や鼻の粘膜などが充血を起こし、患部に痒みが強いものに用いる。鼻炎の場合は鼻腔の痒みや腫れを伴い、くしゃみを連続するものによい。皮膚

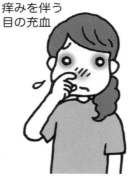

痒みを伴う目の充血
根の浅い湿疹
強い皮膚の痒み
痒みを伴う鼻炎

疾患では、根の浅い湿疹、じんま疹、化膿性の皮膚炎などに用いる。また掌蹠膿疱症には特効的に効く方剤である。ただし、アトピー性皮膚炎に対しては、瞑眩により、多くの場合服用当初は悪化するため、最初からは用いないが、白虎湯や白虎加人参湯と併用して清熱をはかることで、症状の悪化を軽減することができる。

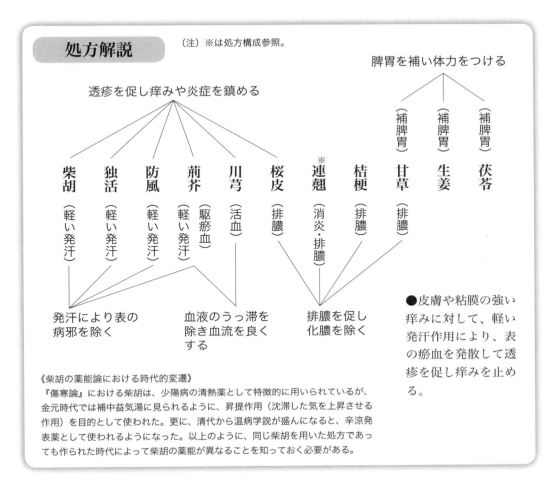

発表剤

十味敗毒湯（じゅうみはいどくとう）

辛温発表

《柴胡の薬能論における時代的変遷》
『傷寒論』における柴胡は、少陽病の清熱薬として特徴的に用いられているが、金元時代では補中益気湯に見られるように、昇提作用（沈滞した気を上昇させる作用）を目的として使われた。更に、清代から温病学説が盛んになると、辛涼発表薬として使われるようになった。以上のように、同じ柴胡を用いた処方であっても作られた時代によって柴胡の薬能が異なることを知っておく必要がある。

主な疾患と他の処方との証の鑑別

▶ [花粉症]

十味敗毒湯…表の瘀血。
　目や鼻などの粘膜が充血しておこる症状によい。涙目・目の充血・鼻炎（連続するくしゃみや透明の鼻汁）などがあり、痒みのはなはだしいものに用いる。

小青竜湯…太陽病で水毒を伴う。
　くしゃみや鼻水・涙などが多く、鼻水は透明で症状のすべてが水っぽいことが特徴である。痒みの少ないものに用いる。

葛根湯加川芎辛夷…太陽病で患部に化膿を伴う。
　鼻づまりの症状が強く、濃い鼻汁が出るものに用いる。鼻づまりとともに首や肩こりを伴うものによい。排膿作用があるため、患部に膿をもち、鼻腔に化膿性の鼻汁がたまるものや鼻汁がのどに落ちるものに効果がある。

麻黄附子細辛湯…直中の少陰（強い悪寒を伴う）。
　首すじから上背部・全身にかけての強い悪寒があり、くしゃみや鼻水が多く、鼻水は冷たく水っぽいものに用いる。

黄連解毒湯…眼の充血のはなはだしいもの。
　のぼせが強く、目の充血がはなはだしく、痒みを伴うものに用いる。

▶ [鼻炎] →P55参照、[慢性副鼻腔炎] →P61参照、[湿疹] →P63参照、[アトピー性皮膚炎] →P67参照、[痔疾] →P85参照、[にきび・ふきでもの] →P127参照。

発表剤（辛涼発表）

万病回春（原文はP194参照）

必修処方 駆風解毒湯（くふうげどくとう）

のどかぜの薬。

適用疾患　のどかぜ、のどの痛み、扁桃腺炎、耳下腺炎、声枯れ、口・のどの乾燥感、唾液不足、咽喉部の炎症による唾液過多、味覚障害、口内炎
※医療用漢方製剤には含まれていない。

処方構成　防風（3～5）、牛蒡子（3）、連翹（5）、荊芥（1.5）、羌活（1.5）、甘草（1.5）、桔梗（3）、石膏（5～10）
（注）『万病回春』の処方では、桔梗・石膏は配合されていない。江戸期日本で著された『蕉窓方意解』において桔梗・石膏が配合されるようになった。

証のポイントと症状

用いる理論　三陰三陽論　　気血水論　　臓腑経絡論　　**温病論**

> 温病のかぜでのどの炎症の強いものに用いる。

　温病のかぜは咽喉部の津液不足から始まる。悪寒はほとんどなく、発熱のみで口渇やのどの痛みを伴う。本方はこうしたのどかぜに用いる薬である。病は表にあるので、発表によって病邪を除くが、津液不足を起こしているため、発汗によってさらに津液を損なうことのないように発汗作用は軽くし、清熱作用や津液を補う作用のある薬物によって対応するのである。

【目標となる症状】　かぜなどでのどが腫れ、のどの痛みが強いものに用いる。本方は消炎作用が強く、のどの腫れ、痛みを鎮静させる効果にすぐれているため、扁桃腺炎・耳下腺炎および口内炎にも用いることができる。また、発熱などの症状がなく、のどの痛みだけがあるもの、のどの痛みから咳を引き起こしたもの、のどの乾燥による声枯れなどにも効果がある。

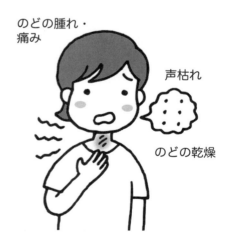

のどの腫れ・痛み
声枯れ
のどの乾燥

各論

発表剤

駆風解毒湯

辛涼発表

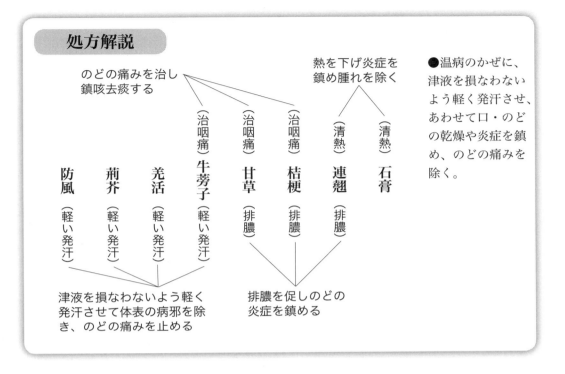

処方解説

●温病のかぜに、津液を損なわないよう軽く発汗させ、あわせて口・のどの乾燥や炎症を鎮め、のどの痛みを除く。

- 防風（軽い発汗）
- 荊芥（軽い発汗）
- 羌活（軽い発汗）
- 牛蒡子（軽い発汗）（治咽痛）
- 甘草（排膿）（治咽痛）
- 桔梗（排膿）（治咽痛）
- 連翹（排膿）（清熱）
- 石膏（清熱）

のどの痛みを治し鎮咳去痰する
熱を下げ炎症を鎮め腫れを除く
津液を損なわないよう軽く発汗させて体表の病邪を除き、のどの痛みを止める
排膿を促しのどの炎症を鎮める

主な疾患と他の処方との証の鑑別

▶ **[声枯れ・のどの痛み]**

駆風解毒湯…温病のかぜでのどの炎症が強い。

　かぜなどでのどが腫れ、のどの痛みが強いものに用いる。本方は消炎作用が強く、のどの腫れや痛みを鎮静させる効果にすぐれ、銀翹散よりも炎症が激しいものに用いる。扁桃腺炎や耳下腺炎にも効果的である。

銀翹散（ぎんぎょうさん）…温病のかぜ。

　のどかぜの初期で口からのどにかけての津液が不足し、口やのどの乾燥がはなはだしく、のどが痛むものに用いる。扁桃腺炎のようにのどが腫れて痛み、発熱があり悪風・悪寒がほとんど無いものにもよい。

麦門冬湯（ばくもんどうとう）…津液不足による呼吸器の炎症。

　津液不足を原因とする、のどの乾燥感・口渇があり、のどの痛みとともに、顔面が紅潮して腹から突き上げるような連続性の咳をするものに用いる。痰は粘性で切れにくく、乾燥性の咳となる。

麻杏甘石湯（まきょうかんせきとう）…太陽病が進行して呼吸器に強い炎症がある。

のどや気管に強い炎症があり、のどの痛みおよび咳症状の強いものに用いる。胸部に熱がこもった状態であり、奥深い咳が連続的に出るのが特徴である。また痰は切れにくく、黄～黄緑色の粘痰である。熱証（炎症）による口渇や煩躁感、自汗などを伴うことが多い。

半夏厚朴湯（はんげこうぼくとう）…咽喉部の気滞。

　のどに違和感があり、声が出づらく、軽い咳払いをしたくなるような感じのあるものに用いる。漢方では梅核気（ばいかくき）といわれる。また、緊張するとすぐに咳払いをする場合も本方の適用である。

▶ **[かぜ予防]** →P93参照、**[のど・口の乾燥感、唾液不足]** →P171参照。

発表剤（辛涼発表）

外科正宗（原文はP198参照）

辛夷清肺湯
しんいせいはいとう

炎症の強い鼻炎の薬。

適用疾患　慢性副鼻腔炎、慢性鼻炎、花粉症、鼻閉、鼻茸、嗅覚異常
【参考】医療用漢方製剤で保険適応の対象となる傷病名：慢性副鼻腔炎、慢性鼻炎、鼻閉

処方構成　辛夷（2～3）、知母（3）、百合（3）、黄芩（3）、山梔子（1.5～3）、麦門冬（5～6）、石膏（5～6）、升麻（1～1.5）、枇杷葉（1～3）
（注）『外科正宗』の処方では、上記に加え甘草が配合されている。一般用漢方製剤承認基準と同じ処方構成の辛夷清肺湯は『勿誤薬室方函』に記載されている。

証のポイントと症状

用いる理論　　三陰三陽論　　気血水論　（臓腑経絡論）（温病論）

呼吸器系の熱証、特に鼻部の炎症の強いものに用いる。

鼻粘膜に強い炎症があり、鼻腔や副鼻腔に腫れや鼻づまりを起こしたものに用いる。熱証が強く、発表作用のみでは、炎症を除くことが困難なため、清熱作用や津液を補う作用のある薬物とともに用い、炎症を鎮め、鼻づまりを改善する。

【目標となる症状】　鼻づまりが強く、濃い膿性の鼻汁が出るものを目標とする。また鼻粘膜が充血して、熱感があり、痒みや痛みを伴う場合にも効果がある。慢性の鼻炎や根の深い慢性副鼻腔炎（蓄膿症）、鼻茸（鼻腔内のポリープ）、嗅覚異常などに応用される。

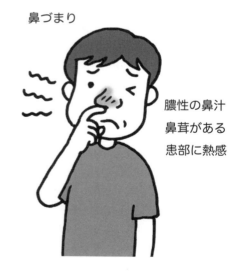

鼻づまり

膿性の鼻汁
鼻茸がある
患部に熱感

各論

発表剤

辛夷清肺湯

辛涼発表

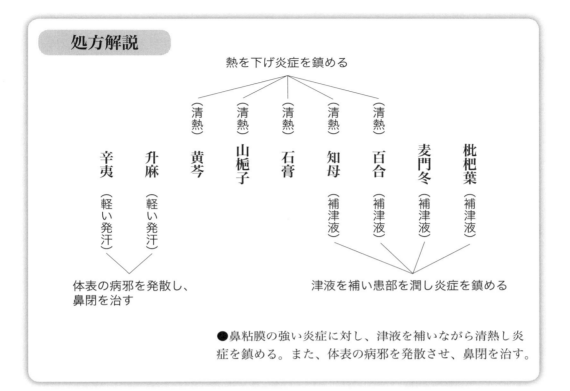

●鼻粘膜の強い炎症に対し、津液を補いながら清熱し炎症を鎮める。また、体表の病邪を発散させ、鼻閉を治す。

主な疾患と他の処方との証の鑑別

▶ ［慢性副鼻腔炎］

辛夷清肺湯…呼吸器系の熱証（患部の炎症が強い）。

　鼻づまりと鼻部の熱感があり、痛みを伴うようなものに用いる。濃い膿性の鼻汁が出るのが特徴である。葛根湯加川芎辛夷よりも患部に強い炎症がある。

葛根湯加川芎辛夷…太陽病で患部に化膿を伴う。

　鼻づまりで首や肩のこり、頭痛や頭重感を伴い、濃い鼻汁が出るものに用いる。

小青竜湯…太陽病で水毒を伴う。

　鼻づまりがあり、鼻水やくしゃみが多く、鼻水は透明で水っぽいものに用いる。炎症の程度は軽く、熱感や痛みはあまりない。

十味敗毒湯…表の瘀血。

　鼻粘膜が瘀血により充血して痒みを伴い、鼻づまりが慢性化し、くしゃみをしやすいものに用いる。アレルギー性鼻炎を併発しているものにもよい。

小柴胡湯…少陽病。

　かぜなどの症状が慢性化し鼻づまりや濃い鼻汁の出るもの、または虚弱体質で、かぜをひくたびに慢性副鼻腔炎を併発するものに用いる。

▶ ［鼻炎］→P55参照。

61

発表剤（辛涼発表）　　　　　　　　　　　　　　　外科正宗（原文はP198参照）

消風散（しょうふうさん）

痒みと炎症の強い皮膚病の薬。

適用疾患　湿疹（分泌物が多く頑固なもの）、じんま疹、アトピー性皮膚炎、皮膚そう痒症、あせも、水虫

【参考】医療用漢方製剤で保険適応の対象となる傷病名：慢性湿疹、湿疹、じんま疹、皮膚そう痒症、そう痒、汗疹（あせも）、白癬（水虫）

処方構成　当帰（3）、地黄（3）、石膏（3〜5）、防風（2）、蒼朮（2〜3）、（白朮も可）、木通（2〜5）、牛蒡子（2）、知母（1〜2）、胡麻（1〜1.5）、蝉退（1〜1.5）、苦参（1〜1.5）、荊芥（1〜2）、甘草（1〜1.5）

証のポイントと症状

用いる理論　三陰三陽論　　（気血水論）　　臓腑経絡論

> 湿邪と血のうっ滞により皮膚に炎症を起こしたものに用いる。

　本方は皮膚疾患に用いるが、その中でも湿邪が皮膚に影響をおよぼし、炎症を起こしたものに用いる。この状態を湿熱といい、かゆみが強く、患部は粘液性の分泌物が多くジュクジュクする。また、湿邪により皮膚の血行が阻害されているため、治りの悪いことが特徴である。

【目標となる症状】　皮膚疾患で、患部に水疱や分泌物が多く、熱感を伴い、痒みや炎症のはなはだしいもの、治りが悪く長期に及ぶものに用いる。特に、汗をかいた時や、湿度の高い梅雨時から夏場にかけて悪化しやすいものによい。また、十味敗毒湯と同様に透疹作用があることから一時的に症状が悪化する瞑眩（P190参照）を起こすことがあるので注意する。

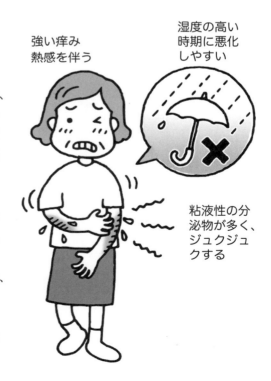

強い痒み 熱感を伴う

湿度の高い時期に悪化しやすい

粘液性の分泌物が多く、ジュクジュクする

発表剤

消風散 しょうふうさん

辛涼発表

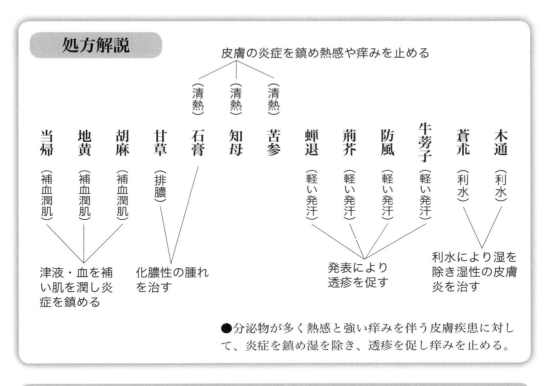

処方解説

●分泌物が多く熱感と強い痒みを伴う皮膚疾患に対して、炎症を鎮め湿を除き、透疹を促し痒みを止める。

主な疾患と他の処方との証の鑑別

▶ [湿疹]

消風散…湿邪と血のうっ滞により炎症を起こしたもの。

　患部に粘液性の分泌物が多く、熱感を伴い、痒みや炎症のはなはだしいもので、治りの悪い慢性湿疹に用いる。ただし、透疹作用があることから瞑眩を起こすことがあるので注意する。

白虎湯（白虎加人参湯）…熱証（炎症）が強い。

　患部に熱をもち、痒みが強く、皮膚は発赤が強く、乾燥してカサカサしているものに用いる。また口やのどの渇きがはなはだしい、風呂などで温まると痒みが増すといった特徴がある。なお、本方は清熱作用にすぐれるので、アトピー性皮膚炎の場合も比較的瞑眩が少なく用いることができる。

越婢加朮湯…水毒に熱証（炎症）を伴う。

　患部がジュクジュクとして、水疱や水様の滲出液が多くみられ、痒みや発赤といった炎症症状を伴うものに用いる。清熱作用と利水作用にすぐれるので、湿性の皮膚炎一般に用いる。

十味敗毒湯…表の瘀血。

　湿疹、じんま疹、癤や癰などのできもので、根が浅く、患部が赤く痒みを伴うものによい。また化膿性の皮膚疾患全般に用いられる。なお、アトピー性皮膚炎のように皮下の毒素が多い場合は、透疹作用により、瞑眩を起こすことがあるので注意する。

温清飲…血虚に熱証（炎症）を伴う。

　血虚により、皮膚がカサカサとしてどす黒く、熱感を伴うような強い痒みのある場合に用いる。慢性湿疹やじんま疹、アトピー性皮膚炎などに応用される。また、陰部そう痒症にも効果がある。ただし、湿疹、じんま疹、アトピー性皮膚炎などの熱をもつ皮膚疾患に対して用いる場合には、瞑眩を起こすことがあるので注意する。

▶ [アトピー性皮膚炎]→P67参照。

63

清熱剤

　清熱剤とは、寒性、涼性の薬物によって解熱・消炎する方剤のことである。

【効能】
1．病が表から裏に移り、発表剤によって解熱することができない場合の解熱を行う。
2．炎症症状を鎮める。

　なお清熱剤は、知母や石膏といった強い清熱作用をもち主に陽明病の熱証に用いられるもの（陽明清熱剤）と、柴胡、黄芩のように胸腹部を中心として熱症状を呈する少陽病の熱証に用いられるもの（少陽清熱剤）と大きく２つに分かれる。ただし、その両者に用いられるものもある。

陽明清熱剤

【適応疾患・症状】
陽明病における熱証、腎炎などの高熱期、糖尿病などにおける甚だしい口渇、アトピー性皮膚炎、熱性の胃腸疾患、実熱に伴う充血性炎症・出血、熱中症など。

【本作用をもつ生薬】
石膏、知母、黄連、山梔子、大黄、芒硝、滑石など。

【本作用を含む代表的な方剤】
白虎湯、白虎加人参湯、黄連解毒湯、三黄瀉心湯、承気湯類など。

【本作用をもつ代表的な配合】
石膏＋知母、黄連＋大黄、黄連＋山梔子など。
▶石膏＋知母の配合は強い清熱作用と津液を補う作用をあわせもつので、熱証が強く口渇を伴うものや炎症の強い皮膚炎に用いる。胃腸を中心とした熱証の場合は黄連、大黄などの配合がよく、充血や出血を伴う場合は黄連＋大黄や黄連＋山梔子がよい。

各論

少陽清熱剤

【適応疾患・症状】

少陽病の熱証、肝胆疾患、咳嗽、呼吸器疾患、心下痞鞕、胸脇苦満など。

【本作用をもつ生薬】

柴胡、黄芩、黄連、黄柏、山梔子、茵蔯蒿、竜胆など。

【本作用を含む代表的な方剤】

小柴胡湯、大柴胡湯、柴胡桂枝湯、柴胡加竜骨牡蛎湯、半夏瀉心湯など。

【本作用をもつ代表的な配合】

柴胡+黄芩、黄連+黄芩など。

▶代表的な配合は、柴胡＋黄芩である。この配合は、少陽病の清熱に特化して用いられ、少陽病の症状である往来寒熱・微熱・胸脇苦満・口が苦いなどの症状を改善する。この配合をもつ処方は、柴胡剤と言われる場合もある。なお、胃腸の熱証が強い場合は黄連＋黄芩がよい。

清熱剤（陽明清熱）

傷寒論・金匱要略（原文はP201参照）

必修処方 白虎加人参湯

熱症状・糖尿病・皮膚病など身体各部の炎症・発熱に用いる薬。

適用疾患 アトピー性皮膚炎、湿疹、じんま疹、皮膚疾患（かゆみが強く患部に熱感や発赤を伴うもの）、発熱、高熱、腎炎、暑気あたり、熱中症、ほてり、糖尿病（口渇のはなはだしいもの）、口渇、やけどによる炎症

【参考】医療用漢方製剤で保険適応の対象となる傷病名：発熱、口渇症、暑気あたり、ほてり、糖尿病

処方構成 知母（5〜6）、石膏（15〜16）、甘草（2）、粳米（8〜20）、人参（1.5〜3）

証のポイントと症状

用いる理論 （三陰三陽論）　気血水論　臓腑経絡論

陽明病の熱証で津液不足を伴うものに用いる。

三陰三陽では、熱状のもっとも強い陽明病に用いる。ただし、便秘などの胃腸症状はなく、熱証（発熱・炎症）による津液不足を起こし、はなはだしい口渇を示すものに用いる。本方は強い清熱作用と補津液作用をもつため、急性熱性病および肺・肝・腎などの諸疾患で高熱を呈する場合はもちろん、身体各部の炎症・発熱・熱感を鎮め、口中の乾燥やのどの渇きを止める働きにすぐれる。アトピー性皮膚炎・糖尿病・熱中症などにも応用される。

【目標となる症状】 熱状の強さと津液不足の症状を目標とする。高熱および強い熱感があり、口やのどの渇きがはなはだしく、水を大量に飲みたがり、発汗および十分な排尿があるのが特徴である。舌は乾燥または濃い白苔を呈することが多い。皮膚症状

口渇が非常に強い

発熱または皮膚の熱感、乾燥、痒み

舌は濃い白苔
舌が乾燥している

の場合は、発赤や強い痒みが特徴となる。なお、口渇の程度は五苓散など他の処方に比べてもっとも強い。

各論

清熱剤

白虎加人参湯（びゃっこかにんじんとう）

陽明清熱

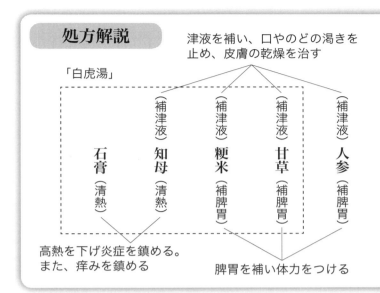

●陽明病の証である高熱や口渇を伴うものに対して、熱を下げ炎症を鎮め、津液を補い、口やのどの渇きを止め、皮膚の乾燥を改善する。
「白虎加人参湯」は「白虎湯」に津液を補う効果をさらに高めた処方である。

主な疾患と他の処方との証の鑑別

▶ **[アトピー性皮膚炎]** ※アトピー性皮膚炎の場合は、通常の湿疹やじんま疹と異なり皮下の毒素が多いため、下記全ての処方で瞑眩の起こる可能性がある。特に服用開始直後は症状が悪化することが多いため十分に注意して用いなければならない。なお、白虎湯や白虎加人参湯といった清熱剤とともに用いることで瞑眩を多少軽減することができる。

白虎加人参湯…陽明病（炎症が強く、津液不足を伴う）。

　強い炎症と痒みがあり、患部の熱感が強く、広範囲に炎症が広がっているアトピー性皮膚炎に用いる。津液不足を起こしているため、のどの渇き、口唇や皮膚の乾燥が強く、カサカサしているものによい。比較的瞑眩（P190参照）が少なく用いることができる。

温清飲…血虚で炎症を伴う。
　カサカサと乾燥して熱感があり、皮膚の色がどす黒く、痛みの強いアトピー性皮膚炎に用いる。貧血および手足の冷えやほてりを伴うものにもよい。口乾はあっても口渇は伴わない。

越婢加朮湯…水毒で炎症を伴う。
　ジュクジュクと水っぽく、発赤や痒みなどの炎症症状を伴うアトピー性皮膚炎に用いる。分泌物は水様の滲出性となる。また、服用後、胃もたれなどを起こす場合は、服用時間を食後にし、平胃散や半夏瀉心湯を併用するとよい。

消風散…湿邪と血のうっ滞による炎症。
　口渇や局所の熱感・発赤は十味敗毒湯の症状と似るが、ジュクジュクして粘液性の分泌物が多く、痒みが強いものに用いる。皮膚に痂皮や枯燥がみられる場合もある。

十味敗毒湯…表の瘀血。
　本方は表の瘀血を発表によって除くため、皮下の毒素の多いアトピー性皮膚炎の場合は瞑眩を起こし、瘀血が表面化して症状が悪化することが多い。したがって本方を用いる場合は、軽度のアトピー性皮膚炎に、白虎加人参湯と合方して用いるか、もしくは白虎加人参湯などを用いて十分清熱を行った後に、用いるのがよい。最初からは用いにくい処方であるが、一定期間清熱剤を用いたのちも痒みの取れにくいアトピー性皮膚炎には効果的である。

▶ **[湿疹]** →P63参照、**[腎機能低下]** →P89参照、**[腎炎・ネフローゼ症候群]** →P137参照、**[糖尿病]** →P161参照、**[のど・口の乾燥感、唾液不足]** →P171参照。

67

清熱剤（陽明清熱）　健胃・整腸剤（止瀉）　　肘後備急方・外台秘要（原文はP192参照）

必修処方 黄連解毒湯（おうれんげどくとう）

胃腸炎・充血性疾患の薬。

適用疾患　胃・十二指腸潰瘍、胃炎、胃痛、胃腸炎、下痢、消化不良、嘔吐、二日酔い、歯周炎、口乾、口内炎、口の周りのできもの、花粉症の眼症状、炎症性の眼疾患、結膜炎、目の充血、鼻血、痔疾、のぼせ、不眠症、不安焦燥感、イライラ、心悸亢進、高血圧症、脳卒中およびその予防、皮膚疾患、皮膚そう痒症

【参考】医療用漢方製剤で保険適応の対象となる傷病名：胃炎、宿酔（二日酔い）、鼻出血症、喀血、吐血、下血、出血傾向、血の道症、のぼせ、肩こり、めまい、動悸、高血圧症、脳卒中、不眠症、神経症、皮膚そう痒症、心下痞硬、心窩部痛

処方構成　黄連（おうれん）（1.5～2）、黄芩（おうごん）（3）、黄柏（おうばく）（1.5～3）、山梔子（さんしし）（2～3）

証のポイントと症状

用いる理論　三陰三陽論（さんいんさんよう）（注2）　気血水論（きけつすいろん）　臓腑経絡論（ぞうふけいらく論）

裏熱（りねつ）（注1）による熱症状や充血・出血症状に用いる。病位としては陽明病（注2）に相当する。

本方は胃腸の炎症症状（胃熱）を中心に用いるが、強い清熱作用と充血を除く作用をもつため、裏熱の証に対応する。従って胃腸に限らず、各種の炎症・出血性疾患に用いることができる。ただ、同様の症状の場合でも、便秘を伴う場合は三黄瀉心湯の適応となる。

【目標となる症状】　胃痛、胃潰瘍、炎症性の下痢、口内炎など胃腸の炎症症状の強いものに用いる。その場合、舌の黄苔（おうたい）、口が苦い、便が焦げ臭いなどの症状を伴う。また、のぼせ気味で不眠、イライラなどの精神神経症状や胸部からみぞおち辺りに煩悶感（もだえるような感じ）があり、前記のような胃腸症状や炎症性の充血・出血症状を伴うものも適応である。

不眠

のぼせ
イライラ

目の充血

酒皶鼻（しゅさび）

胃潰瘍による吐血など出血傾向

舌は黄苔
口が苦く熱っぽい、口臭がある
口内炎、口のまわりのできもの

胸部～みぞおちあたりの煩悶感（もだえる感じ）

（注1）裏熱とは、胃腸や肝胆、肺などの内臓に生じた熱および炎症症状のことである。ただし、その熱状が強い場合は、各臓器や組織および皮膚などに炎症性の充血や出血を起こしやすくなる。目の充血、鼻出血、胃潰瘍の吐血、肺からの喀血、脳出血などもこれら裏熱の範疇である。その他にものぼせ、心煩（しんぱん）、発熱、口渇、発疹、精神昏迷、紅舌（こうぜつ）、舌の黄苔、便秘などの熱性の症状が見られる。

（注2）本方および安中散は『傷寒論』の処方ではないが、「三陰三陽論」に照らして病位を推定している。

各論

処方解説

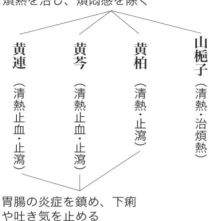

● 陽明病で熱症状が強いものに対して、清熱し、胃腸をはじめとする各種炎症性疾患および充血を治す。

清熱剤

黄連解毒湯（おうれんげどくとう）

陽明清熱

主な疾患と他の処方との証の鑑別

▶ ［胃腸炎］

黄連解毒湯…病位は陽明病に位置。

　胃腸の炎症のはなはだしいもの、舌に黄苔があり、口が苦く熱っぽいもの、便が焦げ臭いものに使われる。また胃潰瘍や胃腸の炎症による下痢や吐血にも用いる。飲酒過多による胃腸炎にもよい。

三黄瀉心湯（さんおうしゃしんとう）…病位は陽明病に位置。便秘を伴う。

　のぼせや充血性の炎症があるのは黄連解毒湯と共通するが、宿便があったり、便秘するものに用いる。舌は黄苔となる。

半夏瀉心湯（はんげしゃしんとう）…病位は少陽病に位置。

　胃腸の炎症を鎮め、吐き気を止めると共に、脾胃を補う作用もある。みぞおちの辺りが脹る感じがして重苦しく、腹鳴し、腹がゴロゴロ鳴り、下痢した後もスッキリせず、すぐに便意を催すようなものによい。また、便秘と下痢を繰り返すものに用いる。舌は白苔となる。胃腸かぜにもよい。

安中散（あんちゅうさん）…病位は少陽病〜太陰病まで用いられる[注2]。

　急性・慢性の腹痛、胃・十二指腸潰瘍、胃酸過多症に用いる。胸やけやストレスによる胃の痛みを訴えることが多い。舌は白苔または無苔となる。

人参湯（にんじんとう）…病位は太陰病に位置。

　胃腸が虚弱で、嘔吐や下痢が長く続くものに用いる。また、血色がすぐれず、手足が冷えやすく、うすい唾液が口にたまりやすいなど、体力不足の傾向がある。舌は無苔かうすい白苔で歯型などがつきやすい。

▶ ［花粉症］→P57参照、［脳卒中予防］→P79参照、［不眠症］→P105参照、［にきび・ふきでもの］→P127参照、［下痢］→P141参照、［嘔吐・つわり］→P143参照、［胃部不快感・胃もたれ］→P145参照、［胃痛］→P147参照、［消化不良］→P153参照、［のど・口の乾燥感、唾液不足］→P171参照。

69

清熱剤(少陽清熱)

傷寒論・金匱要略（原文はP197参照）

必修処方 小柴胡湯（しょうさいことう）

かぜの中期および胸腹部の炎症性疾患の薬。

適用疾患　かぜ（中期）、微熱、往来寒熱、食欲不振、口苦、口中の不快感、咳、痰、気管支炎、気管支拡張症、扁桃炎、慢性副鼻腔炎、上腹部の脹り、慢性胃炎、肝胆疾患、高脂血症、心臓疾患

【参考】医療用漢方製剤で保険適応の対象となる傷病名：かぜ、微熱、往来寒熱、発熱、胸脇苦満、嘔気、悪心、食欲不振、口苦、舌苔、咳、気管支炎、気管支喘息、リンパ節炎、肺炎、胸膜炎、肺結核、結核、麻疹、胃炎、慢性胃炎、胃腸虚弱、腹痛症、心窩部不快、嘔吐症、体力低下、疲労感、虚弱、全身倦怠感、ほてり、貧血、悪阻（つわり）、産後回復不全、慢性肝炎、肝機能障害、腎炎、慢性腎臓病、頭痛、頭重感

処方構成　柴胡（5〜8）、半夏（3.5〜8）、生姜（1〜2）、黄芩（2.5〜3）、大棗（2.5〜3）、人参（2.5〜3）、甘草（1〜3）

証のポイントと症状

用いる理論　〈三陰三陽論〉　気血水論　臓腑経絡論

少陽病に用いる。

本方は、少陽病に用いる代表的な処方である。太陽病や陽明病から病邪が転移し、胸腹部を中心とした部位に熱が停滞した状態となっている。熱状は、陽明病のような高熱ではなく、微熱か往来寒熱を呈し、特徴的な症状として、胸脇苦満、黙黙として飲食を欲せず（食欲不振）、心煩喜嘔などがある。本方は、清熱作用によって胸腹部の炎症を鎮めると同時に肺や脾胃を補う作用をもつため、攻めと守りを同時に施すという意味で「攻補兼施」の方剤とも呼ばれる。こじれたかぜ症状や胃・肺・肝(注)・心など胸部から上腹部の炎症性の病症の改善に効果を発揮する。

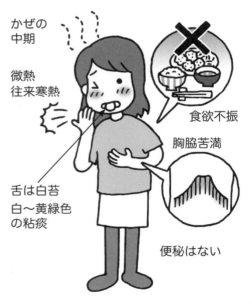

かぜの中期
微熱 往来寒熱
食欲不振
胸脇苦満
舌は白苔 白〜黄緑色の粘痰
便秘はない

心煩、吐き気などの症状を目標とする。鼻汁や痰は粘液性で白〜黄緑色となる。

【目標となる症状】　慢性化したかぜや呼吸器疾患で、熱状は微熱または往来寒熱となる。舌は白苔があり、食欲不振、胸脇苦満、

（注）近年は肝臓疾患への用例について、間質性肺炎等の副作用事例が報告されているので、使用については証を見極め、服用後の経過にも注意して用いる必要がある（詳しくはP188参照）。

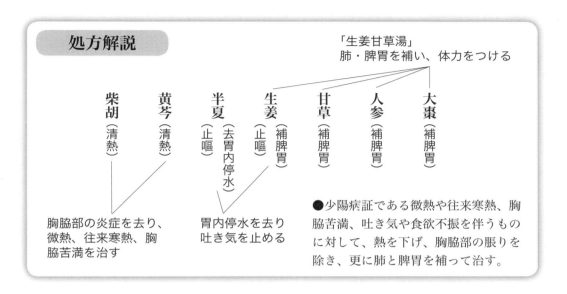

主な疾患と他の処方との証の鑑別

▶ **[心臓疾患]**

小柴胡湯…少陽病。

　本方は、胸部〜上腹部の緊張を緩和する作用があるので、胸や脇の圧迫感や胸苦しさ、胸痛などの症状を主とするものに用いる。みぞおちに硬いつかえがあり、口が苦く、肩や背中がこわばっているものによい。他の処方と合方して用いる場合も多い。

柴苓湯（小柴胡湯合五苓散）…少陽病で水毒を伴う。

　利水作用のある五苓散との合方で、胸や脇の圧迫感や胸苦しさに加え、胸水、むくみ、口渇など水毒の症状のあるものに用いる。また、小便が出にくい、下痢しやすいなどの症状のあるものによい。

柴朴湯（小柴胡湯合半夏厚朴湯）…少陽病に、胸からのどにかけての気滞を伴う。

　降気・鎮静・鎮咳作用のある半夏厚朴湯との合方で、息切れや息苦しさ、梅核気を伴うものに用いる。精神的ストレスに弱く、胸や脇の圧迫感のあるものによい。

小柴胡湯合当帰芍薬散…少陽病に冷えを伴う。

　温補・利水・血行促進作用のある当帰芍薬散との合方で、体が冷え、みぞおち辺りから絞られるように痛むものに用いる。血行を促進して上背部・胸部・上腹部の冷えと緊張を除き、胃内停水を除く。

真武湯…陰病で水毒を伴う。

　温補・強心作用のある附子と利水薬が配合された処方である。心機能が低下し、手足が冷え、胸水や足のむくみを伴うものに用いる。夜間排尿など冷えの症状が顕著で、五苓散や柴苓湯を用いてもむくみなどの水毒症状が改善されないもの、動悸やふらつきを起こすものによい。

冠心Ⅱ号方…瘀血。

　1970年代に中国で開発された処方である。瘀血を除き、血流を促進する丹参・紅花などが配合された処方で、血栓形成の抑制や冠動脈の血流促進などの効果を目的とする。血流が悪く、慢性的に発作を繰り返すようなもの、唇が青い、肌がどす黒いなどの特徴のあるものによい。

▶ **[かぜ]** →P49参照、**[インフルエンザ]** →P53参照、**[慢性副鼻腔炎]** →P61参照、**[肝胆疾患]** →P73参照。

清熱剤(少陽清熱)
大柴胡（だいさいことう）湯

傷寒論・金匱要略 （原文はP199参照）

肝胆疾患および胸腹部の炎症性疾患の薬。

適用疾患　便秘症。便秘傾向があるものの次の症状：かぜ（中期）、微熱、往来寒熱、食欲不振、口中の不快感、咳、痰、高血圧症、胆のう炎、胆石症、肝機能障害、脂肪肝、高脂血症、肩こり、頭痛、耳鳴り、不眠症、上腹部の強い張り、腹部膨満感、腰痛、背部痛、肋間神経痛、肥満症、心臓疾患、湿疹、蜂窩織炎、脳卒中およびその予防

【参考】医療用漢方製剤で保険適応の対象となる傷病名：高血圧症、肩こり、頭痛、動脈硬化症、脳卒中、片麻痺、肋間神経痛、便秘症、習慣性便秘、肥満症、胸脇苦満、心下急、疼痛、往来寒熱、食欲不振、悪心、嘔吐症、下痢症、急性胃腸炎、胃炎、カタル性胃腸炎、過酸症（胃酸過多）、胆のう炎、胆のう結石症、胆管結石症、胆のう胆管結石症、黄疸、肝機能障害、気管支喘息、耳鳴症、痔核、糖尿病、不眠症、性交不能症、神経症、神経衰弱、疲労感、じんま疹

処方構成　柴胡（6～8）、半夏（2.5～8）、生姜（1～2）、黄芩（3）、芍薬（3）、大棗（3～4）、枳実（2～3）、大黄（1～2）

証のポイントと症状

用いる理論　　三陰三陽論　　気血水論　　臓腑経絡論

少陽病実証に用いる。

本方の熱状は、少陽病の微熱、往来寒熱を基本として用いるが、時に陽明病のような身熱や高熱を発する場合に用いることもある。本方は小柴胡湯と共に少陽病の代表処方であるが、本方のほうが、胸脇苦満の程度が強く、肩背のこりや便秘を伴うなど、より実証のものに用いる。胃腸疾患、肝臓疾患、胆石、胆のう炎、高血圧などに用いる。

【目標となる症状】　胸脇苦満が強く、腹脹りがはなはだしく、みぞおちから両脇腹にかけての膨満感が強く、押すと圧痛があり、上腹部が全体に強く脹っており、便秘を伴うものを特徴とする。なお、上記のような腹証で、便秘のない場合には、大黄を除い

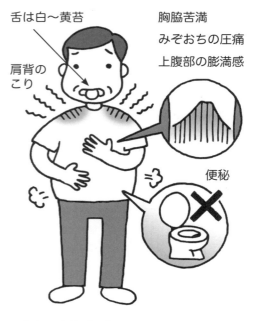

舌は白～黄苔
肩背のこり
胸脇苦満
みぞおちの圧痛
上腹部の膨満感
便秘

た大柴胡湯去大黄として用いる場合もある。

各論

清熱剤

大柴胡湯（だいさいことう）

少陽清熱

処方解説

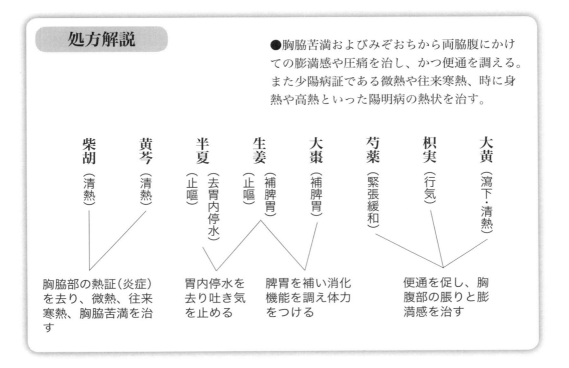

●胸脇苦満およびみぞおちから両脇腹にかけての膨満感や圧痛を治し、かつ便通を調える。また少陽病証である微熱や往来寒熱、時に身熱や高熱といった陽明病の熱状を治す。

柴胡（清熱）：胸脇部の熱証（炎症）を去り、微熱、往来寒熱、胸脇苦満を治す
黄芩（清熱）
半夏（止嘔・去胃内停水）：胃内停水を去り吐き気を止める
生姜（止嘔）
大棗（補脾胃）：脾胃を補い消化機能を調え体力をつける
芍薬（緊張緩和）
枳実（行気）
大黄（瀉下・清熱）：便通を促し、胸腹部の張りと膨満感を治す

主な疾患と他の処方との証の鑑別

▶ ［肝胆疾患］

大柴胡湯…少陽病実証。

　体力があり、みぞおちから両脇腹にかけて膨満感が強く、押すと圧痛があり、便秘を伴うものを目標とし、脂肪肝など肝臓疾患や胆石、胆嚢炎などに用いる。

小柴胡湯（しょうさいことう）…少陽病。

　大柴胡湯と比べ、胸脇苦満の程度は軽く、腹部全体が張るというのではなく、季肋下（きろく）のみの張りを目標とし、便秘はない。広く肝胆疾患に用いる。

茵陳蒿湯（いんちんこうとう）…黄疸を伴う（病位としては陽明病～少陽病）。

　黄疸を治す聖薬ともいわれている。裏熱（りねつ）のため口渇（こうかつ）、便秘、小便不利（しょうべんふり）があり、黄疸のあるものを目標に用いる。皮膚の熱感や強い痒み、煩悶感を伴うものにもよい。肝・胆の疾患を始めとして広く黄疸症状に用いられる。

茵陳五苓散（いんちんごれいさん）…黄疸で水毒（すいどく）を伴う（病位としては少陽病）。

　五苓散に茵陳蒿を配合した方剤である。熱症状が強くなく、口渇やむくみを伴う黄疸に用いる。

柴胡加竜骨牡蛎湯（さいこかりゅうこつぼれいとう）…少陽病実証で気の上衝（じょうしょう）を伴う。

　胸脇苦満があり、のぼせ症の緊張体質で、胸部や腹部の動悸、不眠などの精神症状を伴い、かつ便秘するものによい。肝胆疾患や高血圧に用いる。

加味逍遙散（かみしょうようさん）…血虚（けっきょ）に煩熱（はんねつ）を伴う。

　肝胆疾患で不定愁訴の多いものに用いる。のぼせとともに、心臓部の動悸や精神不安を伴うものによい。

柴胡桂枝湯（さいこけいしとう）…少陽病虚証。

　肝胆疾患で虚証のものに用いる。胸脇苦満、心下支結（しんかしけつ）（みぞおちのつまった感じ）、腹部での筋肉の緊張などがあり、疲れやすく、寝汗をかきやすいものや自汗（じかん）のあるものによい。

▶ ［肋間神経痛］→P75参照、［肥満症］→P81参照。

清熱剤(少陽清熱)　　　　　傷寒論・金匱要略（原文はP196参照）

必修処方　柴胡桂枝湯

かぜの中期および肋間神経痛の薬。

適用疾患　かぜ（中期で自汗のあるもの）、往来寒熱、微熱、微悪寒、頭痛、身体痛、肋間神経痛、肺結核、肺炎、腹痛、胃・十二指腸潰瘍、肝胆疾患、夜尿症、寝汗
【参考】医療用漢方製剤で保険適応の対象となる傷病名：かぜ、インフルエンザ、往来寒熱、微熱、発熱、悪寒、胸脇苦満、悪心、嘔気、食欲不振、頭痛、身体痛、関節痛、肺結核、肺炎、胃腸炎、下痢症、胃痛、腹痛症、心窩部痛、疼痛、過酸症（胃酸過多）、胃潰瘍、十二指腸潰瘍、膵炎、肝機能障害、胆のう炎、胆のう結石症、胸痛、胸膜炎、多汗症、神経痛

処方構成　柴胡（4～5）、半夏（4）、桂皮（1.5～2.5）、芍薬（1.5～2.5）、黄芩（1.5～2）、人参（1.5～2）、大棗（1.5～2）、甘草（1～1.5）、生姜（1）

証のポイントと症状

用いる理論　三陰三陽論　気血水論　臓腑経絡論

少陽病虚証に用いる。

本方は、少陽病に対応する小柴胡湯と太陽病虚証に対応する桂枝湯を合わせた方剤である。心下支結（みぞおち辺りのつまった感じ）を目標に、胸腹痛のあるものに用いる。自汗があり、小柴胡湯よりも虚証のものに用いるとよい。また、慢性化したかぜで、太陽病と少陽病の症状が同時にあるものによい。

【目標となる症状】　心下支結、胸脇苦満、腹部での筋肉の緊張などが見られ、疲れやすく、寝汗をかきやすいものや自汗のあるものに用いる。同時に、軽い寒気や頭痛などの太陽病の症状のあるものにもよい。

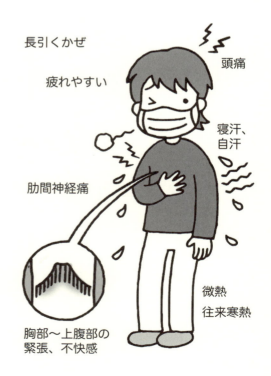

長引くかぜ
頭痛
疲れやすい
寝汗、自汗
肋間神経痛
微熱　往来寒熱
胸部～上腹部の緊張、不快感

各論

清熱剤

柴胡桂枝湯(さいこけいしとう)

少陽清熱

処方解説

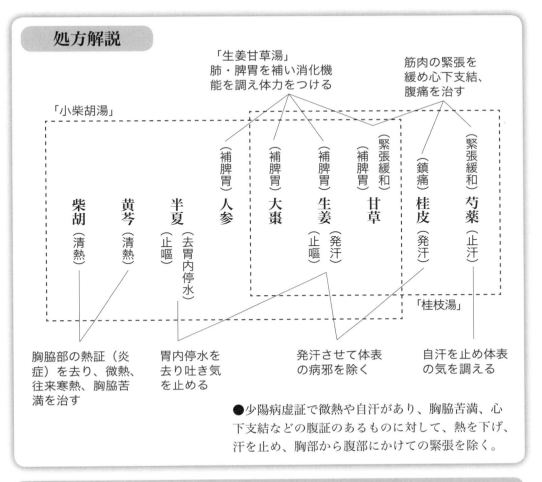

●少陽病虚証で微熱や自汗があり、胸脇苦満、心下支結などの腹証のあるものに対して、熱を下げ、汗を止め、胸部から腹部にかけての緊張を除く。

主な疾患と他の処方との証の鑑別

▶ [肋間神経痛]

柴胡桂枝湯…太陽病〜少陽病で虚証。

　自汗があり、みぞおち辺りのつまりや胸脇苦満を伴う肋間神経痛に用いる。軽く発表して、背と胸の筋肉の緊張をゆるめ、神経の痛みをやわらげる。

葛根湯合小柴胡湯(かっこんとうごうしょうさいことう)…太陽病実証〜少陽病。

　葛根湯と小柴胡湯の合方である。無汗のもので、肋間神経痛の比較的痛みはじめの時期に用いると効果的である。首・肩から上背部まで発汗させ、筋肉の緊張を緩め、痛みを除く。胸や脇の痛みをとるだけではなく、症状を助長する頸部や背部のこわばりも改善する。痛みが移動するものにもよい。

大柴胡湯(だいさいことう)…少陽病実証。

　胸部・腹部・背部にかけての緊張が強く、肩がこり、便秘するものの肋間神経痛によい。胸脇苦満の程度は、小柴胡湯や柴胡桂枝湯よりも強い。便秘を改善して腹満を除き、上背部および胸腹部の筋肉の緊張を緩めて痛みを除く。

桂枝加朮附湯(けいしかじゅつぶとう)…少陰病で湿邪の影響がある。

　冷えや湿気により痛みが悪化する肋間神経痛に用いる。血行が悪く冷え症のものによい。体を温め、湿邪を除き、血行を改善して痛みを除く。

▶ [肝胆疾患] →P73参照。

75

瀉下剤

　瀉下剤とは大腸を潤し、腸蠕動を活発にして排便を促進する効果をもった方剤のことである。

【効能】

1．排便を促進する。
2．陽明病に用い、大便を排泄させることで、腸内に滞った飲食の停滞を除き、結果として胃腸にうっ滞した実熱を除く。

【適応疾患・症状】

便秘症、便秘を伴う痔疾患、陽明病で便秘するものなど。

【本作用をもつ生薬】

大黄、芒硝、麻子仁など。

【本作用を含む代表的な方剤】

三黄瀉心湯、防風通聖散、麻子仁丸、大黄甘草湯、乙字湯、桃核承気湯など。

　なお、『傷寒論』では、陽明病に用いる中心的な瀉下剤として調胃承気湯、小承気湯、大承気湯の3処方がある。これらは清熱と瀉下に高い効能をもつが、現在はあまり用いられていない。ただし、他の処方中にこれら処方の生薬構成が組み入れられている場合がある。(参照p81、83、127)

【本作用をもつ代表的な配合】

大黄＋芒硝、大黄＋甘草、麻子仁＋杏仁など。

▶熱証が強く便秘するものには、清熱作用を有する大黄＋芒硝がよい。大黄＋甘草は、甘草が大黄の瀉下作用を緩和するので、腹痛を抑えおだやかな排便をうながすことができる。腸の津液が不足している乾燥性便秘の場合は麻子仁＋杏仁がよい。

各論

瀉下剤　清熱剤（陽明清熱）　　　　　　　　金匱要略（原文はP197参照）

三黄瀉心湯
さんおうしゃしんとう

便秘および出血・充血性疾患に用いる薬。

適用疾患　便秘症。便秘を伴うものの次の症状：高血圧症、脳卒中およびその予防、のぼせ、頭痛、頭重感、肩こり、不眠症、耳鳴り、イライラ、精神不安、心悸亢進、胃・十二指腸潰瘍、胃腸炎、口内炎、歯周囲炎、肥満症、痔核、各種出血症状（吐血・喀血・下血・鼻血・目の充血など）、ふきでもの

【参考】医療用漢方製剤で保険適応の対象となる傷病名：便秘症、習慣性便秘、高血圧症、動脈硬化症、脳卒中、のぼせ、顔面紅潮、肩こり、頭重感、心下痞硬、不眠症、痔核、吐血、下血、鼻血、鼻出血症、出血、不安障害、不安神経症、耳鳴症、更年期症候群、血の道症

処方構成　大黄（1〜5）、黄芩（1〜4）、黄連（1〜4）

証のポイントと症状

用いる理論　三陰三陽論　気血水論　臓腑経絡論

裏熱による出血・充血症状および便秘に用いる（病位としては陽明病）。

本方は構成生薬すべてが強い苦寒薬であるため、裏熱（P68参照）を清熱する作用にすぐれる。熱状は強く、病位としては陽明病に位置する。一般的な便秘症に用いるが、のぼせが強く精神的に不安定なものや、出血・充血性疾患など裏熱の病証に著効する。また、宿便を除くのにもよい処方である。高血圧症、胃潰瘍、精神不安、目の充血・各種出血などに応用される。

【目標となる症状】　のぼせが強く、肩こりやイライラがあり、吐血・鼻出血・目の充血など出血傾向を伴い、胃腸の炎症や、みぞおち辺りのつまり感、頑固な便秘があるものに用いる。宿便がある場合も多く、その場合はタール状の臭いの強い便を排泄する。宿便のある場合は、皮膚がどす黒く、ふきでものなどを伴うことが多い。

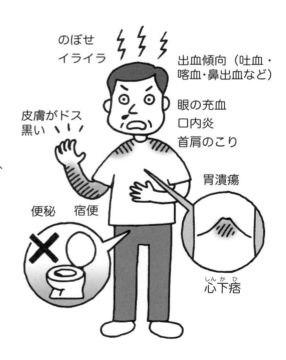

（注）本処方は、原典の『金匱要略』では「瀉心湯」の名称で登場する。「瀉心湯」とは、心下痞（みぞおち辺りのつまり）を解消する薬という意味で、半夏瀉心湯など『傷寒論』・『金匱要略』中の、黄連と黄芩の配合をもつ複数の処方にこの名が付いたものがある。

処方解説

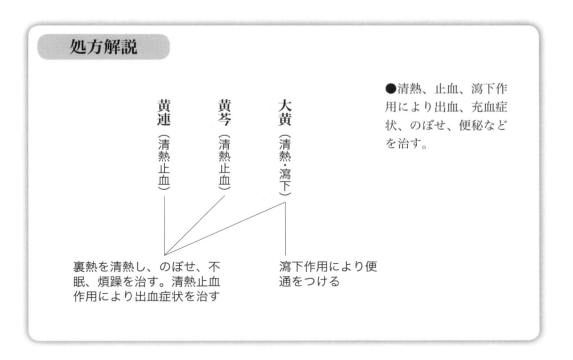

主な疾患と他の処方との証の鑑別

▶ ［脳卒中予防］

三黄瀉心湯…裏熱に便秘を伴う。

　便秘を伴う出血・充血性の疾患に著効する。高血圧や動脈硬化の傾向があり、のぼせが強く、精神的に不安定なものに効果的である。うなじ辺りにふきでものが出る場合もある。なお、便秘があると腹圧が亢進し、脳血管障害を助長しやすくなるので、便秘症の場合は、本方など瀉下作用のある処方で改善しておく必要がある。

桃核承気湯…瘀血に便秘を伴う。

　血圧が高めで便秘を伴い、瘀血の上昇により赤ら顔を呈し、のぼせが強く、うなじや額、顎などにふきでものができやすい傾向があるものに用いる。

桂枝茯苓丸…瘀血。

　桃核承気湯と方意はほぼ同じであるが、便秘を伴わないものに用いる。冷えのぼせなどの瘀血症状があり、高血圧や高脂血症を伴うものによい。血圧の高い更年期の女性にも適応する。

黄連解毒湯…裏熱。

　舌は黄苔を示し、口は苦く、口内炎を起こしやすいなど胃腸の炎症症状があり、のぼせや熱感が強く、不眠・イライラ感などの精神神経症状を伴い、血圧が高めのものによい。三黄瀉心湯に方意は似ているが、多くの場合、便秘は伴わない。

防風通聖散…宿食・瘀血・水毒などすべてに滞りがある。

　便秘を伴う肥満型が多い。腹部全体が膨満し、首・肩・背中のこりが強く、血圧が高めのものに用いる。のぼせや顔にふきでものを伴う事も多い。なお、宿便があっても、その程度は三黄瀉心湯に比べればはるかに軽い。

▶ ［胃腸炎］→P69参照、［肥満症］→P81参照、［便秘症］→P83参照、［高血圧症］→P107参照。

瀉下剤
必修処方 防風通聖散（ぼうふうつうしょうさん）

宣明論（原文はP201参照）

便秘や肥満を解消し、新陳代謝を促進する薬。

適用疾患 便秘症。便秘傾向があるものの次の症状：高血圧症、湿疹、ふきでもの、肥満症、痔疾、充血性の眼疾患、頭痛、めまい、肩こり、のぼせ、浮腫、小便不利、胃酸過多症、心悸亢進、脳卒中およびその予防、糖尿病
【参考】医療用漢方製剤で保険適応の対象となる傷病名：高血圧症、動悸、肩こり、のぼせ、動脈硬化症、脳卒中、習慣性便秘、便秘症、肥満症、胸やけ、湿疹、痔核、過酸症（胃酸過多）、浮腫、乏尿、腎炎、慢性糸球体腎炎、慢性腎臓病、慢性心不全

処方構成 当帰（1.2～1.5）、芍薬（1.2～1.5）、川芎（1.2～1.5）、山梔子（1.2～1.5）、連翹（1.2～1.5）、薄荷（1.2～1.5）、生姜（0.3～0.5）、荊芥（1.2～1.5）、防風（1.2～1.5）、麻黄（1.2～1.5）、大黄（1.5）、芒硝（1.5）、白朮（2）、桔梗（2）、黄芩（2）、甘草（2）、石膏（2）、滑石（3）＜白朮のない場合も可＞

証のポイントと症状

用いる理論 三陰三陽論　(気血水論)　臓腑経絡論

宿食・瘀血・水毒など
すべてに滞りのあるものに用いる。

近年は、肥満解消の薬として知られるが、日本漢方では新陳代謝が悪く、食・血・水などの滞りが慢性化しているものに用い、すべての代謝を促進することを目的とする。高血圧、湿疹、痔疾患、肥満、むくみ、糖尿病などに応用される。

【目標となる症状】便秘・食欲旺盛などの宿食の症状、のぼせ・顔面紅潮・ふきでものなどの瘀血症状、口渇・小便不利などの水毒症状など新陳代謝の不良が重なっているものに用いる。また、タール状の宿便を伴うことが多い。宿便があると皮膚の色が黒ずみ、ふきでものも化膿や熱感を伴いやすくなる。肥満傾向があり、腹がポッコリと出た太鼓腹を呈する。舌は白苔から黄苔

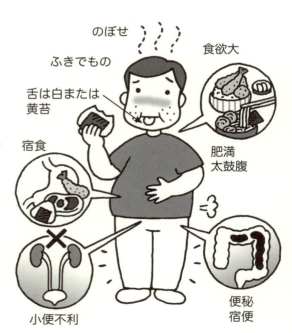

を呈する。ただし、肥満傾向があっても、便秘のないものに使用すると下痢を起こす可能性があるので注意する。

各論

瀉下剤

防風通聖散（ぼうふうつうしょうさん）

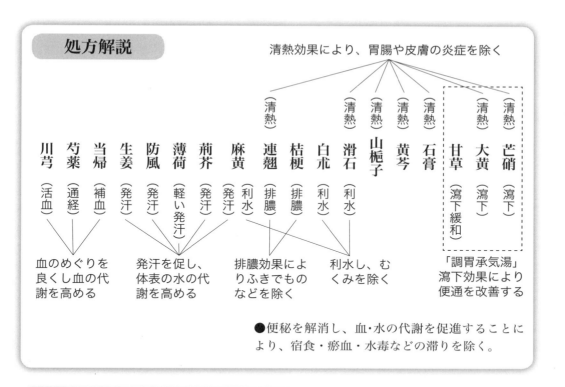

主な疾患と他の処方との証の鑑別

▶ [肥満症] 便秘のあるもの

防風通聖散…宿食・瘀血・水毒などすべてに滞りがある。

便秘があり、食欲旺盛で、新陳代謝が悪く、肥満したものに用いる。また水分代謝が悪く口渇や小便不利を伴う。宿便がある場合も多く、その場合は皮膚が黒ずみ、ふきでものや熱感を伴うことが多い。

●便秘のあるもの

大柴胡湯（だいさいことう）…胸腹部の熱証（炎症）。

食欲旺盛で脂質の代謝が悪く、便秘があり、胸腹部が脹りやすい、いわゆる脂肪太りのタイプに用いる。

三黄瀉心湯（さんおうしゃしんとう）…胃熱。

便秘があり、胃腸の炎症の強いものに用いる。舌は黄苔を呈し、のぼせが強く、耳鳴りや頭痛、眼の充血、顔面紅潮などの熱証を伴う。タール状の宿便を排出するものにもよい。

桃核承気湯（とうかくじょうきとう）…瘀血。

月経不順やのぼせがはなはだしい瘀血のタイプに用いる。便秘があり、にきびやふきでものなどが出やすく、イライラなどを起こしやすい。

●便秘のないもの

麻杏薏甘湯（まきょうよくかんとう）…水毒（実証）。

水分代謝が悪くむくみやすい、いわゆる水太りタイプだが、防已黄耆湯に比べると筋肉はしまっている。胃腸の丈夫な実証のものに用い、特に食欲を抑えにくいものによい。その場合は、食前30分位に服用すると食欲を抑えやすい。腰痛や膝関節痛などを伴うものにもよい。

防已黄耆湯（ぼういおうぎとう）…水毒（虚証）。

麻杏薏甘湯と同様水太りタイプだが、虚証のものに用いる。疲れやすく、自汗がはなはだしく、主に下半身に冷たい汗をかくのが特徴である。筋肉は柔らかく、しまりがなく、下半身のむくみを伴うことが多い。

▶ [脳卒中予防] →P79参照、[便秘症] →P83参照、[糖尿病] →P161参照。

瀉下剤　　　　　　　　　　　　　　　　傷寒論・金匱要略（原文はP202参照）

麻子仁丸
ましにんがん

乾燥性の便秘の薬。

適用疾患　便秘症。便秘を伴うものの次の症状：頭重感、のぼせ、湿疹、皮膚炎、ふきでもの、にきび、食欲不振、腹部膨満感、腸内異常発酵、痔核
【参考】医療用漢方製剤で保険適応の対象となる傷病名：便秘症、習慣性便秘、痔核、萎縮腎

処方構成　麻子仁（4〜5）、芍薬（2）、枳実（2）、厚朴（2〜2.5）、大黄（3.5〜4）、杏仁（2〜2.5）（甘草1.5を加えても可）

証のポイントと症状

用いる理論　三陰三陽論　（気血水論）　臓腑経絡論

腸の津液不足による便秘に用いる。

　腸の津液が不足して大便が乾燥し、排出が困難となって便秘するものによい。瀉下作用のある大黄に加え、麻子仁や杏仁の油性成分で腸を潤滑にし便の排出を助けることで乾燥性便秘を治す。腸の働きが悪く便秘するものや老人の乾燥性便秘などによい。

【目標となる症状】　便秘し、便通があってもコロコロとした兎糞状の便となるようなものに用いる。腸の働きが悪く、大腸に便が長くとどまるために便の水分が吸収され、乾燥して排出困難となるものにもよい。

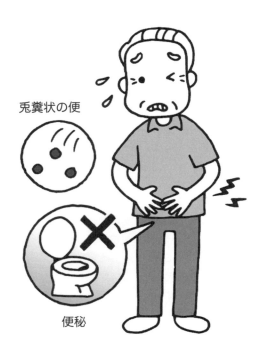

兎糞状の便

便秘

処方解説

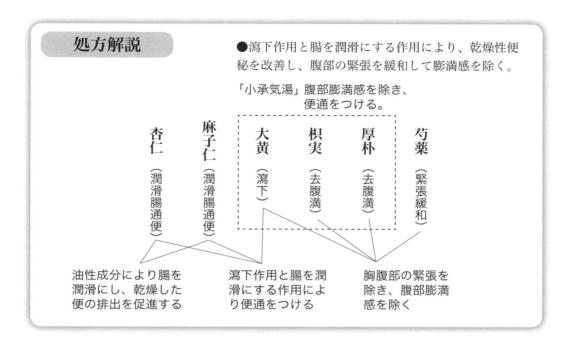

●瀉下作用と腸を潤滑にする作用により、乾燥性便秘を改善し、腹部の緊張を緩和して膨満感を除く。

主な疾患と他の処方との証の鑑別

▶ [便秘症]

麻子仁丸…腸の津液不足。

腸の津液が不足して大便が乾燥し、便秘となり、排便があっても、コロコロとした兎糞状便となるようなものに用いる。

三黄瀉心湯…胃熱（病位としては陽明病）。

胃腸に強い炎症があり、強いのぼせを中心とする熱症状を伴う便秘で、耳鳴りや頭痛、目の充血、顔面紅潮などを伴うものに用いる。常習便秘で宿便タイプのものにも用いる。皮膚はどす黒いものが多い。

防風通聖散…宿食・瘀血・水毒などすべてに滞りがある。

全体に新陳代謝が悪い便秘に用いる。のぼせ症状があったり、肥満していたりすることが多い。腹部がせり出したようになる太鼓腹となるのが特徴である。

桃核承気湯…瘀血。

男性にも用いるが、主に婦人科系統の働きが悪く、瘀血体質となったものの便秘に用いる。特にのぼせが強く、肩こりが激しく、イライラなどを起こしやすく、月経前に便秘が悪化するものによい。

小建中湯…脾胃の虚証。

脾胃が弱く、腸の働きが不十分なために便秘するものに用いる。特に下剤を用いると腹痛を起こすだけで十分に便通がつかないようなものによい。小児・高齢者など体力の弱い者、睡眠不足や疲労傾向のあるものに用いる。

半夏瀉心湯…胃腸の炎症（病位としては少陽病）。

胃腸に炎症のある場合に用いる。便意があってもすっきり出なかったり、出ても量が少なかったりする者に用いる。また便秘と下痢を繰り返したり、腹痛を伴ったりすることが多い。

大黄甘草湯…病位に関わらず広く用いることができる。

瀉下作用のある大黄と瀉下緩和作用のある甘草の2味の構成である。便秘であれば胃熱の有無に関わらず幅広く用いることができる。

瀉下剤

乙字湯
おつじとう

便秘を伴う痔疾患に用いる薬。

叢桂亭医事小言（原文はP192参照）

適用疾患 便秘傾向があるものの次の症状：痔核（いぼ痔）、裂肛（切れ痔）、肛門出血、初期軽症の脱肛、肛門の痒み、陰部そう痒症
【参考】医療用漢方製剤で保険適応の対象となる傷病名：痔核、裂肛、肛門出血、肛門脱、疼痛、便秘症、外陰部そう痒症、胸脇苦満

処方構成 当帰（4〜6）、柴胡（4〜6）、黄芩（3〜4）、甘草（1.5〜3）、升麻（1〜2）、大黄（0.5〜3）
（注）『叢桂亭医事小言』の処方では、当帰の配合がなく、大棗と生姜が配合されている。一般用漢方製剤承認基準と同じ処方構成の乙字湯は『勿誤薬室方函』に記載されている。

証のポイントと症状

用いる理論 三陰三陽論　気血水論　臓腑経絡論

痔疾患に特化した処方。
切れ痔、いぼ痔、脱肛、患部の痒みなどに幅広く用いられる。

日本で作られた処方であり、清熱薬と昇提薬（沈滞した気を上昇させ、内臓下垂の症状を改善する効果がある）と瀉下薬の組み合わせにより、肛門周囲の炎症を鎮め、便を軟らかくして排便時の痛みや出血を和らげる効果がある。炎症や腫れをもつ切れ痔、いぼ痔、脱肛など、便秘を伴う痔疾患に幅広く用いることができる。

【目標となる症状】 便秘で便が硬くなり、排便時に出血を繰り返すような痔疾患に用いる。

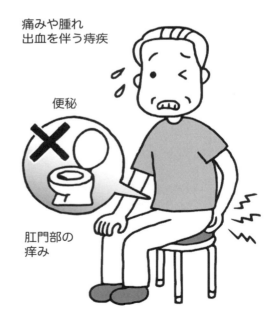

各論

瀉下剤

乙字湯（おつじとう）

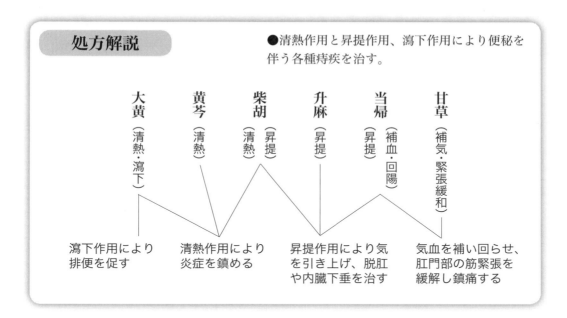

主な疾患と他の処方との証の鑑別

▶ [痔疾]

乙字湯…痔疾に幅広く用いる。

便秘を伴うイボ痔、切れ痔、脱肛などに広く用いる。患部の腫れや炎症、痒みを鎮め、脱肛を引き上げる。

＜便秘を伴うもの＞

小建中湯（しょうけんちゅうとう）…脾胃の虚証、脱肛を伴う。

痔疾で脱肛をおこしているものに用いる。体が疲れやすく、体力や腹力もない虚証の痔で、痛みや炎症は少なく、出血も少ないのが特徴である。本方には下剤の配合はないが、腸の蠕動を活発にする作用があるため、下剤を服用すると腹痛や下痢を起こしてしまう虚証の便秘で痔を患うものにも効果的である。

桃核承気湯（とうかくじょうきとう）…瘀血・便秘がはなはだしい。

頑固な便秘で、患部の炎症がはなはだしく、激痛する実証の痔疾に用いる。本方のもつ強い瀉下作用により便通を図るとともに、駆瘀血作用により患部の炎症と瘀血を除く。月経前後に便秘や痔疾の悪化するものに効果的である。

＜便秘を伴わないもの＞

芎帰膠艾湯（きゅうききょうがいとう）…出血症状が強い。

出血のはなはだしい痔疾に用いる。止血作用にすぐれ、血行を促して体を温める作用をもつため、体力がなく、疲れやすく冷えを伴うものによい。本方は虚証の痔疾に用いる方剤であるため、炎症が強く患部が赤く腫れるものや熱感や痛みがあり、下血するものには用いない。

補中益気湯（ほちゅうえっきとう）…脾胃の虚証、脱肛を伴う。

痔疾では脱肛を中心に用いる。気が虚して内臓が下垂した状態が慢性化し、脱肛を引き起こすものによい。痛みや炎症は比較的少ない虚証の脱肛・痔に適している。脾胃の気を補うとともに、昇提薬により、沈滞した気を上昇させて内臓を引き上げ脱肛を治す。

十味敗毒湯（じゅうみはいどくとう）…表の瘀血、患部に痒みを伴う。

痔疾の初期で患部が浅く、赤く充血し、痒みのはなはだしいものに用いる。皮膚や粘膜にうっ滞した瘀血を駆瘀血作用と発表作用により除くことで、患部の炎症・痒みを治す。

▶ [便秘症] →P83参照。

温補剤

温補剤とは身体および臓器を温める方剤のことである。

【効能】

1．身体を温める。
2．陽気不足により身体が冷え、機能が失調しているものに対し、陽気の循環をうながし、機能を正常に戻す。

【適応疾患・症状】

陰病に移行したもの、冷え症、冷えによる筋肉・関節痛、胃腸虚弱、下痢、膀胱炎、腎機能低下など。

【本作用をもつ生薬】

附子、乾姜（生姜）、細辛、山椒、呉茱萸、茴香、丁子、当帰など。

【本作用を含む代表的な方剤】

真武湯、苓姜朮甘湯、柴胡桂枝乾姜湯、人参湯、大建中湯、麻黄附子細辛湯、桂枝加朮附湯、当帰芍薬散など。

【本作用をもつ代表的な配合】

附子＋乾姜（生姜）、附子＋麻黄、乾姜＋甘草、乾姜＋人参、山椒＋人参＋乾姜など。

▶温補作用が極めて強いのは、附子、乾姜など熱薬同士の配合である。また附子＋麻黄は、温補し、冷えが強く発表しにくいものの発表を助ける。胃腸系の温補には、人参、乾姜、山椒などの配合がよい。また、乾姜＋甘草の場合は、陽気を全身にめぐらせ、手足末端の冷えを除く効果が増強される。

各論

温補剤　利水剤　　　　　　　　　　　　　　　傷寒論（原文はP198参照）

真武湯
しんぶとう

冷えおよび水分代謝改善の薬。

適用疾患　冷えと水毒を伴うものの以下の症状：腹痛、下痢、胃腸虚弱、メニエール症候群、めまい、内耳疾患、耳鳴り、難聴、頭痛、片頭痛、小便不利、腎機能低下、腎炎、ネフローゼ症候群、夜尿症、動悸、心臓疾患、心臓弁膜症、心不全

【参考】医療用漢方製剤で保険適応の対象となる傷病名：下痢症、慢性下痢症、消化不良症、胃下垂、心窩部振水音、胃内停水、胃腸虚弱、胃腸疾患、慢性胃腸炎、慢性腸炎、腹膜炎、めまい、動悸、かぜ、発熱、体力低下、全身倦怠感、倦怠感、冷え症、低血圧症、神経衰弱、ネフローゼ症候群、慢性糸球体腎炎、腎炎、乏尿、高血圧症、心臓弁膜症、心不全、脳卒中、脳出血、片麻痺、知覚麻痺、運動麻痺、関節リウマチ、老人性そう痒症、じんま疹、湿疹

処方構成　茯苓（3〜5）、芍薬（3〜3.6）、白朮（2〜3）＜蒼朮も可＞、生姜（1）、加工附子(注)（0.3〜1.5）

（注）現在、一般的にエキス剤の場合は加工附子を用いている。

証のポイントと症状

用いる理論　三陰三陽論　気血水論　臓腑経絡論

少陰病で水毒を伴うものに用いる。

　身体を温め利水を促すことで体内にうっ滞した水毒を除き、小便不利（尿量の減少や排尿障害などがあり、小水が出にくい状態）、むくみ、胃内停水、下痢などを治す。また、足の冷えと水毒により上衝していた気を、温めめぐらせることにより降ろし、はなはだしいめまいや動悸などを改善する。利水薬と温補・強心作用にすぐれる炮附子の配合により心臓疾患、腎・膀胱疾患、胃腸虚弱、耳鳴りなどに応用する。基本は陰病に用いるが、陽病でも水毒のある場合には用いることができる。

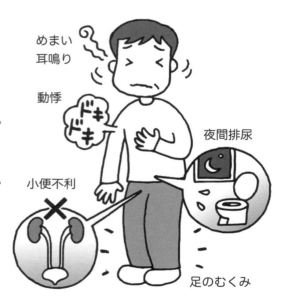

めまい
耳鳴り
動悸
夜間排尿
小便不利
足のむくみ

【目標となる症状】　陰病の目標となる夜間排尿の多いものに用いる。また、冷えとともに、胃内停水、下痢、むくみ、小便不利、頻尿などの水毒症状を伴うものが適応である。冷えが強く、体力の低下したもののかぜや冷えを伴うはなはだしいめまいや動悸にも効果がある。ただし同じめまいでものぼせによる熱証のものは適応でない。

各論

温補剤

真武湯（しんぶとう）

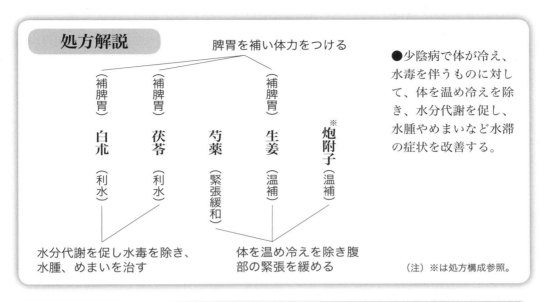

主な疾患と他の処方との証の鑑別

▶ [腎機能低下]

真武湯…基本は少陰病に位置するが、陽病でも水毒があれば用いることができる。

陰病で体が冷え、腎の機能が低下し、夜間何度もトイレに起きるが、尿の出が悪くむくみやすいものに用いる。また、冷えとともに、胃内停水、めまいや動悸、下痢を伴うものにも効果がある。

白虎加人参湯（びゃっこかにんじんとう）…陽明病。

腎炎の急性期で高熱が下がらない場合など熱証の強いものに用いる。舌は白苔を呈することが多く、口やのどの渇きがはなはだしく、水を大量に飲みたがることが特徴である。口渇は五苓散や猪苓湯よりも強い。なお、小便不利を伴う場合は、利水剤である五苓散や猪苓湯を併用するとよい。

五苓散（ごれいさん）…水毒。

小便不利、頻尿、むくみなど腎機能低下の症状全般に用いる代表的な処方である。原則、陽病に用いるが、陰病にも用いることができる。舌証は白苔を呈すが、あまり濃くない。第一の目標となるのは口渇と小便不利である。

猪苓湯（ちょれいとう）…水毒に炎症を伴う。

五苓散と同様、陽病に用いるのが基本だが、陰病にも用いることができる。目標となるのは同じく、口渇と小便不利であるが、本方には止血作用と尿路の炎症を鎮める作用があり、排尿痛や出血を伴うものに用いることができる。舌証は五苓散と同様である。

八味地黄丸（はちみじおうがん）…腎虚。

陰病で下半身が冷え、夜間排尿があるもの、また慢性化した腎疾患に用いる。腎の機能低下とともに、小便不利や尿漏れを起こすものに効果があり、足腰を中心に倦怠感があり、下半身の浮腫などを伴うことが多い。舌質は紅く、ひび割れていることがある。

当帰芍薬散（とうきしゃくやくさん）…水毒に血虚と冷えを伴う。

慢性化した腎疾患で下半身から全身にかけての冷えがあり、夜間排尿や頻尿を伴うものに用いる。また冷えにより膀胱炎を起こしたり、尿の出が悪くむくむものも適応である。また、貧血ぎみで疲れやすいものによい。

▶ [心臓疾患]→P71参照、[かぜ予防]→P93参照、[めまい]→P99参照、[動悸]→P103参照、[腎炎・ネフローゼ症候群]→P137参照。

温補剤　利水剤　　　　　　　　　　　　　　　金匱要略（原文はP203参照）

苓姜朮甘湯

下半身の冷えおよび頻尿の薬。

適用疾患　冷え症（主に下半身）、夜尿症、遺尿症、頻尿、夜間頻尿、腰痛、腰の重だるさ、坐骨神経痛、膀胱炎、むくみ
【参考】医療用漢方製剤で保険適応の対象となる傷病名：冷え症、夜尿症、頻尿症、多尿、遺尿症、心窩部振水音、腰痛症、坐骨神経痛、疼痛、全身倦怠感、倦怠感、帯下

処方構成　茯苓（4〜6）、乾姜（3〜4）、白朮（2〜3）＜蒼朮も可＞、甘草（2）

証のポイントと症状

用いる理論　三陰三陽論　気血水論　臓腑経絡論

陰病で水毒を伴うものに用いる。

　本方は下半身の冷えと水毒がポイントである。原文にもあるが「腰に冷たい重りが付いている」ような独特の冷え方をする。また、冷えと水毒により頻尿や夜間排尿があるが、口渇や小便不利はなく、逆に尿量が多いことが特徴である。
　温補作用と利尿作用により下半身の冷えを除き、頻尿・夜間排尿を治す。応用として、冷えにより膀胱炎を頻発するものやめまいの改善などにも用いることができる。腰に冷たい重りをぶら下げているような症状に使われることから、後世、腎着湯とも呼ばれるようになった。

【目標となる症状】　下半身の冷えが顕著で、下半身全体が水につかっているように冷える、風がスースー吹き抜けるように冷える、腰、大腿、膝など冷える場所が移動するといった特徴がある。また、頻尿があり、特に夜間排尿が多い（2回から5回に及ぶ）。尿量は多く、色やにおいのうすい水様の尿となる。腰に冷たいおもりでもつけているような重だるさがあり、ときに腰痛や下肢痛を伴う場合もある。

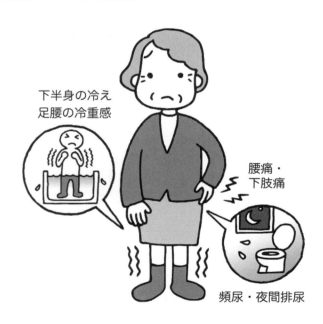

下半身の冷え
足腰の冷重感

腰痛・下肢痛

頻尿・夜間排尿

各論

温補剤

苓姜朮甘湯（りょうきょうじゅつかんとう）

処方解説

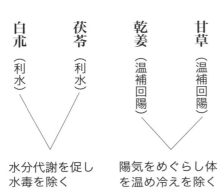

●主に下半身の強い冷えと水毒を伴うものに対して、体を温め水分代謝を促し、冷えと水毒の症状を改善する。

主な疾患と他の処方との証の鑑別

▶ ［冷え症］

苓姜朮甘湯…下半身の冷えに水毒を伴う（少陰病）。

　下半身の冷えと水毒により、夜間排尿や頻尿があり、腰に冷たいおもりでもつけているような重だるさがあるのが特徴である。ときに腰痛を伴うものにもよい。

柴胡桂枝乾姜湯…上背部の冷え（少陽病〜陰病）。

　上背部に悪寒がするものに用いる。また疲れやすく、動悸、息切れ、寝汗を伴う場合によい。しじゅう背中に悪寒を感じ、かぜをひきやすいもののかぜ予防にも用いることができる。

人参湯…胃腸の冷え（太陰病）。

　胃腸の冷えを第一の目標とする。それが原因としておこる胃・腹痛、嘔吐、下痢、食欲不振などの消化器症状があるものや、体力がなく貧血ぎみで、腹部を中心として体が冷えているものに用いる。胃腸を温め、消化機能を改善・促進することにより食欲増進をはかり、体力をつけながら冷えを除く。

附子人参湯…人参湯証で冷えが強い。

　人参湯に大熱薬である附子を加味した方剤である。人参湯よりも一層冷えがはなはだしく、胃腸の冷えによる下痢や腹痛だけでなく、手足末端からの強い冷えを伴う場合に用いる。

当帰芍薬散…冷えに血虚と水毒を伴う。

　月経痛、月経不順など婦人科系の働きが悪く、手足末端から全身にかけての冷えやむくみを伴う場合に用いる。血行を促し、利水をはかる作用があり、体を温め、婦人科系の機能を調えながら冷えを除く。

十全大補湯…冷えに気血両虚を伴う。

　貧血ぎみで体力の消耗がはなはだしく、気血が不足して、冷え症となっているものに用いる。本方のもつ補血作用により、血行を促し、貧血を改善し、体力をつけながら冷えを除く。

▶ ［むくみ］→P131参照、［膀胱炎］→P135参照、［坐骨神経痛］→P179参照。

91

温補剤

傷寒論・金匱要略（原文はP196参照）

柴胡桂枝乾姜湯

風邪予防および冷え症の薬。

適用疾患 冷え症(上背部の冷えの強いもの)、かぜ予防、慢性化したかぜ、微熱、口乾、頭汗、寝汗、疲労倦怠、不定愁訴、動悸、息切れ、肺炎、胸膜炎、肺結核、狭心症

【参考】医療用漢方製剤で保険適応の対象となる傷病名：かぜ、冷え症、口乾、寝汗、微熱、発熱、胸脇苦満、胸内苦悶、食欲不振、体力低下、全身倦怠感、衰弱、神経症、神経過敏、神経衰弱、不眠症、下痢症、乏尿、乾性咳、貧血、動悸、息切れ、慢性心不全、肝疾患、更年期症候群、更年期神経症、血の道症

処方構成 柴胡（6〜8）、桂皮（3）、栝楼根（3〜4）、黄芩（3）、牡蛎（3）、乾姜（2）、甘草（2）

証のポイントと症状

用いる理論 　(三陰三陽論)　気血水論　臓腑経絡論

> **少陽病から陰病の病位で虚証のものに用いる。**

本方は、少陽病の中でも最も虚証のものに用いる。かぜがこじれて体力が落ち、陽気が少なくなり、陰病に移行する直前の状態である。熱状としては少陽病の微熱を呈し、口渇や胸部の煩悶感があるが、陽気不足のために心下部（みぞおち辺り）に水毒が微かに停留し、上背部が冷え、しじゅう悪寒がある。すなわち胸脇部において少陽病の熱証（炎症症状）と水毒および冷えが併存した状態である。また虚証による頭汗や寝汗、胸部の微かな水毒と冷えによる動悸や息切れなどを伴う。かぜが慢性化して体力の落ちたもの、慢性の肺疾患、疲労倦怠などに応用される。

【目標となる症状】　上背部のゾクゾクするような悪寒を目安に用いる。疲れやすく、微熱、動悸、息切れ、寝汗、頭汗などを伴

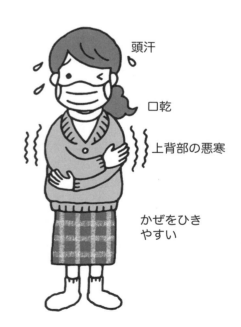

頭汗
口乾
上背部の悪寒
かぜをひきやすい

う場合にもよい。かぜが慢性化し体力が落ちて、微熱、口渇、胸部の煩悶感などの熱症状に上記の症状を伴うものや、しじゅう背中に悪寒を感じ、かぜをひきやすいもののかぜ予防にもよい。

温補剤

柴胡桂枝乾姜湯（さいこけいしかんきょうとう）

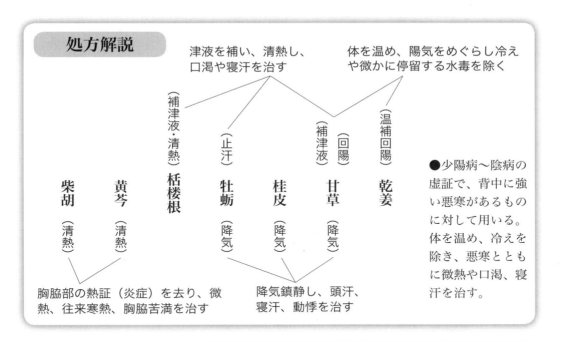

●少陽病〜陰病の虚証で、背中に強い悪寒があるものに対して用いる。体を温め、冷えを除き、悪寒とともに微熱や口渇、寝汗を治す。

主な疾患と他の処方との証の鑑別

▶ [かぜ予防]

柴胡桂枝乾姜湯…少陽病〜陰病で虚証。

　上背部にゾクゾクするような悪寒があるものに用いる。かぜが慢性化し体力が落ちて、微熱、口渇、胸部の煩悶感を伴うものや、しじゅう背中に悪寒を感じ、かぜをひきやすいものの予防にも用いる。

葛根湯…太陽病実証。

　かぜの初期で、頭痛、首すじや肩の張り、悪風・悪寒や発熱を伴い、無汗のものに用いる。また、かぜのごく初期症状で、顕著なかぜの症状が現れる前に服用することで、かぜを予防することができる。

桂枝湯…太陽病虚証。

　かぜの初期の虚証で、頭痛や悪風、自汗を伴うものに用いる。また、体力がなく、自汗しやすいもののかぜ予防に用いる。

麻黄附子細辛湯…直中の少陰。

　首すじから上背部・全身にかけて強い悪寒のある場合に用いる。鼻水・くしゃみ、咳などがある場合も、冷たい鼻水や痰となるのが特徴である。身体を温め、寒気を除いてかぜを予防する。

真武湯…少陰病に水毒を伴う。

　体が冷え、水分代謝が悪く、全身倦怠や疲労感がはなはだしく、かぜをひきやすいものに対し、利水し、体を温めてかぜを予防する。

補中益気湯…脾胃と肺の虚証。

　高齢者や体力の低下したもので、免疫力が落ち、かぜを引きやすくなっているものの体質改善に用いる。呼吸器系および消化器系の機能を高め、体力を増強し、免疫力を強化して、かぜを予防する。

駆風解毒湯…温病のかぜ。

　口からのどにかけての津液が不足して、口渇、のどの乾燥が強く、のどが痛むものに用いる。悪寒はほとど無い。口やのどの乾燥は粘膜の免疫機能を弱め、かぜなどの感染症を起こしやすくするので、その津液を補い、のどの炎症を抑えることでかぜを予防する。

▶ [冷え症] →P91参照。

気剤

　気滞、気の上衝、気虚など気の運行に障害を生じ、動悸、のぼせ、精神不安、神経症、うつ病、躁うつ病、不眠などの諸症状を起こすものを改善する方剤である。用いる病態により、行気剤、鎮静剤、補気剤に分類される。

行気剤

【効能】
気のうっ滞、沈滞などによって起こるのどの違和感、空咳、胸腹部の脹り・膨満感などの諸症に対し、気をめぐらし、気の運行を調えることによって改善する。

【適応疾患・症状】
自律神経失調症、神経症、うつ病、神経性の咳嗽、のどの違和感、胸腹部の脹り・膨満感など。

【本作用をもつ生薬】
蘇葉、厚朴、桂皮、甘草、枳実、陳皮、木香、香附子、烏薬、沈香など。

【本作用を含む代表的な方剤】
半夏厚朴湯、大柴胡湯、平胃散など。

【本作用をもつ代表的な配合】
蘇葉＋厚朴、枳実＋芍薬、陳皮＋厚朴など。
▶気をめぐらせて症状を緩和するものには上記のようなものがあるが、蘇葉＋厚朴は気をめぐらせるとともに鎮咳作用が加わる。また、枳実、芍薬、陳皮、厚朴の配合は胸腹部の気をめぐらせるのによく、枳実＋芍薬は胸腹部の緊張を、陳皮＋厚朴は腹部膨満感を除くのによい。

各論

鎮静剤

【効能】

気の上衝によって起こるのぼせ、頭重感、めまい、動悸、身体動揺感、精神不安などの諸症状を降気鎮静して改善する。

【適応疾患・症状】

神経症、精神不安、ヒステリー、興奮、イライラなどの精神神経症状、めまい、動悸、耳鳴り、頭痛、高血圧症、のぼせなど。

【本作用をもつ生薬】

小麦、甘草、竜骨、牡蛎、釣藤鈎、酸棗仁、山梔子、遠志、桂皮、茯苓、大棗など。

【本作用を含む代表的な方剤】

甘麦大棗湯、苓桂朮甘湯、柴胡加竜骨牡蛎湯、桂枝加竜骨牡蛎湯、釣藤散、抑肝散（加陳皮半夏）、加味逍遥散など。

【本作用をもつ代表的な配合】

竜骨＋牡蛎、小麦＋甘草、桂皮＋茯苓、桂皮＋甘草、釣藤鈎＋柴胡、釣藤鈎＋菊花、山梔子＋柴胡など。

▶鎮静作用のある配合は上記のとおりであるが、竜骨、牡蛎の配合は降気作用にすぐれ、他の処方に対する加味方としてもよく用いられる。小麦、甘草、大棗などの配合の場合は、虚証で気の不足があり精神不安のあるものによい。桂皮＋茯苓、桂皮＋甘草はよく気の上衝を下ろす。釣藤鈎、柴胡、菊花、山梔子などの配合は、気の上衝に熱症状を伴いイライラしやすいものによく、清熱することで降気鎮静する配合である。

補気剤

補益強壮剤の項（P148）を参照されたい。

95

気剤（行気）　鎮咳去痰剤

金匱要略（原文はP200参照）

必修処方　半夏厚朴湯（はんげこうぼくとう）

梅核気（ばいかくき）および神経症の薬。

適用疾患　精神不安、抑うつ症状、梅核気、精神的緊張による咳・痰、神経症、吐き気、つわり、食欲不振、神経性胃炎、不眠症、ヒステリー、過換気症候群、パニック障害

【参考】医療用漢方製剤で保険適応の対象となる傷病名：気うつ、不安神経症、不安障害、恐怖症性不安障害、神経症、神経衰弱、咽喉頭食道神経症、咽喉頭神経症、胃神経症、神経性食道通過障害、食道異物感、更年期神経症、更年期症候群、不眠症、頭痛、動悸、めまい、心窩部不快、悪心、嘔吐症、悪阻（つわり）、嘔気、食欲不振、胃腸虚弱、慢性胃炎、神経性胃炎、胃炎、嗄声、咳、百日咳、気管支炎、気管支喘息、心臓喘息、浮腫

処方構成　半夏（はんげ）（6～8）、茯苓（ぶくりょう）（5）、厚朴（こうぼく）（3）、蘇葉（そよう）（2～3）、生姜（しょうきょう）（1～2）

証のポイントと症状

用いる理論　　三陰三陽論　　（気血水論）　　臓腑経絡論

胸部からのどにかけての気滞（きたい）に用いる。

のどに何かひっかかったような違和感を感じて、空咳をするような場合に用いる処方である。これは、胸からのどにかけて気がうっ滞していることによって引き起こされる。漢方では、このような気のバランスの崩れは、精神症状を引き起こしやすく、本方のように気滞のある場合は、精神の緊張が強くなったり、不安になったり、抑うつ症状が出たりしやすい。また、胃内停水（いないていすい）があるとこれらの症状がより助長される。『金匱要略』では、婦人病として収載されているが、同様の症状がある場合には、男性にも用いられる。

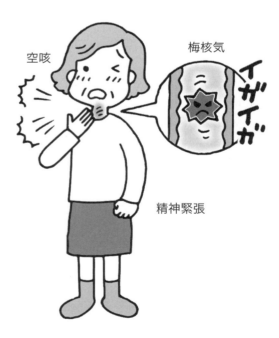

空咳　　梅核気　　イガイガ　　精神緊張

【目標となる症状】「梅核気」と呼ばれる、梅の種がひっかかっているようなのどの違和感が特徴的である。実際の炎症はなくとも、精神緊張によって咳や痰が出たり、吐き気や不安感を催すものにもよい。前記のような症状を伴う抑うつ症状、精神不安、不眠、ヒステリー、パニック障害などにも用いる。

処方解説

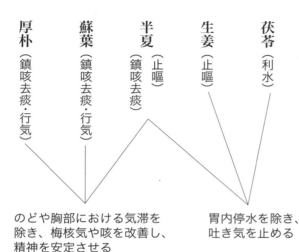

●気のうっ滞を除き、精神の緊張を緩めることによりのどの違和感を除き、咳、精神不安を治す。

厚朴（鎮咳去痰・行気）
蘇葉（鎮咳去痰・行気）
半夏（鎮咳去痰）
生姜（止嘔）
茯苓（利水）

のどや胸部における気滞を除き、梅核気や咳を改善し、精神を安定させる

胃内停水を除き、吐き気を止める

半夏厚朴湯　行気

主な疾患と他の処方との証の鑑別

▶ [抑うつ症状]

半夏厚朴湯…胸部からのどにかけての気滞。

のど元に梅の種が詰まったような違和感（梅核気）を感じて、空咳をし、気分が落ち着かず、不安を感じるものに用いる。

甘麦大棗湯…腹部における気の上衝。

へそを中心としてその周辺に動悸があるものに用いる。半夏厚朴湯よりも更にイライラして落ち着かず常に不安や焦燥感のあるものや、また、感情の起伏が激しく、ヒステリー症状を起こすものに効果がある。よくあくびをすることも特徴の一つである。

桂枝茯苓丸…瘀血に気の上衝を伴う。

本方の特徴は、冷えのぼせを伴う精神不安やイライラである。女性では、月経時や月経前後の抑うつ気分やイライラに多く用いる。

加味逍遙散…血虚に煩熱を伴う。

月経不順・更年期障害に伴う精神不安、抑うつ気分、イライラがあるものに用いる。また、疲れやすく、ホットフラッシュのように強い熱感を伴うのぼせ、胸部の動悸、不眠、食欲の減退・過剰などを伴う場合もある。本方はこうした様々な不調を感じて不定愁訴の形をとるものに効果的である。男性にも用いる。

抑肝散…肝の虚熱。

抑うつ症状があり、イライラし、攻撃的で怒りやすいものに用い、興奮症状を鎮める。興奮時に筋肉のひきつれを起こしたり、不眠を伴うものにもよい。

▶ [声枯れ・のどの痛み] →P59参照、[神経症] →P101参照、[更年期障害] →P123参照、[咳] →P169参照、[過換気症候群] →P173参照。

気剤（鎮静）　利水剤　健胃剤　　　　　傷寒論・金匱要略（原文はP203参照）

必修処方　苓桂朮甘湯（りょうけいじゅつかんとう）

胃腸の水分代謝を促進し、めまいや頭重を治す薬。

適用疾患　めまい、眼精疲労、動悸、息切れ、胃内停水（いないていすい）、食欲不振、耳鳴り、頭痛、頭重感（ずじゅうかん）、頭冒感（ずぼうかん）、飛蚊症

【参考】医療用漢方製剤で保険適応の対象となる傷病名：めまい、メニエール病、起立性眩暈、頭重感、頭痛、息切れ、動悸、心下悸、神経性心悸亢進、胃内停水、心窩部振水音、神経質、神経症、神経衰弱、不安障害、不眠症、のぼせ、顔面紅潮、結膜充血、頻尿症、乏尿、腎炎、慢性腎臓病、耳鳴症、貧血、低血圧症、高血圧症、血圧異常、慢性心不全、心臓弁膜症

処方構成　茯苓（ぶくりょう）（4〜6）、白朮（びゃくじゅつ）（2〜4）＜蒼朮（そうじゅつ）も可＞、桂皮（けいひ）（3〜4）、甘草（かんぞう）（2〜3）

証のポイントと症状

用いる理論　三陰三陽論　（気血水論（きけつすい））　臓腑経絡論

気の上衝（じょうしょう）に水毒（すいどく）を伴うものに用いる。

気はもともと臍下丹田（せいかたんでん）にあって安定しているが、バランスが崩れると衝き上げるように上部に上ってくる性質がある。この状態を「気の上衝」という。本方は、胃腸の水分代謝が悪く、胃内停水があり、それにより気の上衝が起こるものを治す処方である。気の上衝は、心下部（しんかぶ）（みぞおち辺り）から頭部に及び、心下部の動悸およびめまい・耳鳴り・頭重感などの頭部の症状が中心となる。同様の症状を示すものに真武湯があるが、本方の場合は陽病のものに用いるので、陰病に用いる真武湯のように下半身の冷えや下痢などは伴わない。

【目標となる症状】　心下部で動悸し、気の上衝が強い場合はめまい、たちくらみ、ふらつきなどを起こす。頭重、頭冒感（狭い帽子をかぶった時のような圧迫感）、耳鳴

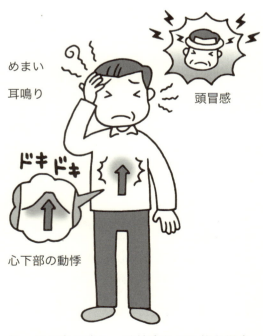

り、目の奥の痛み、飛蚊症などを伴う場合もある。また、食欲不振や心下部の振水音（しんすいおん）を伴う場合もある。

苓桂朮甘湯

鎮静

処方解説

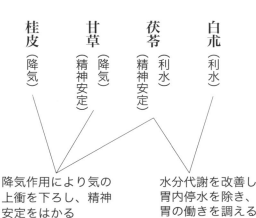

●気の上衝と水毒を改善することにより、動悸やめまいふらつきなどを治す。

白朮（利水）
茯苓（利水）（精神安定）
甘草（降気）（精神安定）
桂皮（降気）

降気作用により気の上衝を下ろし、精神安定をはかる

水分代謝を改善し胃内停水を除き、胃の働きを調える

主な疾患と他の処方との証の鑑別

▶ [めまい]

苓桂朮甘湯…気の上衝に水毒を伴う。
　心下部で動悸し、胃が重く、頭重や頭痛、目の奥の痛みを伴うめまいに用いる。胃内停水のため上腹部の振水音を伴うことが多い。

沢瀉湯…水毒。
　回転性のめまいに用いる。胃内停水のため上腹部の振水音を伴うことが多い。

真武湯…冷えに水毒を伴う。
　冷えやすく、特に下半身が冷えて疲れやすいもの、めまい、立ちくらみ、身体動揺感に用いる。時に下痢する傾向がある。胃内停水のため上腹部の振水音を伴うことが多い。

五苓散…水毒。
　口渇、尿量減少があって、めまいするものに用いる。頭痛、嘔吐、下痢を伴う場合もある。胃内停水のため上腹部の振水音を伴うことが多い。

加味逍遙散…血虚に煩熱を伴う。
　月経不順・更年期障害に伴う精神不安やイライラがあり、ホットフラッシュなど熱感のあるのぼせを伴い、めまいするものに用いる。また疲れやすく、胸脇苦満があり、胸部で動悸するものによい。男性にも用いる。

桂枝茯苓丸…瘀血に気の上衝を伴う。
　冷えのぼせを伴うめまいに用いる。女性の場合は月経不順や更年期症状のあるものによい。肩こりや頭重を伴うこともある。

当帰芍薬散…血虚に水毒を伴う。
　下半身が冷えてむくみがあり、貧血や女性の場合は月経不順を伴う動悸やめまいに用いる。

▶ [頭痛] →P47参照、[動悸] →P103参照、[食欲不振] →P151参照。

気剤（鎮静）

金匱要略（原文はP193参照）

甘麦大棗湯
かんばくたいそうとう

ヒステリーや夜泣き、精神不安に用いる薬。

適用疾患 ヒステリー、精神不安、抑うつ、神経症、不眠症、あくび、臍部周辺の動悸、小児の夜泣き・ひきつけ、癲癇、チック症、子宮痙攣、胃痙攣、認知症周辺症状
【参考】医療用漢方製剤で保険適応の対象となる傷病名：夜なき、神経症、不眠症、ひきつけ、手足の痙攣

処方構成 甘草（3〜5）、大棗（2.5〜6）、小麦（14〜20）

証のポイントと症状

用いる理論 三陰三陽論　**気血水論**　臓腑経絡論

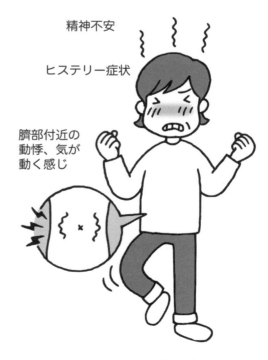

臍腹部における気の上衝に伴う精神不安に用いる。

気はもともと臍下丹田にあって安定しているが、バランスが崩れると衝き上げるように上部に上ってくる性質がある。この状態を「気の上衝」という。本方は、臍腹部の気が虚したことにより気のバランスが崩れ、この気の上衝を起こす病証である。気の上衝が起きると精神的に不安定になりやすく、イライラや動悸などを起こしやすくなるが、本方の場合は、精神不安とともに、臍部付近での動悸や気が動くような感じの起こるものに用いる。神経症、ヒステリー症状、小児のひきつけなどに応用される。

【目標となる症状】 泣いたり悲しんだりといったヒステリー症状を起こしやすく、精神的に不安定なもので、臍部付近に動悸や何かがグルグルと動くような感じのあるもの、腹部が引きつれるように感じるものなどが目標となる。また、あくびが出たり、しじゅう眠気を訴えるものにもよい。

各論

気剤

処方解説

●脾胃の気を補い、腹部における気の上衝を鎮静し、精神安定をはかる。

甘草（補気・精神安定）　小麦（補気・精神安定）　大棗（補気・精神安定）

脾胃の気を補い、腹部の気を安定させ、臍部付近の動悸を鎮める。また精神緊張を緩め、気の高ぶりや胸の悶え感を鎮静する

甘麦大棗湯（かんばくたいそうとう）

鎮静

主な疾患と他の処方との証の鑑別

▶ [神経症]

甘麦大棗湯…臍腹部における気の上衝。

夜泣き、ひきつけ、ヒステリー、チックなど、精神的に興奮した状態に用いる。またそれに伴う急迫性（急激に起こり症状の激しいもの）の痙攣症状を緩和する。また精神疲労に伴い、倦怠感やあくびを頻発するような気虚（ききょ）の状態にも用いる。

抑肝散（よくかんさん）…肝（かん）の虚熱（きょねつ）（陰虚発熱（いんきょはつねつ））。

イライラしやすいもの、興奮して怒りやすいもの、チック症状、小児の夜泣きなどに用いる。最近ではうつ病のイライラ感、徘徊や興奮といった認知症周辺症状に多く用いられている。

柴胡加竜骨牡蛎湯（さいこかりゅうこつぼれいとう）…胸脇部における気の上衝に便秘を伴う。

胸部に動悸があり、イライラして驚きやすく、胸脇苦満（きょうきょうくまん）の症状があり、便秘するものに用いる。

加味逍遥散（かみしょうようさん）…血虚（けっきょ）に煩熱を伴う。

月経不順や更年期障害に伴う精神不安やイライラがあるものに用いる。また、疲れやすく、ホットフラッシュや胸脇苦満、冷えのぼせや顔面の紅潮、胸部の動悸といった症状を伴うこともある。

本方は様々な不調を感じて不定愁訴の形をとるものに効果的である。男性にも用いる。

桂枝茯苓丸（けいしぶくりょうがん）…瘀血に気の上衝を伴う。

本方の一番の特徴は、冷えのぼせを伴う精神不安やイライラである。女性では、月経時や月経前後の抑うつ症状やイライラに用いる。子宮や卵巣を摘出してしまった人や閉経後の更年期症状にも用いることができる。

半夏厚朴湯（はんげこうぼくとう）…胸部からのどにかけての気滞。

梅核気（ばいかくき）（のど元に梅の種が詰まったような違和感）を感じて、咳払いを頻繁にするもの、気分が落ち着かないものに用いる。

▶ [抑うつ症状]→P97参照、[不眠症]→P105参照、[認知症周辺症状]→P109参照、[更年期障害]→P123参照、[過換気症候群]→P173参照。

101

気剤(鎮静) 清熱剤(少陽清熱) 瀉下剤　　傷寒論（原文はP195参照）

必修処方 柴胡加竜骨牡蛎湯

実証の神経症の薬。

適用疾患　便秘症。便秘傾向があるものの次の症状：精神不安、動悸、のぼせ、不眠症、高血圧症、動脈硬化症、狭心症、神経症、更年期神経症、小児の夜泣き、夜驚症、認知症周辺症状

【参考】医療用漢方製剤で保険適応の対象となる傷病名：動悸、神経性心悸亢進、不安障害、不安神経症、神経症、ヒステリー反応、不眠症、夜泣き、更年期神経症、更年期症候群、神経衰弱、めまい、のぼせ、性交不能症、てんかん、便秘症、高血圧症、動脈硬化症、慢性心不全、腎炎、慢性腎臓病、乏尿、胸脇苦満、胸内苦悶

※医療用漢方に柴胡加竜骨牡蛎湯から大黄を除いた処方がある。

処方構成　柴胡(5)、半夏(4)、茯苓(3)、桂皮(3)、大棗(2.5)、人参(2.5)、竜骨(2.5)、牡蛎(2.5)、生姜(0.5〜1)、大黄(1)、黄芩(2.5)、甘草(注)(2以内) ＜大黄、黄芩、甘草のない場合も可＞

(注)『傷寒論』の処方では、甘草はなく鉛丹が含まれている。鉛丹は竜骨、牡蛎と合わせることで精神安定作用を強化して、不眠や動悸、不安感を治す作用があるが、重金属であるため現在は配合されない。また、現在製品化されている処方では甘草の配合のないものが一般的である。

証のポイントと症状

用いる理論　三陰三陽論　(気血水論)　臓腑経絡論

少陽病実証にあたり、胸腹部における気の上衝を伴うものに用いる。

胸腹部の熱証により気の上衝を起こし、動悸、不眠、イライラ、ヒステリーなどの精神神経症状のあるものに用いる。病位としては少陽病にあたり、胸脇苦満が強い、便秘があるといった実証の症状を示す。神経症、不眠症、高血圧症などによく用いられる。

【目標となる症状】　胸部の動悸、煩悶感、不安感、イライラ、驚きやすい、のぼせ、不眠、ヒステリーなどの症状に加え、胸脇苦満が強い、上腹部からみぞおちにかけて脹る、便秘するといった少陽病実証の症状を伴う特徴がある。小便不利を伴う場合もある。

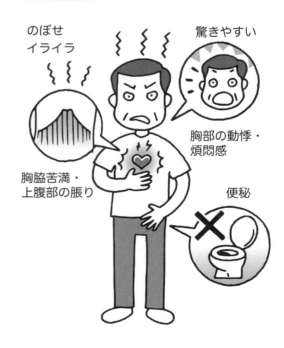

各論

気剤

柴胡加竜骨牡蛎湯
鎮静

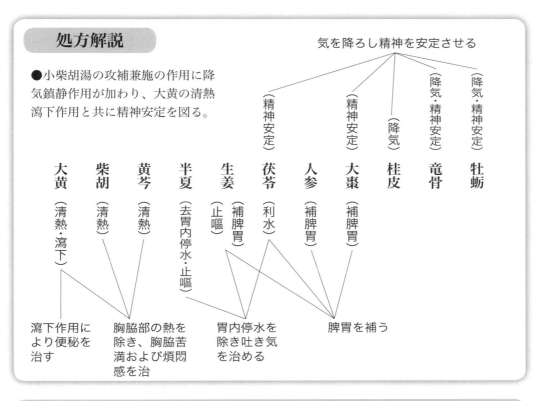

処方解説
●小柴胡湯の攻補兼施の作用に降気鎮静作用が加わり、大黄の清熱瀉下作用と共に精神安定を図る。

気を降ろし精神を安定させる

- 牡蛎（降気・精神安定）
- 竜骨（降気・精神安定）
- 桂皮（降気）
- 大棗（補脾胃・精神安定）
- 人参（補脾胃）
- 茯苓（利水・精神安定）
- 生姜（止嘔）
- 半夏（去胃内停水・止嘔）
- 黄芩（清熱）
- 柴胡（清熱）
- 大黄（清熱・瀉下）

- 瀉下作用により便秘を治す
- 胸脇部の熱を除き、胸脇苦満および煩悶感を治
- 胃内停水を除き吐き気を治める
- 脾胃を補う

主な疾患と他の処方との証の鑑別

▶ [動悸]

柴胡加竜骨牡蛎湯…胸腹部における気の上衝（少陽病実証）。
　便秘し、胸脇苦満が強く、精神不安や心悸亢進のあるものに用いる。またイライラやヒステリー症状があり、驚きやすく、肩こり、不眠を伴うものによい。

桂枝加竜骨牡蛎湯…腹部から頭部にかけての気の上衝（虚証）。
　疲れやすく、神経過敏で胸腹部や頭部で動悸するもの、とくに頭に拍動を感じるものに用いる。不安感、不眠、精神緊張があり、寝汗や自汗を伴うことも多い。

加味逍遙散…血虚に煩熱を伴う。
　のぼせ、ホットフラッシュ、イライラ、情緒不安などがあり、胸部に動悸のあるものに用いる。女性の場合は、特に月経不順や更年期障害があり動悸するものによい。更年期の高血圧症にも用いられる。

抑肝散（加陳皮半夏）…肝の虚熱。
　怒りやすく、緊張感の強いタイプで胸腹部で動悸するものに用いる。また、肝の支配領域である筋に症状が出やすく、痙攣やひきつけを起こしやすい。

苓桂朮甘湯…気の上衝に水毒を伴う。
　胃内停水と気の上衝によりみぞおち辺りで動悸するものに用いる。また、動悸に加え、めまいや頭冒感、眼の奥が重いなどの症状を伴うものによい。

真武湯…冷えに水毒を伴う。
　動悸やその他の症状は極めて苓桂朮甘湯に似るが、両者には陰陽の差があり、本方は陰病に属すため、夜間排尿や冷えを伴うものに用いるとよい。

▶ [肝胆疾患]→P73参照、[神経症]→P101参照、[不眠症]→P105参照、[高血圧症]→P107参照、[夜泣き・認知症周辺症状]→P109参照。

気剤(鎮静)　　　　　　　　　　　　金匱要略（原文はP194参照）

桂枝加竜骨牡蛎湯

虚証の神経症の薬。

適用疾患　精神不安、神経過敏、神経質、不眠症、小児の夜泣き、小児の夜尿症、眼精疲労、神経症、夜驚症、多夢、夢精、遺精、インポテンツ、疲労倦怠、動悸、健忘症、緊張症、高血圧症、円形脱毛、認知症周辺症状、めまい
【参考】医療用漢方製剤で保険適応の対象となる傷病名：神経質、神経症、神経衰弱、動悸、不眠症、夜なき、夜驚症、小児夜尿症、射精障害、性交不能症、頻尿症、多尿、頭痛、眼精疲労、のぼせ、脱毛症、耳鳴症、疲労感、虚弱、体力低下、腹皮拘急

処方構成　桂皮（3〜4）、芍薬（3〜4）、大棗（3〜4）、生姜（1〜1.5）、甘草（2）、竜骨（3）、牡蛎（3）

証のポイントと症状

用いる理論　三陰三陽論　（気血水論）　臓腑経絡論

虚証で腹部から頭部にかけての気の上衝を伴うものに用いる。

　過労などにより正気が不足し、臍下に気を留めておくことができず、気が上衝して、イライラや不眠などを起こすものに用いる。本方は、鎮静剤として、神経症一般に適応するが、特に精神疲労のはなはだしいものに多く用いられる。また、精力減退、抜け毛、高血圧などにも応用される。

【目標となる症状】　精神疲労が強く、神経過敏なものに用いる。イライラ、不眠、多夢、精神の過緊張、不安感などがあり、胸腹部や頭部での動悸や下腹部の腹直筋の緊張（小腹弦急）を認めることが多い。また、めまい、寝汗、陰部の冷え、精力減退、夢精、遺精、抜け毛などを伴うものにもよい。

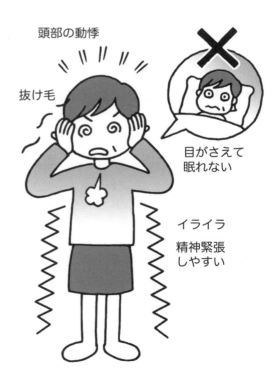

頭部の動悸
抜け毛
目がさえて眠れない
イライラ
精神緊張しやすい

各論

気剤
桂枝加竜骨牡蛎湯
鎮静

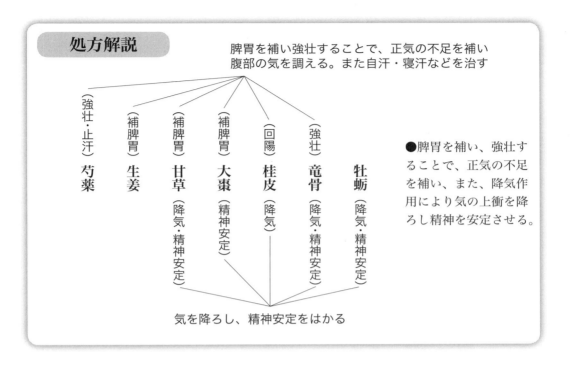

主な疾患と他の処方との証の鑑別

▶ [不眠症]

桂枝加竜骨牡蛎湯…虚証で腹部から頭部にかけて気の上衝がある。

　精神疲労がはなはだしく寝汗をかき、神経過敏で寝つきが悪く、眠れても夢が多く、熟睡できない者に用いる。高血圧や精神不安、胸腹部および頭部の動悸を伴うことも多い。

柴胡加竜骨牡蛎湯…実証で胸腹部における気の上衝がある。

　イライラや不安感があり、便秘し、胸脇苦満があり、首や肩に強いこりを伴い、神経過敏で寝つきが悪く、緊張して熟睡できない者に用いる。胸部の動悸を伴うことも多い。

加味逍遙散…血虚に煩熱を伴う。

　胸部に煩悶感があり、眠れないものに用いる。症状としては、胸部の動悸、のぼせ、イライラ、情緒不安が激しいなどがある。また、夢で怒ることが多い。更年期の女性によく用いる。

抑肝散（加陳皮半夏）…肝の虚熱。

　不眠症で、怒りやすく、緊張感の強いタイプである。臍部から心下部にかけて動悸や緊張があり、痙攣やひきつけを起こしやすい。

酸棗仁湯…虚証で胸部に煩熱を伴う。

　気血ともに虚し、身体は疲れているのに胸部に熱感や煩悶感があって、眠れないものに用いる。

甘麦大棗湯…臍腹部における気の上衝。

　小児の夜泣き・疳の虫に著効する。精神が不安定で落ちつかず、眠れないものによい。臍部脇に動悸や気の動く感じがあるのが特徴である。

黄連解毒湯…胃熱。

　胸部から胃部にかけて熱感がありイライラしやすく熟睡できないものに用いる。舌は黄苔で口中が熱っぽく、口内炎ができやすい。焦げ臭いような独特の便臭がある。

▶ [動悸]→P103参照、[高血圧症]→P107参照、[夜泣き・認知症周辺症状]→P109参照。

105

気剤（鎮静）　　　　　　　　　　　　　　　普済本事方（原文はP199参照）

釣藤散
ちょうとうさん

慢性頭痛、肩こり、高血圧の薬。

適用疾患　高血圧症、のぼせ、頭痛、耳鳴り、肩こり、不眠症、動悸、精神不安、精神疲労、めまい、脳動脈硬化症
【参考】医療用漢方製剤で保険適応の対象となる傷病名：高血圧症、習慣性頭痛、頭痛

処方構成　釣藤鈎（3）、橘皮＜陳皮でも可＞（3）、防風（2～3）、菊花（2～3）、甘草（1）、乾生姜（1）、石膏（5～7）、半夏（3）、麦門冬（3）、茯苓（3）、人参（2～3）

証のポイントと症状

用いる理論　三陰三陽論　気血水論　臓腑経絡論

肝経の気の上衝に用いる。

　肝経とは、足から腹部、生殖器を絡い、肝臓を経て、頭部から眼に連絡する経絡である。肝経に気が上ってくると、頭痛・めまいなどの頭部の症状やのぼせ、高血圧などが起こりやすくなる。本方は、頭痛などのぼせにともなう症状や精神的ストレスで血圧が上昇しやすい気に不調のあるタイプの高血圧、脳動脈硬化症などに用いる。

【目標となる症状】　慢性的に神経が疲れ、のぼせがあり、精神的ストレスで血圧が上がりやすく、頭痛、めまい、耳鳴り、肩こりなどを伴うものを目標とする。慢性頭痛や朝方および午前中に血圧が上がり、特に下の血圧が高い高血圧症によい。

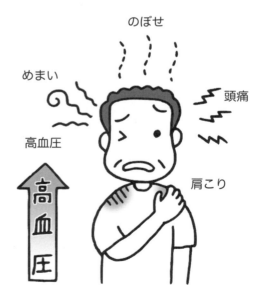

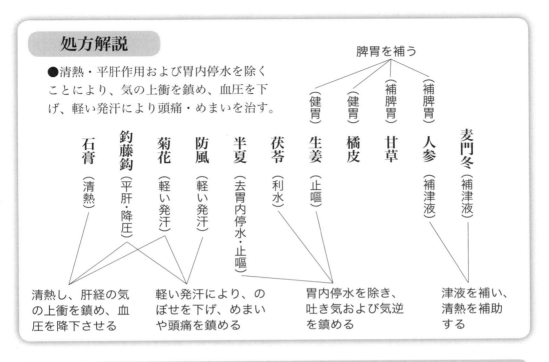

主な疾患と他の処方との証の鑑別

▶ [高血圧症]

釣藤散…肝経の気の上衝。

　気に不調がある高血圧に用いる。慢性的に神経が疲れ、のぼせがあり、朝方および午前中に血圧が上がりやすく、特に下の血圧が高いものに用いる。頭痛、めまい、肩こりなどを伴うものによい。

桂枝加竜骨牡蛎湯…虚証で腹部から頭部にかけて気の上衝がある。

　気に不調がある高血圧に用いる。神経過敏で疲れやすく、胸腹部や頭部の動悸を伴う。精神緊張により血圧が上がるものや、不眠、夢精、遺精などを伴うものによい。

柴胡加竜骨牡蛎湯…少陽病実証で胸腹部に気の上衝がある。

　気に不調がある高血圧に用いる。便秘があり、胸部の動悸を伴う。不眠やイライラがあり、上腹部からみぞおち辺りが脹っているものによい。

桂枝茯苓丸…瘀血。

　血に不調のある高血圧に用いる。冷えのぼせがあり、首・顔のふきでものや女性の場合は月経不順などの瘀血症状を伴うものによい。便秘があり、瘀血症状のはなはだしい場合は桃核承気湯の適応である。

加味逍遥散…血虚に煩熱を伴う。

　血に不調がある高血圧に用いる。女性で月経不順を伴うものや、更年期の高血圧症に用いることが多い。精神が不安定で胸部の動悸やのぼせを伴い、不定愁訴の多いものによい。

三黄瀉心湯…裏熱による充血。

　熱証が強く、血に不調がある高血圧に用いる。のぼせが強く、裏熱（P68参照）が強いため目の充血や鼻出血、頭痛、胃炎、口内炎などを伴い、便秘がある。便秘のない場合は黄連解毒湯の適応である。

八味地黄丸…水毒および腎虚。

　水に不調のある高血圧に用いる。水分代謝が悪く、むくみや小便不利を伴うタイプの高血圧で、冷えがあり、腎機能の低下のあるものに用いる。下半身の冷え、夜間頻尿、足腰のだるさ、精力減退などを伴うものによい。

気剤（鎮静）

必修処方 抑肝散（よくかんさん）

保嬰撮要（原文はP202参照）

夜泣き・疳の虫・ヒステリーの薬。

適用疾患 イライラ、ヒステリー、精神不安、小児の夜泣き、夜驚症、夜尿症、疳の虫症、小児神経症、神経症、不眠症、脳卒中の後遺症（興奮症状）、歯ぎしり、チック症、ひきつけ、神経性斜頸、動悸、めまい、抑うつ症状、認知症周辺症状
【参考】医療用漢方製剤で保険適応の対象となる傷病名：夜なき、小児神経症、神経症、不眠症、虚弱

処方構成 当帰（とうき）（3）、釣藤鈎（ちょうとうこう）（3）、川芎（せんきゅう）（3）、白朮（びゃくじゅつ）（4）＜蒼朮（そうじゅつ）も可＞、茯苓（ぶくりょう）（4）、柴胡（さいこ）（2～5）、甘草（かんぞう）（1.5）
※抑肝散加陳皮半夏の場合は、上記に陳皮（3）、半夏（5）を加える。

証のポイントと症状

用いる理論 三陰三陽論　気血水（きけつすい）論　臓腑経絡（ぞうふけいらく）論

肝の虚熱（きょねつ）（陰虚発熱（いんきょはつねつ））による興奮症状に用いる。

　本方は、小児疾患の治方について書かれた『保嬰撮要』が原典である。小児は、本来陽気が強く、陰分（いんぶん）が不足しやすいため、血虚や虚熱を起こしやすいとされている。それにより肝気が熱を持って上衝し、イライラして、疳の虫や夜泣きを起こすのである。本方は、それらの興奮状態を鎮める処方であり、大人の場合にも応用することができる。

【目標となる症状】　興奮して、筋肉の引きつれやけいれんを起こしやすく、精神不安や不眠などのあるものによい。小児の場合、夜泣きや疳の虫に用いられる。
　慢性化した場合は、みぞおち辺りから腹部にかけて左側を中心として筋肉のひきつれや動悸、つかえなどが特徴的に見られる。この場合は陳皮と半夏を加味した抑肝散加陳皮半夏（ちんぴはんげ）とするとなお効果的である。

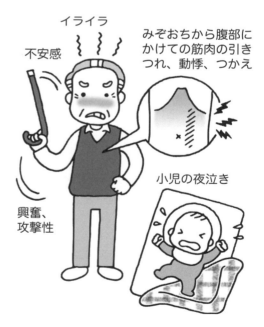

なお、近年では、認知症患者のBPSD[注]を改善するという論文が数多く報告されている。

（注）認知症患者のBPSD（周辺症状）のうち、せん妄、衝動性（攻撃性、興奮）、不眠などを改善。

各論

処方解説

●肝の虚熱を清熱し、気の上衝を鎮めることで、動悸・精神不安・興奮を鎮静する。なお、症状がより慢性化している場合は、陳皮と半夏を加えた「抑肝散加陳皮半夏」とし、胃気を調えることで、より精神を安定させる。

気剤　抑肝散（よくかんさん）　鎮静

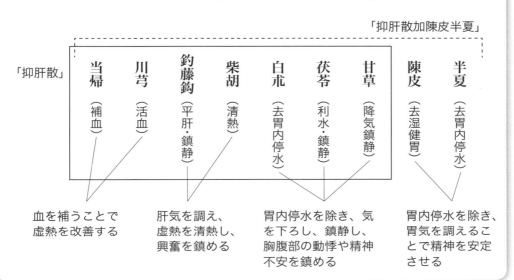

主な疾患と他の処方との証の鑑別

▶ ［夜泣き・認知症周辺症状（興奮症状）］

抑肝散（加陳皮半夏）…肝の虚熱。

神経質で疳が強いタイプの夜なき・夜驚症や、イライラして怒りっぽいタイプの認知症の興奮症状に用いる。本方の症状が慢性化した場合や、胃腸の虚弱な場合は陳皮・半夏を加味して用いるとよい。

小建中湯…脾胃の虚証に腹部の過緊張を伴う。

虚弱体質で、寝起きが悪いタイプの夜なきに用いる。腹力は低下しているが、腹直筋は緊張していることが多い。

甘麦大棗湯…臍腹部における気の上衝。

不安感が強く、落ち着かず、情緒不安定なタイプの夜泣き・夜驚症や認知症の興奮症状に用いる。臍部付近に動悸があるのが特徴で、あくびを頻発する傾向がある。

桂枝加竜骨牡蛎湯…虚証で腹部から頭部にかけて気の上衝がある。

神経質で緊張しやすいタイプの夜なき・夜驚症や認知症の興奮症状に用いる。胸腹部および頭部での動悸を伴う。不眠、寝汗、夜尿、夢精などをともなう傾向がある。腹力は低下しているが、下腹部の腹直筋が緊張していることが多い。

柴胡加竜骨牡蛎湯…少陽病実証で胸腹部に気の上衝がある。

便秘があり、イライラしやすいタイプの夜なき・夜驚症や認知症の興奮症状に用いる。胸部の動悸があり、不眠をともなう傾向がある。胸脇苦満があり、上腹部からみぞおち辺りが脹っていることが多い。

▶ ［抑うつ症状］→P97参照、［神経症］→P101参照、［動悸］→P103参照、［不眠症］→P105参照。

血剤

　血液不足または血行不良によっておこる諸症状および瘀血が原因して引き起こされる諸症状を改善する方剤である。その働きによって補血剤（止血作用も含む）と駆瘀血剤に分類される。

補血剤

【効能】

血液成分を補い、血行を促進することによって体を温め、血液不足または血行不良によって起こる貧血、倦怠感、低血圧、めまい、息切れなどの諸症状を改善する。

【適応疾患・症状】

婦人科系機能低下、月経不順、月経痛、貧血、低血圧、めまい、息切れ、体力低下、倦怠感、冷え症、不妊症、習慣性流産、不正出血、下血、痔出血など。

【本作用をもつ生薬】

当帰、芍薬、地黄(注1)、竜眼肉、胡麻、何首烏、阿膠(注2)、艾葉(注2)など。

【本作用を含む代表的な方剤】

当帰芍薬散、温清飲、芎帰膠艾湯、十全大補湯、四物湯、加味帰脾湯、加味逍遥散など。

【本作用をもつ代表的な配合】

当帰＋地黄、当帰＋川芎、当帰＋芍薬、芍薬＋地黄、艾葉＋阿膠、当帰＋竜眼肉など。

▶当帰、地黄、川芎、芍薬の配合は、その4味で四物湯という婦人科系の働きを補う代表処方を形成するほど、補血および血行促進作用にすぐれ、他の処方中にもこの配合が多く含まれている。艾葉＋阿膠は、補血作用だけでなく、止血作用にも優れた配合である。当帰＋竜眼肉は、補血作用に精神安定の作用が加わっている。

110

各論

駆瘀血剤

【効能】

体内に滞積した生理活性を失った血液を排除することにより、血行を
うながし、月経不順、月経痛、冷えのぼせ、顔面紅潮、ふきでもの、
内出血、精神不安などの諸症状を改善する。

【適応疾患・症状】

冷えのぼせ、月経不順、月経痛、頭痛、肩こり、めまい、イライラ・
ヒステリーなど神経症状、更年期障害、子宮筋腫、不妊症、にきび、
しみ、ふきでもの、あざなど。

【本作用をもつ生薬】

牡丹皮、桃仁、大黄、紅花、川芎、芍薬、荊芥、延胡索、牛膝、黄連、
益母草など。

【本作用を含む代表的な方剤】

桂枝茯苓丸、桃核承気湯、三黄瀉心湯、疎経活血湯など。

【本作用をもつ代表的な配合】

牡丹皮＋桃仁、桃仁＋大黄、黄連＋大黄、桃仁＋牛膝など。
▶牡丹皮＋桃仁、桃仁＋大黄の配合は、いずれもよく瘀血を除く。黄
連＋大黄は熱証がつよく、充血・出血性の疾患がある場合によい。桃
仁＋牛膝は、駆瘀血作用に瘀血性の痛みを除く作用が加わっている。

（注1）地黄を酒で蒸した熟地黄の方が、より補血効果は高い。
（注2）阿膠・艾葉は止血作用をあわせもつ。

111

血剤（補血）

金匱要略（原文はP199参照）

必修処方 当帰芍薬散

冷えを伴う婦人科系疾患の薬。

適用疾患　冷え症、貧血、低血圧症、不妊症、流産予防、月経痛、月経不順、更年期障害、子宮筋腫、子宮内膜症、妊娠中毒症、妊娠腎、ネフローゼ症候群、腎炎、慢性心不全、心臓弁膜症、腰痛、膀胱炎、頻尿、肩こり、めまい、動悸、頭重感、頭痛、むくみ、小便不利、疲労倦怠、しもやけ、眼の下のくま、しみ、痔核、肛門脱、子宮下垂、神経症

【参考】医療用漢方製剤で保険適応の対象となる傷病名：冷え症、貧血、月経痛、月経不順、月経困難症、月経異常、不妊症、流産、習慣流産、悪阻（つわり）、子宮内膜症、更年期症候群、更年期神経症、神経症、不定愁訴症、瘀血、尋常性ざ瘡（にきび）、肝斑、肩こり、めまい、疲労感、倦怠感、全身倦怠感、頭重感、頭痛、心窩部振水音、動悸、慢性糸球体腎炎、腎炎、慢性腎臓病、ネフローゼ症候群、妊娠腎、頻尿症、浮腫、乏尿、腹痛症、下腹痛、胃腸虚弱、小腹硬満、血圧異常、低血圧症、高血圧症、慢性心不全、心臓弁膜症、腰痛症、脚気、片麻痺、耳鳴症、口渇症、痔核、肛門脱、凍傷

処方構成　当帰（3〜3.9）、川芎（3）、芍薬（4〜16）、茯苓（4〜5）、白朮（4〜5）＜蒼朮も可＞、沢瀉（4〜12）

証のポイントと症状

用いる理論　三陰三陽論　　**気血水論**　　臓腑経絡論

> **血虚に冷えと水毒を伴うものに用いる。**

本方は、陰病の婦人科系疾患に用いられる処方である。冷えが強く、婦人科系の働きが弱く、むくみなど水毒の症状を伴うものによい。血を補い、血行を促すことで冷えを除き、婦人科系の機能を活性化し、利水することによって水毒を除く。不妊症の名方として知られ、また安胎作用を持つので流産予防にもよい。婦人科系疾患はもちろん、男女を問わず冷えを伴う貧血、めまい、むくみ、膀胱炎、腹痛、腰痛などにも応用される。

【目標となる症状】　婦人科系疾患では、足末端から全身にかけての冷えがあり、月経時や月経後に貧血症状（めまい、耳鳴り、

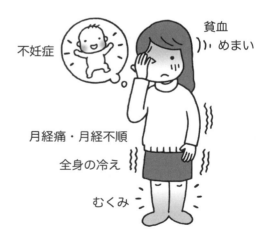

頭重感、顔面蒼白など）や疲労倦怠感、下腹部痛・腰痛、むくみ・頻尿などを起こすものを目標に用いる。男性の場合も冷えがあり、上記のような症状を伴うものによい。また、婦人の月経不順で少量の月経出血が長引くものによい。

各論

処方解説

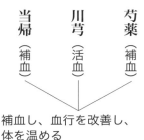

●血を補い、利水を図ることにより、血虚や水毒を伴う婦人科疾患等を治す。

当帰（補血）／川芎（活血）／芍薬（補血） → 補血し、血行を改善し、体を温める

茯苓（利水）／白朮（利水）／沢瀉（利水） → 利尿し、水毒を除き、むくみを解消する

血剤　当帰芍薬散　補血

主な疾患と他の処方との証の鑑別

▶ [不妊症]

当帰芍薬散…血虚に冷えと水毒を伴う。

　下半身から全身の冷えが強く、婦人科系の働きが弱く、妊娠しにくいものに用いる。血行を促進し、利水をはかることで冷えを除き、婦人科系の機能を活発にして不妊症を改善する。安胎作用を持つので流産予防にもよい。冷え症で、月経不順・月経痛があり、月経前後に貧血、めまい、むくみ、頻尿などを起こすもの、少量の月経出血が長引くものによい。

桂枝茯苓丸…瘀血。

　不妊症の場合は月経時にレバー状の血の塊（瘀血塊）がみられ、冷えのぼせを伴うのがポイントとなる。本方の服用により、瘀血塊の排泄を促進し、子宮粘膜の状態を改善し、婦人科系の働きを調え、不妊症を改善する。また子宮筋腫・子宮内膜症・月経痛・月経不順などの婦人科関連の各種症状を治す。

十全大補湯…気血両虚。

　気血の不足による不妊症に用いる。月経血の過多により貧血を起こすものや、体力が無く無月経のものなどが目標となる。本方の補血作用により貧血を改善し、体力をつけ妊娠しやすい体質作りを行う。また本方は、産後の体力回復に最も適した方剤である。

温清飲…血虚に炎症を伴う。

　子宮内膜症・チョコレートのう腫など炎症性の疾患が原因で不妊症となっている場合は本方が適している。本方は補血・血行促進作用と、炎症を鎮める作用を合わせもつため、血熱（熱や痒みを伴う充血・出血性の炎症症状）を鎮める効果にすぐれ、子宮内膜症などによる炎症を鎮め、子宮や卵巣における癒着などを起きにくくして妊娠しやすい体質作りを行う。なお本方適応のものは、一般に血の栄養状態が悪いため、皮膚がどす黒くカサカサして痒みを伴うものが多い。

芎帰膠艾湯…出血による血虚。

　月経血の過多、不正出血などが原因で血虚の状態となり、妊娠しにくいものに用いる。本方は、血行を促して体を温めるとともに出血を止める作用がある。また安胎作用をもつので、妊娠しても流産をくり返すものにも効果がある。貧血、冷え症、腹痛などの症状を伴う場合にもよい。

▶ [腎機能低下]→P89参照、[冷え症]→P91参照、[めまい]→P99参照、[子宮筋腫・子宮内膜症]→P115参照、[不正出血]→P117参照、[貧血]→P119参照、[月経痛・月経不順]→P125参照、[むくみ]→P131参照、[腎炎・ネフローゼ症候群]→P137参照、[排尿障害]→P165参照。

113

血剤（補血）

丹溪心法附余・万病回春（原文はP192参照）

温清飲
うんせいいん

婦人科系疾患と皮膚疾患の薬。

適用疾患 月経痛、月経不順、子宮内膜症、子宮筋腫、帯下、過多月経、不正出血、更年期障害、不妊症、貧血、のぼせ、にきび、ふきでもの、湿疹、じんま疹、皮膚そう痒症、皮膚枯燥、アトピー性皮膚炎、尋常性乾癬、痔疾、静脈瘤
【参考】医療用漢方製剤で保険適応の対象となる傷病名：月経不順、月経困難症、血の道症、更年期症候群、のぼせ、神経症

処方構成 当帰（3～4）、地黄（3～4）、芍薬（3～4）、川芎（3～4）、黄連（1～2）、黄芩（1.5～3）、山梔子（1.5～2）、黄柏（1～1.5）

証のポイントと症状

用いる理論 三陰三陽論　（気血水論）　臓腑経絡論

血虚に炎症を伴うものに用いる。

本方は補血作用にすぐれる四物湯と清熱作用を持つ黄連解毒湯の合方であるため、血虚に炎症症状を伴うものに効果がある。なお、本方の血虚は、不正出血などにより血液そのものが不足した場合をはじめ、瘀血の状態が進み血の栄養機能が衰えて血虚となったものにもよい。

婦人科系疾患一般に用いられ、子宮内膜症には著効がある。また、かゆみを伴う慢性の皮膚疾患に用いる。

【目標となる症状】貧血、不正出血など血虚の症状および子宮などの粘膜や皮膚に炎症症状のあるものが目標となる。婦人科系では、子宮筋腫、チョコレートのう腫、帯下、月経血の過多などのあるものによい。また、皮膚疾患では、枯燥といって皮膚の状態がカサカサと乾燥してどす黒く、熱感

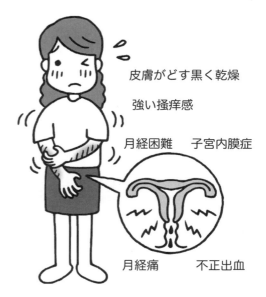

皮膚がどす黒く乾燥
強い掻痒感
月経困難　子宮内膜症
月経痛　不正出血

を伴う強い痒みのある場合によい。更年期の婦人の皮膚そう痒症や痒みを伴う痔疾などにも応用する。

なお、アトピー性皮膚炎など炎症の強い皮膚疾患に対して用いる場合には、瞑眩（P190参照）が出やすいので注意する。

各論

処方解説

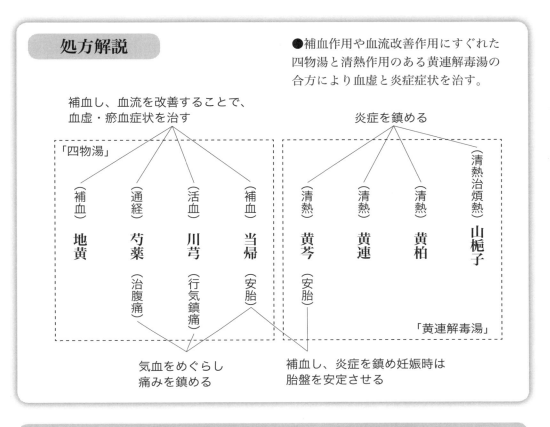

●補血作用や血流改善作用にすぐれた四物湯と清熱作用のある黄連解毒湯の合方により血虚と炎症症状を治す。

血剤

温清飲(うんせいいん)

補血

主な疾患と他の処方との証の鑑別

▶ [子宮筋腫・子宮内膜症]

温清飲…血虚に炎症を伴う。

　子宮筋腫で貧血、不正出血、帯下、月経血の過多、強い月経痛などを伴うものに用いる。特に子宮内膜症やチョコレートのう腫の改善に効果的である。血の栄養状態が悪いため、皮膚がどす黒くカサカサして、痒みや熱感を伴うものが多い。

桂枝茯苓丸(けいしぶくりょうがん)…瘀血(おけつ)。

　子宮筋腫や子宮内膜症で月経時に赤黒い血の塊(瘀血塊(おけっかい))を排出するものに用いる。また、冷えのぼせがあり、月経痛、月経不順、肩こり、イライラ、にきび、ふきでものなどの瘀血症状を伴うものによい。

桃核承気湯(とうかくじょうきとう)…瘀血に便秘を伴う。

　桂枝茯苓丸の症状に加え、より強い冷えのぼせやイライラ感などがあり、便秘を伴うものに用いる。

当帰芍薬散(とうきしゃくやくさん)…血虚に冷えを伴う。

　子宮筋腫や子宮内膜症で、冷えの強いものに用いる。貧血、冷えによる月経痛、不正出血、月経不順、月経の出血が長引くなどの症状があり、顔色が青白く、腹部および全身の冷え、めまいなどを訴えるものによい。月経前にむくみを起こすものにもよい。

▶ [湿疹]→P63参照、[アトピー性皮膚炎]→P67参照、[不妊症]→P113参照、[不正出血]→P117参照、[月経痛・月経不順]→P125参照、[にきび・ふきでもの]→P127参照。

115

血剤（補血・止血）

金匱要略（原文はP193参照）

芎帰膠艾湯
きゅうききょうがいとう

出血・貧血を改善する薬。

適用疾患 過多月経、不正出血、不妊症、月経痛、月経不順、流産癖、妊娠中の出血・腹痛、産後の出血、胃・十二指腸潰瘍による出血、吐血、下血、痔出血、痔核、鼻血、内出血、貧血、冷え症
【参考】医療用漢方製剤で保険適応の対象となる傷病名：貧血、内出血、分娩後出血、冷え症、痔核

処方構成 川芎（3）、甘草（3）、艾葉（3）、当帰（4〜4.5）、芍薬（4〜4.5）、地黄（5〜6）、阿膠（3）

証のポイントと症状

用いる理論 三陰三陽論　◯気血水論◯　臓腑経絡論

各種出血および出血により血虚となったものに用いる。

　止血作用にすぐれた処方である。月経血の過多、不正出血、妊娠中の出血など婦人科系の出血性疾患全般に用いる。また鼻血、吐血、下血、血尿、痔出血などのあらゆる出血性疾患にも特効がある。血行をうながして体を温めるとともに出血を止める作用があり、さらに安胎作用をもつので、流産癖のあるものにも効果がある。

【目標となる症状】　月経血の過多・不正出血・妊娠中の出血など婦人科系の出血全般、また鼻血・吐血・下血・血尿・痔出血などのあらゆる出血が目標となる。特に貧血、冷え症、腹痛などの症状を伴うものによい。ただし発熱や腫れなどを伴う炎症性出血の場合は本方の適応でない。

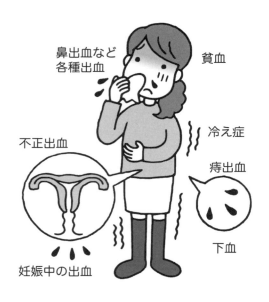

　なお、本方の服用にあたっては、陽病で胃腸の炎症があり、舌に白苔や黄苔を伴うものは胃がもたれることがあるので注意する。

各論

処方解説

●四物湯（芍薬、当帰、川芎、地黄）の補血作用と、阿膠、艾葉の止血作用により出血症状および血虚を治す。

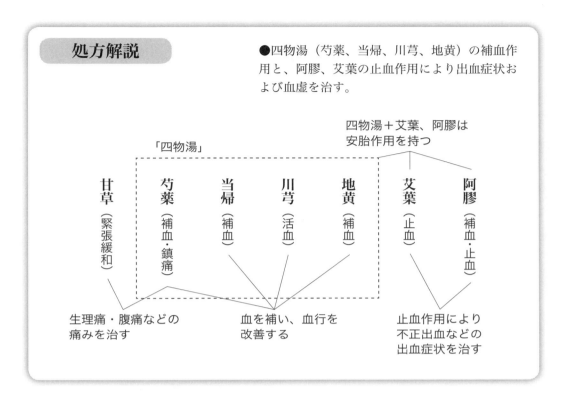

血剤

芎帰膠艾湯

補血・止血

主な疾患と他の処方との証の鑑別

▶ [不正出血]

芎帰膠艾湯…出血および出血による血虚。

　婦人科系の不正出血に用いる漢方薬の多くは処方中に四物湯(当帰、川芎、芍薬、地黄)の配合を含んでいる。この四物湯は当帰芍薬散と並んで婦人の聖薬と呼ばれ、補血作用が強い。本方は止血と補血を兼ねているので、婦人科系の不正出血のみならず痔出血、鼻血などあらゆる出血性の疾患に用いることができる。

当帰芍薬散…血虚に冷えと水毒を伴う。

　不正出血で、月経前後に少量の出血がだらだらと続くようなケースは本方がよい。本方は四物湯の地黄を欠くが、冷え性、貧血を伴う婦人科系の疾患にはおおむね適応する。止血作用の強さは芎帰膠艾湯がすぐれるが、むくみ、小便不利など水毒症状を伴う場合は本方の適用となる。また。冷えによる膀胱炎の出血にも用いられる。

温清飲…血虚に炎症を伴う。

　四物湯と清熱作用を中心とする黄連解毒湯の合方であって、補血と消炎を兼ねた処方である。子宮内膜症の炎症・出血過多・痛みに特効的によく効く。痒みや痛みを伴う炎症性の出血を目標とする。

十全大補湯…気血両虚。

　補血作用をもつ四物湯に補脾胃作用のある薬物を加味した方剤である。止血作用自体は芎帰膠艾湯の方がすぐれるが、不正出血や月経血の過多により貧血を起こしたものを治す効果にすぐれている。外傷や手術後・産後の貧血を治し、体力回復を図るのによい。

▶ [痔疾]→P85参照、[不妊症]→P113参照、[貧血]→P119参照、[月経痛・月経不順]→P125参照。

117

血剤(補血) 補益強壮剤(補脾胃)(注)　　太平恵民和剤局方（原文はP197参照）

必修処方 十全大補湯（じゅうぜんたいほとう）

貧血および慢性疲労の薬。

（注）補気剤としての作用ももつ。

適用疾患　病後・術後・産後の体力低下、疲労倦怠、虚弱体質、抗ガン剤や放射線後の免疫力低下、貧血、白血病、低血圧症、めまい、立ちくらみ、冷え症、寝汗、食欲不振、精力減退、月経不順、月経痛、不妊症、痔ろう
【参考】医療用漢方製剤で保険適応の対象となる傷病名：貧血、体力低下、全身倦怠感、衰弱、産後回復不全、やせ、栄養失調、蒼白、低血圧症、白血病、寝汗、冷え症、神経衰弱、食欲不振、胃腸虚弱、胃下垂、痔ろう、出血、肛門脱

処方構成　人参（2.5〜3）、黄耆（2.5〜3）、白朮（3〜4）＜蒼朮も可＞、茯苓（3〜4）、当帰（3〜4）、芍薬（3）、地黄（3〜4）、川芎（3）、桂皮（3）、甘草（1〜2）

証のポイントと症状

用いる理論　　三陰三陽論　　（気血水論）　　臓腑経絡論

気血両虚（きけつりょうきょ）に用いる。

　長期の過労や闘病などにより体力が低下し、気血ともに不足しているものに用いる。補血作用および補気・補脾胃作用を合わせもつので、気力・体力ともに消耗しているものや血液成分が薄く貧血するものによい。疲労回復、病後や術後の衰弱、虚弱体質の改善に用いる他、抗ガン治療などにおける免疫力向上や白血病などの血液疾患にも応用される。

【目標となる症状】　全身の倦怠感が強い、疲れやすい、顔色が悪い、貧血やたちくらみがある、手足が冷える、寝汗があるなど全体的に気血不足の症状のあるものを目標とする。また過労・病後・手術後・産後などで体力がなかなか回復しないものによい。

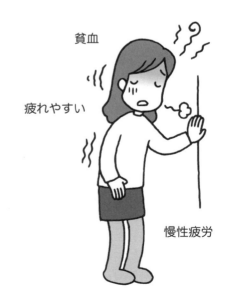

貧血
疲れやすい
慢性疲労

　ただ、本方の服用にあたっては、陽病（ようびょう）で胃腸の炎症があり、舌に白苔（はくたい）や黄苔（おうたい）を伴うものは胃がもたれることがあるので注意する。

各論

血剤

十全大補湯
じゅうぜんたいほとう

補血

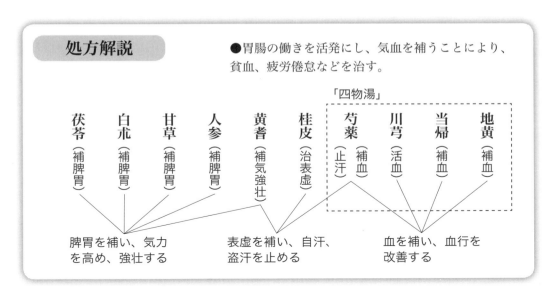

処方解説

●胃腸の働きを活発にし、気血を補うことにより、貧血、疲労倦怠などを治す。

「四物湯」

茯苓（補脾胃）／白朮（補脾胃）／甘草（補脾胃）／人参（補脾胃）→ 脾胃を補い、気力を高め、強壮する

黄耆（補気強壮）／桂皮（治表虚）→ 表虚を補い、自汗、盗汗を止める

芍薬（止汗）／川芎（活血）／当帰（補血）／地黄（補血）→ 血を補い、血行を改善する

主な疾患と他の処方との証の鑑別

▶ [貧血]

十全大補湯…気血両虚。

貧血ぎみで、体力の消耗がはなはだしく、疲れやすいものに用いる。本方は補血作用と補脾胃作用を合わせもつため、出血により貧血するものをはじめ血液成分が薄く貧血するものに用いることができる。また病後や術後の衰弱や、虚弱体質の改善にも応用される。

当帰芍薬散…血虚に冷えを伴う。

婦人科系の働きが悪く、貧血を起こすものに用いる。月経痛、月経不順などがあり、血行不順で、足末端から全身にかけての冷えがあるものを目標にする。補血・血行促進作用と利水作用をあわせもつため、月経時や月経後に下腹部痛、めまい、頭重感、顔面蒼白などの貧血症状を起こすものや冷えによる頻尿・むくみを伴うものによい。

芎帰膠艾湯…出血による血虚。

止血の名方であり、温補と補血作用を合わせもつ。月経血の過多、痔出血、下血など出血症状が強く貧血する場合にはまず本方を用いるとよい。

人参湯…脾胃の虚証。

脾胃の虚弱により、食物の栄養を十分に吸収できず貧血を起こすものに用いる。胃・腹痛、嘔吐、下痢、食欲不振などの消化器症状があり、体力がなく、腹部を中心に体が冷えるものによい。鉄剤や抗ガン剤の副作用としての消化器系障害の改善および免疫力の向上にもよい。また、貧血改善薬として地黄や当帰の配合された方剤が、胃腸に負担になる場合には本方を適用するとよい。

補中益気湯…脾胃と肺の虚証。

処方名が示しているように、「中」（消化器系）と呼吸器系を補いながら気力・体力をつけ、貧血を治すことにポイントがある。病後や術後の体力低下や慢性疲労により貧血するものによい。抗ガン剤の副作用や他の貧血改善薬が胃腸の負担になる場合への対応は人参湯と同じである。

加味帰脾湯…脾の虚証による血虚に熱症状を伴う。

脾を補う作用に加え鎮静作用をもつので、消化器系の虚弱によって貧血となり、かつ神経が高ぶって不眠を訴えるようなものに用いる。

▶ [冷え症]→P91参照、[不妊症]→P113参照、[不正出血]→P117参照、[月経痛・月経不順]→P125参照、[疲労倦怠]→P155参照、[小児虚弱体質]→P157参照。

119

血剤(補血) 補益強壮剤(補脾)(注)　　口歯類要（原文はP193参照）

加味帰脾湯
かみきひとう

血液疾患の改善や血虚が原因する不眠・不安に用いる薬。　(注)補気剤としての作用ももつ。

適用疾患　白血病、出血に伴う貧血、不眠症、精神不安、ヒステリー、動悸、体力低下、疲労倦怠、神経衰弱、健忘症
【参考】医療用漢方製剤で保険適応の対象となる傷病名：貧血、不眠症、不安障害、神経症、虚弱、胸脇苦満

処方構成　人参（3）、白朮（3）＜蒼朮も可＞、茯苓（3）、酸棗仁（3）、龍眼肉（3）、黄耆（2～3）、当帰（2）、遠志（1～2）、柴胡（2.5～3）、山梔子（2～2.5）、甘草（1）、木香（1）、大棗（1～2）、生姜（1～1.5）、牡丹皮（2）＜牡丹皮はなくても可＞

証のポイントと症状

用いる理論　三陰三陽論　気血水論　臓腑経絡論

脾虚証による気血両虚を改善し、虚熱（陰虚発熱）を除く。

　本方は脾の機能の失調によりおこる不調を治す処方である。脾は気血の生成の要となる臓であるので、その失調は気血の生成が十分に行えないことを意味している。さらに、脾の統血作用（P32参照）が障害されると、血管内に血液を留めておけなくなり、出血しやすくなったり、止まりにくくなったりする。また、血虚の状態が続くと虚熱と呼ばれる熱症状を起こし、発熱、寝汗、胸部の煩悶感などを伴うようになる。

　本方は補脾胃・補血・清熱・精神安定作用により、気血両虚およびそれに伴う出血・発熱症状、精神症状を改善する。貧血、疲労倦怠、体力低下、および悪性貧血・再生不良性貧血などの造血機能に失調のある血液疾患に用いる。また、貧血や過労で不眠や発熱症状を伴うものにもよい。

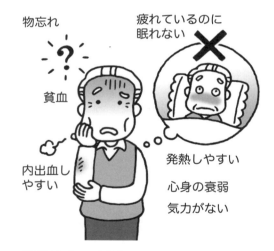

【目標となる症状】　血液成分が薄く貧血するものや、疲れやすく気力不足のものに用いる。また発熱しやすく、いったん発熱すると熱が下がりにくいという特徴がある。体は疲れているのに眠れないというタイプの不眠症、過労などで心身が衰弱し物忘れをするもの、血液疾患などで出血が止まりにくいものや皮膚に紫斑ができやすいものなどによい。

各論

血剤

加味帰脾湯（かみきひとう）

補血

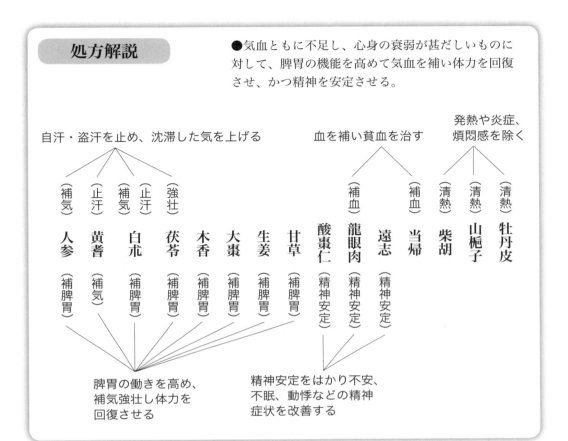

主な疾患と他の処方との証の鑑別

▶ [認知症予防]

加味帰脾湯…脾虚証による気血両虚。

　全体に気力不足で疲れやすく、貧血ぎみで心身の衰弱が甚だしく、不眠や健忘を伴うものの認知症予防に用いる。本方の補血作用により、血行を改善し、体力を回復させるとともに、脳の血流を促して認知症を予防する。

桂枝茯苓丸（けいしぶくりょうがん）…瘀血（おけつ）。

　脳梗塞や脳出血を原因として起こる脳血管性認知症の予防に用いる。瘀血が原因でおこる冷えのぼせがあり、精神不安、イライラ、健忘などを伴う場合に用いる。瘀血により血の流れが悪くなると、脳の血流も滞りがちになり脳梗塞などの原因となりやすい。本方により瘀血を解消して血行をうながし脳血管障害や認知症を予防する。

八味地黄丸（はちみじおうがん）…腎虚（じんきょ）。

　加齢などにより腎虚の傾向があり、疲れやすく、頭がぼんやりとしやすいものに用いる。腎は脳の機能を主っているため、腎を補い、強壮することで脳の働きを活性化する。認知症の傾向があり、足腰がだるく、下半身の冷えやむくみ、頻尿や夜間排尿を伴い、ときに失禁するものによい。

▶ [貧血] →P119参照。

121

血剤（補血）　気剤（鎮静）　　　　　　　内科摘要（原文はP193参照）

必修処方　加味逍遥散

更年期障害・血の道症の薬。

適用疾患　顔や手足のほてり、冷えのぼせ、煩悶感、月経不順、月経痛、更年期障害、不定愁訴、精神疲労、精神不安、イライラ、ヒステリー、抑うつ症状、不眠症、めまい、動悸、頭痛、高血圧症、慢性肝炎、過換気症候群

【参考】医療用漢方製剤で保険適応の対象となる傷病名：不安障害、神経症、精神神経症、不眠症、頭痛、頭重感、月経不順、月経困難症、血の道症、更年期症候群、瘀血、胃神経症、慢性胃炎、胃腸虚弱、胃下垂、胃拡張、食欲不振、便秘症、のぼせ、肩こり、冷え症、胸脇苦満、小腹硬満、疲労感、倦怠感、虚弱、湿疹

処方構成　当帰（3）、芍薬（3）、白朮（3）＜蒼朮も可＞、茯苓（3）、柴胡（3）、牡丹皮（2）、山梔子（2）、甘草（1.5〜2）、生姜（1）、薄荷（1）
（注）『内科摘要』の処方では、生姜・薄荷は含まれていない。（p193参照）

証のポイントと症状

用いる理論　三陰三陽論　（気血水論）　臓腑経絡論

> **血虚により煩熱症状を起こしたものに用いる。**

　婦人科系機能の失調に伴って起こるイライラやヒステリーなどの精神症状を改善する処方である。更年期の女性や月経周期に伴ってのぼせや精神症状を起こすもの（血の道症）に用いる。なお血行不良があり、のぼせが強く、手足や顔に煩熱を伴うようなものであれば男性にも用いる。抑うつ症状、不眠、高血圧などに応用される。

【目標となる症状】　更年期の女性や月経不順などを伴う女性で、気が高ぶって怒りやすく、心臓部に動悸がして不安感や興奮性の精神症状を起こすことが特徴である。また、突き上げるようなのぼせ、顔や手足のほてり、すぐに熱くなったり寒くなったりする、口渇、寝汗、発熱、熱感などを伴う。

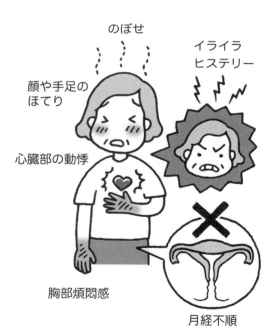

　本方は、多様な不調を感じる不定愁訴の形をとるものが多い。更年期障害の精神不安には最も多く用いられる処方である。

加味逍遥散

補血

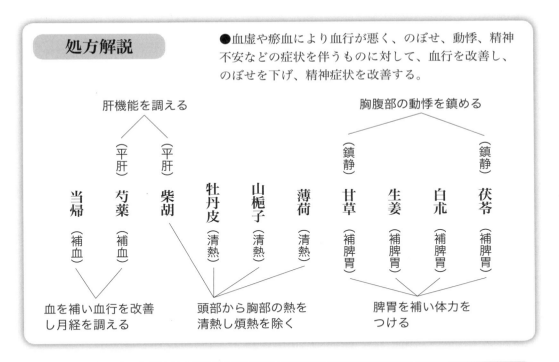

処方解説
●血虚や瘀血により血行が悪く、のぼせ、動悸、精神不安などの症状を伴うものに対して、血行を改善し、のぼせを下げ、精神症状を改善する。

- 肝機能を調える: 当帰(補血)、芍薬(補血・平肝)、柴胡(平肝)
- 血を補い血行を改善し月経を調える
- 牡丹皮(清熱)、山梔子(清熱)、薄荷(清熱)
- 頭部から胸部の熱を清熱し煩熱を除く
- 胸腹部の動悸を鎮める: 甘草(補脾胃)、生姜(補脾胃)、白朮(補脾胃・鎮静)、茯苓(補脾胃・鎮静)
- 脾胃を補い体力をつける

主な疾患と他の処方との証の鑑別

▶ **[更年期障害]**

加味逍遥散…血虚に煩熱を伴う。
　更年期障害の精神不安に多く用いる。特徴は、イライラして怒りっぽく、心臓部に動悸があり不安を感じることである。不眠の改善にもよい。また、不定愁訴が多く、冷えのぼせ、寝汗、疲労感、めまい、皮膚の痒みなどの症状を伴うものにも効果がある。

桂枝茯苓丸…瘀血。
　更年期障害の中でも、瘀血が原因で起こる冷えのぼせや、ホットフラッシュに最も効果がある。その他、頭痛、肩こり、めまい、手足の冷えなどの症状を伴うものによい。本方により瘀血を解消し、血行を促すことで、これらの随伴症状も改善する。

桃核承気湯…瘀血に便秘を伴う。
　桂枝茯苓丸の症状に加え、より強いのぼせやイライラ、化膿性のふきでものなどの強い瘀血症状と便秘を伴うものに用いる。

半夏厚朴湯…胸部からのどにかけての気滞。
　本方は、梅核気というのどの違和感や空咳があるのが特徴である。更年期障害で強い不安感やヒステリー症状をもつものによい。また、呼吸がしづらくなったり、ひどい場合には過換気症状をおこすもの、食欲がなく、ときに吐き気をおこすものなどにも効果がある。

甘麦大棗湯…臍腹部における気の上衝。
　更年期障害の中でも感情の起伏が激しく、ヒステリーをおこしたり、不眠を伴うものによい。臍部付近に動悸や気の動く感じがある。よくあくびをすることも特徴である。

▶ **[頭痛]** →P47参照、**[肝胆疾患]** →P73参照、**[抑うつ症状]** →P97参照、**[めまい]** →P99参照、**[神経症]** →P101参照、**[動悸]** →P103参照、**[不眠症]** →P105参照、**[高血圧症]** →P107参照、**[過換気症候群]** →P173参照。

血剤（駆瘀血）

金匱要略（原文はP194参照）

必修処方 桂枝茯苓丸

瘀血が原因する諸疾患の薬。

適用疾患 月経不順、月経痛、子宮内膜症、子宮筋腫、卵巣のう腫、不正出血、更年期障害、不妊症、産後悪露、冷えのぼせ、顔のほてり（ホットフラッシュ）、頭痛、肩こり、めまい、精神不安、イライラ、神経症、抑うつ症状、高血圧症、脳卒中およびその予防、ふきでもの、にきび、打ち身、むちうち症、あざ、皮下出血

【参考】医療用漢方製剤で保険適応の対象となる傷病名：のぼせ、冷え症、頭痛、頭重感、肩こり、めまい、動悸、瘀血、月経異常、月経不順、月経困難症、月経痛、過多月経、帯下、子宮内膜炎、子宮周囲炎、更年期症候群、卵巣炎、血の道症、小腹硬満、下腹痛、腹膜炎、精巣炎、痔核、肝斑、湿疹、じんま疹、尋常性ざ瘡（にきび）、皮膚炎、皮下出血、凍傷、打撲傷

処方構成 桂皮（3〜4）、茯苓（4）、牡丹皮（3〜4）、桃仁（4）、芍薬（4）

証のポイントと症状

用いる理論 三陰三陽論　（気血水論）　臓腑経絡論

> 瘀血が原因で起こるあらゆる症状に用いる。

瘀血とは、体内に生理活性を失った血液がうっ滞している状態で、血液・血流の障害や婦人科系の代謝不全により引き起こされる。瘀血があるとさらに血流が阻害され、冷えのぼせをはじめ様々な症状が起こる。

更年期障害や月経困難など女性ホルモンの変動に伴う様々な不調を、漢方では血の道症というが、これらは全て瘀血が原因している。本方は、この瘀血の代謝を促進して体外に排出する名方である。婦人科系疾患全般に用いるが、瘀血が原因する症状であれば男性にも用いる。他にも高血圧症、脳血管障害、打撲傷などに応用される。

【目標となる症状】月経時に瘀血塊（レバー状の血塊）が下り、冷えのぼせがあることが第一の目標である。さらに月経痛、月

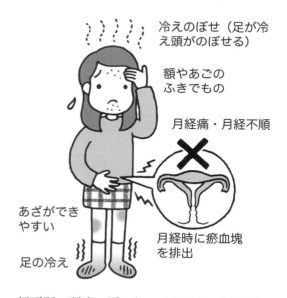

冷えのぼせ（足が冷え頭がのぼせる）
額やあごのふきでもの
月経痛・月経不順
あざができやすい
月経時に瘀血塊を排出
足の冷え

経不順、頭痛、肩こり、イライラ、精神不安などの症状が現れる。また、瘀血により皮膚や粘膜に充血や炎症を起こしやすくなるため、にきび、ふきでもの、青あざなどができやすくなる。女性の場合は月経前後にこれらの症状が悪化しやすい。

各論

血剤

桂枝茯苓丸（けいしぶくりょうがん）

駆瘀血

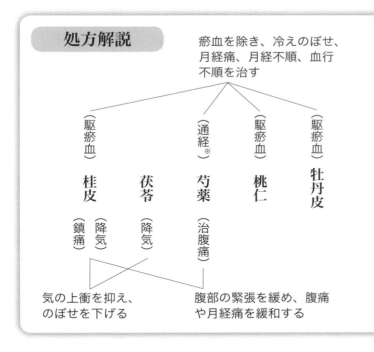

●瘀血を除き、冷えのぼせ、ふきでもの、月経時の瘀血塊、月経痛、月経不順などの瘀血症状を改善する。

※通経：瘀血を除き、婦人科系の働きを調え、月経痛・月経不順を治す。

主な疾患と他の処方との証の鑑別

▶ ［月経痛・月経不順］

桂枝茯苓丸…瘀血。
　月経不順や月経痛があり、月経時に瘀血塊（レバー状の血塊）が下りるものに用いる。また冷えのぼせがあり、額やあごにふきでもののみられるもの、あざを作りやすいものによい。

桃核承気湯…瘀血に便秘を伴う。
　目標を桂枝茯苓丸とほぼ同じくするが、便秘があり、額やあごに化膿性の根の深いふきでものを生じ、のぼせがはなはだしく、イライラや月経痛が激しいなど、より実証のタイプに用いる。

当帰芍薬散…血虚に冷えと水毒を伴う。
　貧血気味で、冷えると月経痛が一層はなはだしくなり、疲れやすく、水分代謝が悪く、むくみや膀胱炎を起こしやすいものによい。

四物湯…血虚。
　体が冷えて、婦人科系の働きが悪く、肌の色つやが悪いものに用いる。

温清飲…血虚に炎症を伴う。
貧血を伴うものや、皮膚の色がどす黒く、手足が冷えたり逆にほてったりする症状のあるものに用いる。子宮内膜症の改善に効果が高い。

芎帰膠艾湯…血虚で出血がある。
　月経血の過多、流産、不正出血など、出血症状の続くものに用いる。出血のために、貧血や冷え症、腹痛などの症状を伴う場合も多い。

十全大補湯…気血両虚。
　体力がなく貧血を伴うものや婦人科系の働きが悪いものに用いる。月経痛や子宮筋腫、不妊症、無月経のものなどに対し、血を補い血行を促し、症状を改善する。

▶ ［頭痛］→P47参照、［脳卒中予防］→P79参照、［抑うつ症状］→P97参照、［めまい］→P99参照、［神経症］→P101参照、［高血圧症］→P107参照、［不妊症］→P113参照、［子宮筋腫・子宮内膜症］→P115参照、［認知症予防］→P121参照、［更年期障害］→P123参照、［にきび・ふきでもの］→P127参照。

125

血剤（駆瘀血）　瀉下剤

傷寒論（原文はP199参照）

必修処方 桃核承気湯（とうかくじょうきとう）

便秘とのぼせを伴う婦人科系疾患の薬。

適用疾患　便秘症。便秘を伴うものの次の症状：月経不順、月経痛、痔核、子宮内膜症、子宮筋腫、卵巣のう腫、不妊症、冷えのぼせ、更年期障害、精神不安、イライラ、神経症、抑うつ症状、頭痛、肩こり、高血圧症、動脈硬化症、脳卒中およびその予防、腰痛、肥満症、ふきでもの、にきび、打ち身、あざ、むちうち症、鼻血、目の充血

【参考】医療用漢方製剤で保険適応の対象となる傷病名：便秘症、習慣性便秘、月経不順、月経困難症、更年期症候群、帯下、瘀血、小腹硬満、小腹急結、圧痛、頭痛、肩こり、めまい、冷え症、のぼせ、不安障害、不安神経症、神経症、産褥期うつ状態、高血圧症、動脈硬化症、乏尿、腰痛症、坐骨神経痛、痔核、尋常性ざ瘡（にきび）、湿疹、肝斑

処方構成　桃仁（とうにん）（5）、桂皮（けいひ）（4）、大黄（だいおう）（3）、芒硝（ぼうしょう）（2）、甘草（かんぞう）（1.5）

証のポイントと症状

用いる理論　三陰三陽論（さんいんさんよう）　気血水論（きけっすい）　臓腑経絡論

瘀血（おけつ）に便秘を伴うものに用いる（病位としては陽明病）。

はなはだしい瘀血と頑固な便秘があり、熱証が強く現れているものに用いる。病位としては陽明病であり、のぼせや熱感、イライラ感などが強い。更年期障害など便秘を伴う婦人科系疾患に効果が高いが、頭痛、肩こり、高血圧、痔疾、精神不安、にきび・ふきでものなどに応用される。

【目標となる症状】　強いのぼせやイライラ感などの瘀血症状や炎症症状がはなはだしく、便秘するものを目標とする。額やあごにふきでものが出やすく、ふきでものなども根が深く化膿して熱をもちやすい。婦人の場合は、月経不順や月経痛を伴い、月経時に瘀血塊（赤黒い血の塊）を排出するものによい。頑固な便秘を伴い、少腹急結（しょうふくきゅうけつ）と

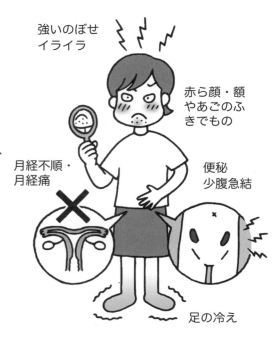

強いのぼせ・イライラ
赤ら顔・額やあごのふきでもの
月経不順・月経痛
便秘・少腹急結
足の冷え

いう下腹部の左右が引きつれるように痛む独特の腹証が見られる場合もある。

各論

血剤

桃核承気湯
駆瘀血

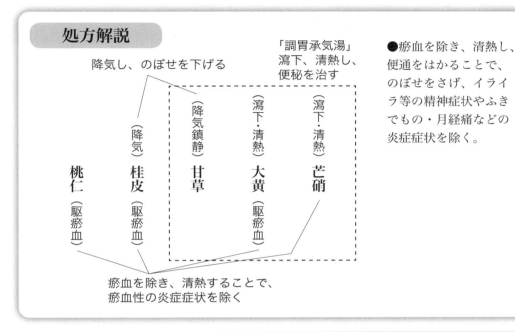

処方解説

●瘀血を除き、清熱し、便通をはかることで、のぼせをさげ、イライラ等の精神症状やふきでもの・月経痛などの炎症症状を除く。

「調胃承気湯」瀉下、清熱し、便秘を治す

降気し、のぼせを下げる

桃仁（駆瘀血）　桂皮（降気）（駆瘀血）　甘草（降気鎮静）　大黄（瀉下・清熱）（駆瘀血）　芒硝（瀉下・清熱）

瘀血を除き、清熱することで、瘀血性の炎症症状を除く

主な疾患と他の処方との証の鑑別

▶ ［にきび・ふきでもの］

桃核承気湯…瘀血に便秘を伴う。

　便秘があり、のぼせが強く、赤ら顔のものに用いる。女性の場合は月経前後に皮膚症状が悪化し、月経不順を伴ったり、月経時に瘀血塊を排出することが多い。にきびやふきでものが額やあごにできることが多く、根が深く、盛り上がるような形状となる炎症の強いものによい。

桂枝茯苓丸…瘀血。

　月経不順や月経痛があり、月経前後に皮膚症状が悪化するものに用いる。にきびやふきでものが額やあごにできやすい傾向がある。桃核承気湯ほど炎症症状がひどくなく、便秘を伴わないものによい。

桂枝茯苓丸合小柴胡湯…瘀血に肝機能の失調を伴う。

　桂枝茯苓丸の諸症状に加え、ほほにふきでものやしみの出やすいものに用いる。また、肝機能の失調や胸脇部・背部にはりや痛みのあるものによい。

黄連解毒湯…胃熱。

　胃腸の炎症による口周囲のできものに用いる。舌苔は黄苔で、口が苦く、口臭や便が焦げ臭い特徴がある。よく口内炎を起こすものにもよい。

温清飲…血虚で炎症を伴う。

　皮膚が枯燥し、どす黒く、かゆみが強いものに用いる。熱感、口乾を伴うことが多い。ふきでものの治りの悪いものにもよい。

十味敗毒湯…表の瘀血。

　皮膚が赤く、痒みや湿疹を伴うものに用いる。根の浅いできものに効果的である。なお、十味敗毒湯、温清飲を用いる場合で、痒みを伴う場合は、瞑眩（P190参照）により一時的に症状が悪化することがあるので注意する。

▶ ［頭痛］→P47参照、［脳卒中予防］→P79参照、［肥満症］→P81参照、［便秘症］→P83参照、［痔疾］→P85参照、［高血圧症］→P107参照、［子宮筋腫・子宮内膜症］→P115参照、［更年期障害］→P123参照、［月経痛・月経不順］→P125参照。

127

利水剤

　体内に生理活性を失った水分が滞留すると、様々な形で身体に害を及ぼす。それらの水分は状態によって水滞、湿、水毒などと呼ばれる。利水剤は、水分代謝をはかり、それら体内に滞留した水分を体外に排出する方剤である。

【効能】

体内に滞留した生理活性を失った水分を、水分代謝をはかり、利尿を促進することにより排出する。

【適応疾患・症状】

むくみ、浮腫、小便不利、口渇、排尿困難、頻尿、腎膀胱系疾患全般（腎炎・ネフローゼ症候群・膀胱炎・腎機能低下など）、関節水腫、めまい、頭重、倦怠感、胃内停水など。

【本作用をもつ生薬】

沢瀉、猪苓、茯苓、白朮、蒼朮、滑石、木通、防已、薏苡仁、車前子など。

【本作用を含む代表的な方剤】

五苓散、五淋散、猪苓湯、柴苓湯、真武湯、苓姜朮甘湯、八味地黄丸、防已黄耆湯など。

【本作用をもつ代表的な配合】

沢瀉＋白朮、茯苓＋白朮、猪苓＋滑石、沢瀉＋滑石、茯苓＋車前子、沢瀉＋山茱萸、防已＋黄耆など。

▶沢瀉、白朮、茯苓、猪苓はいずれも利水作用にすぐれた生薬であり、これらの配合は、利水作用をもつ多くの処方に含まれている。また滑石、車前子などが組み合わさるとよく腎・膀胱系の炎症を除く。山茱萸は利水作用はないが、利水薬と組み合わさると尿漏れなどの改善に効果を発揮する。防已＋黄耆は体表の衛気を補い湿を除くので、自汗のはなはだしいものによい。

各論

利水剤　健胃剤（止瀉・止嘔）　　傷寒論・金匱要略（原文はP195参照）

必修処方 五苓散(ごれいさん)

水分代謝を改善する薬。

適用疾患
小便不利、浮腫、倦怠感、水瀉性下痢、急性胃腸炎、吐き気、嘔吐、吐き下し、暑気あたり、乗り物酔い、二日酔い、口渇、頭痛、頭重感、めまい、メニエール症候群、幼児の唾液分泌過多、糖尿病、腎機能低下、腎炎、ネフローゼ症候群、膀胱炎、尿路結石
【参考】医療用漢方製剤で保険適応の対象となる傷病名：浮腫、乏尿、下痢症、悪心、嘔吐症、嘔気、宿酔（二日酔い）、心窩部振水音、胃内停水、水毒、頭痛、頭重感、口渇症、めまい、腎炎、膀胱炎、ネフローゼ症候群、尿毒症、急性胃腸炎、腹痛症、糖尿病、暑気あたり、黄疸

処方構成
沢瀉（4〜6）、猪苓（3〜4.5）、茯苓（3〜4.5）、蒼朮(注)（3〜4.5）＜白朮も可＞、桂皮（2〜3）
(注) 原典の処方では、蒼朮ではなく白朮が用いられている。

証のポイントと症状

用いる理論　　三陰三陽論　　(気血水論)　　臓腑経絡論

水毒に用いる。

水毒とは、津液が活性を失って体内に停溜している状態とその病症をいうが、本方は、その水毒の改善に用いられる代表的な方剤である。

体内の水分代謝を正常化し、余分な水分を尿として排出する作用がある。膀胱炎、腎炎、浮腫、めまいなどの多くの水毒の病に用いられ、水毒を原因とする疲労倦怠感、乳幼児のよだれ過多や下痢にも効果がある。糖尿病、乗り物酔いなどにも応用される。

【目標となる症状】　口渇と小便不利（尿量の減少や排尿障害があり小水が出にくい状態）を第一の目標とする。
口が渇くにもかかわらず小便が出にくく、むくみなどが起こるという体内における水分の偏りが、本方の重要なポイントである。
その他、胃内停水（みぞおち辺りで振水音がある）、残尿感、よだれ過多、下痢、悪心、嘔吐、頭痛、めまい、耳鳴り、二日酔いなどに用いる。なお、水逆といって、吐き気が強く、水を飲んでも吐くものや吐き下しをするものにも効果的である。

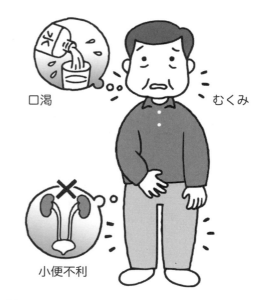

口渇　　むくみ

小便不利

各論

利水剤

五苓散(ごれいさん)

処方解説

（注）※は処方構成参照。

●水毒の病に対して、すぐれた利水作用により水分代謝を促し、体内の水分バランスを調え水毒の症状を改善する。

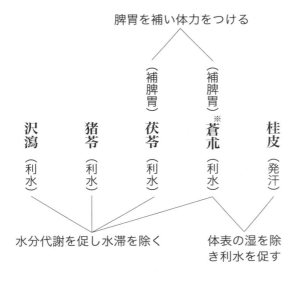

主な疾患と他の処方との証の鑑別

▶ [むくみ]

五苓散…水毒。

本方の目標は、口渇と小便不利である。のどの渇きがあるのに小便が出にくく、むくみやすいという体内において水分の偏りのあるものに用いる。

真武湯…水毒に冷えを伴う。

陰病で身体が冷え、夜間何度もトイレに起きるが尿の出が悪く、むくみやすいものに用いる。口渇はあまりない。動悸や激しいめまいを伴うものにもよい。

当帰芍薬散…水毒に血虚と冷えを伴う。

月経痛、月経不順などの婦人科系の働きが悪く、下半身から全身にかけての冷えがあり、尿の出が悪くむくむもの、特に月経前後にむくみやすいものに効果がある。

麻杏薏甘湯…水毒に筋肉・関節痛を伴う。

夕方以降に下半身がむくむものにすぐれた効果がある。また手足が重だるく、腰痛・膝痛を伴うものや、水太りの肥満体質のものによい。

防已黄耆湯…表の水毒（自汗がある）。

自汗がはなはだしく、下半身にむくみのあるものに用いる。本方の自汗は主に下半身における冷汗であり、皮膚は触れるとじっとりと冷たいという特徴がある。また体が重だるく、下半身の筋肉や関節の痛みを訴えるものにも効果がある。

八味地黄丸…腎虚で水毒、冷え（下半身）を伴う。

腎の機能が低下し、下半身が冷え、頻尿や夜間排尿を伴うものに用いる。主に下半身がむくみやすく、足腰を中心に倦怠感を伴うことが多い。

▶ [腎機能低下] →P89参照、[めまい] →P99参照、[尿路結石] →P133参照、[膀胱炎] →P135参照、[腎炎・ネフローゼ症候群] →P137参照、[下痢] →P141参照、[嘔吐・つわり] →P143参照、[のど・口の乾燥感、唾液不足] →P171参照。

131

利水剤

傷寒論・金匱要略（原文はP199参照）

猪苓湯
ちょれいとう

泌尿器系の炎症性疾患の薬。

適用疾患 膀胱炎、尿道炎、腎炎、腎機能低下、腎結石、尿管結石、膀胱結石、尿道結石、血尿、排尿痛、排尿障害、残尿感、尿混濁、小便不利、浮腫、口渇、前立腺肥大、淋疾、下痢、不眠症

【参考】医療用漢方製剤で保険適応の対象となる傷病名：排尿痛、血尿、肉眼的血尿、浮腫、残尿感、排尿困難、乏尿、頻尿症、膀胱炎、急性膀胱炎、膀胱結石症、尿道炎、腎炎、腎結石症、ネフローゼ症候群、淋病、口渇症、下痢症

処方構成 猪苓（3〜5）、茯苓（3〜5）、滑石（3〜5）、沢瀉（3〜5）、阿膠（3〜5）

証のポイントと症状

用いる理論 三陰三陽論 （気血水論） 臓腑経絡論

> 水毒で腎・膀胱系に炎症のあるものに用いる。

腎炎・膀胱炎などを改善する薬で、病位は陽病から陰病まで幅広く用いることができる。本方の特徴は、口渇、小便不利など水毒の症状に加え、腎膀胱系に熱証（炎症症状）を伴うことである。泌尿器系の疾患で血尿などの炎症症状が比較的強い場合に用いるとよい。また、腎結石・膀胱結石に用いられる代表的な処方である。

【目標となる症状】 口渇、小便不利、むくみなどの水毒症状があり、血尿・残尿感・排尿痛・淋瀝（小便が出しぶり、また垂れるように出続けて、切れないこと）などの炎症症状を伴う。また、膀胱炎などの際にみられる独特の煩悶感（落ち着かず、もだえるような感じ）を伴う場合もある。

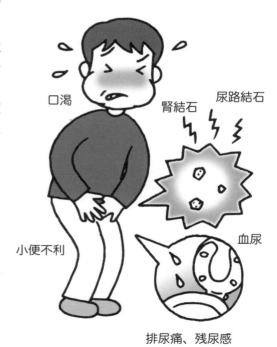

口渇、腎結石、尿路結石、小便不利、排尿痛、残尿感、血尿

各論

利水剤

猪苓湯（ちょれいとう）

処方解説

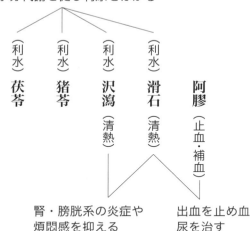

●清熱・止血作用により腎・膀胱系の炎症や出血を治し、利水作用により水分代謝を促すことで、水毒を利尿に導き排出する。

主な疾患と他の処方との証の鑑別

▶ ［尿路結石］

猪苓湯…水毒に炎症を伴う（陽病を中心に病位は幅広く用いられる）。

　口渇があり、血尿および排尿痛・残尿感・淋瀝などの排尿障害が比較的強いことがポイントである。尿路結石排出薬としては、もっともポピュラーに用いる薬である。

五苓散（ごれいさん）…水毒（病位は幅広く用いられる）。

　小便不利、口渇はあるが、淋瀝や排尿痛、血尿などの炎症症状は猪苓湯よりもかなり軽度である。元来むくみやすいもので尿路結石を起こしたものにも用いられる。

五淋散（ごりんさん）…水毒に淋証を伴う。炎症は比較的軽度。

　尿路結石があり慢性の炎症を伴うものに用いる。淋瀝や排尿痛など淋証（P134参照）のあるものに効果が高い。血尿の程度は猪苓湯より軽い。

八味地黄丸（はちみじおうがん）…腎虚（じんきょ）（陰病）。

　尿路結石により尿路障害、排尿障害を起こしているものに用いる。陰病に用いるので、冷えのあるものや高齢者で夜間排尿が多く、頻尿や遺尿を伴うものによい。

＜結石の疼痛緩和＞

芍薬甘草湯（しゃくやくかんぞうとう）…筋肉の緊張による痛み。

　結石を除く作用はないが、痛みの緩和に多く用いる。筋肉の緊張性の疼痛緩和によい。

▶ ［腎機能低下］→P89参照、［膀胱炎］→P135参照、［腎炎・ネフローゼ症候群］→P137参照、［排尿障害］→P165参照。

133

利水剤

五淋散(ごりんさん)

太平恵民和剤局方（原文はP195参照）

淋証（排尿に伴う不調）の薬。

適用疾患 膀胱炎、尿道炎、腎盂炎、淋疾、腎結石、尿管結石、膀胱結石、尿道結石、血尿、小便不利、残尿感、頻尿、排尿痛、排尿障害、尿混濁
【参考】医療用漢方製剤で保険適応の対象となる傷病名：頻尿症、排尿痛、残尿感

処方構成 茯苓（5〜6）、当帰（3）、黄芩（3）、甘草（3）、芍薬（1〜2）、山梔子（1〜2）、地黄（3）、沢瀉（3）、木通（3）、滑石（3）、車前子（3）＜地黄以下のない場合も可(注)＞
(注)『太平恵民和剤局方』の処方では、地黄以下と黄芩が配合されていない。一般用漢方製剤承認基準と同じ処方構成の五淋散は、地黄以下の配合のないものが元代の『仁斎直指方』に記載され、また地黄以下のあるものは、明代の『万病回春』に別方として記載されている。

証のポイントと症状

用いる理論　三陰三陽論　気血水論　臓腑経絡論

水毒に淋証を伴うものに用いる。

淋証とは、淋瀝（小便が出しぶり、また垂れるように出続けて、切れないこと）を主症状とした排尿に伴う不調の総称である。頻尿、切迫した尿意、排尿痛、残尿感、尿の混濁・濃縮、血尿などの症状を包括し、泌尿器系の感染症・結石・結核、乳び尿、前立腺炎などの疾患が含まれる。本方はこの淋証に用いる処方で、処方名の五淋とは、石淋（尿路結石）、気淋（前立腺肥大、神経性頻尿）、膏淋（乳び尿などの混濁尿）、労淋（過労からくる排尿異常）、熱淋（急性の尿路感染症）という5種類の淋証を示す。

【目標となる症状】　小便不利および淋瀝、残尿感、排尿痛などの排尿障害があり、血

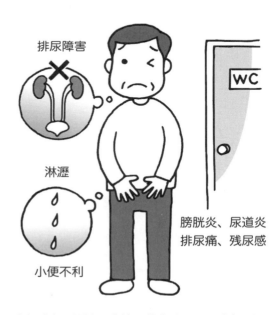

尿や尿の混濁・濃縮を伴うものを目標とする。炎症の程度は、猪苓湯よりも軽度である。

各論

利水剤

五淋散(ごりんさん)

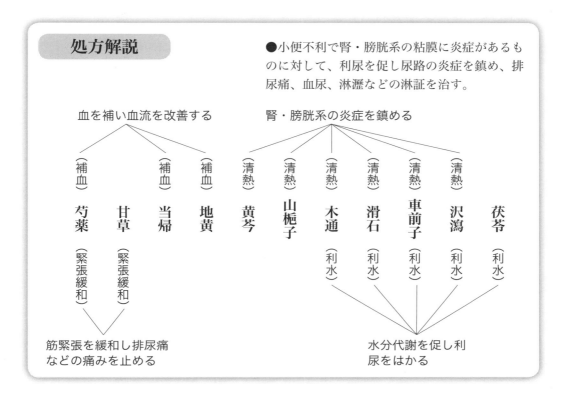

主な疾患と他の処方との証の鑑別

▶ [膀胱炎]

五淋散…水毒に淋証を伴う。

　淋証を伴う膀胱炎で、慢性化し、炎症症状の比較的軽度なものに用いる。過労やストレスによって膀胱炎をくり返すものによい。

猪苓湯(ちょれいとう)…水毒に炎症や出血を伴う。

　口渇、小便不利、排尿痛などがあり、血尿を伴う膀胱炎に用いる。また切迫頻尿があり、排尿後すぐに尿意を感じ、何度もトイレに行くものによい。血尿や炎症の程度は五淋散よりも強い。

五苓散(ごれいさん)…水毒。

　口渇、小便不利があり、膀胱炎を起こし、多飲しても尿量が減少するものに用いる。排尿痛、血尿などの炎症症状は猪苓湯に比べると軽度である。元来むくみなどの水毒症状があり、膀胱炎を起こすものによい。

苓姜朮甘湯(りょうきょうじゅつかんとう)…水毒に冷えを伴う。

　腰部及び下肢の冷えが顕著で膀胱炎を起こしやすいものに用いる。冷えにより膀胱炎を繰り返すものによい。

八味地黄丸(はちみじおうがん)…腎虚(じんきょ)に冷えと水毒を伴う。

　体力が低下した中高年で、膀胱炎を起こし、夜間頻尿の著しいものに用いる。排尿障害や四肢の冷えがあり、特に尿漏れを起こすものによい。

清心蓮子飲(せいしんれんしいん)…上盛下虚(じょうせいかきょ)(P164参照)。

　体力虚弱で膀胱炎の症状が慢性化したものに用いる。頻尿や残尿感があり、尿が出ずらく、神経過敏なものによい。八味地黄丸よりも冷えや夜間排尿は少ない。膀胱神経症(泌尿器に異常はないが、頻尿・残尿感などの自覚症状があるもの)にも用いる。

▶ [尿路結石] →P133参照、[排尿障害] →P165参照。

135

利水剤　清熱剤(少陽清熱)　　　　　　　　　　　世医得効方（原文はP196参照）

柴苓湯
さいれいとう

水分代謝の失調を伴う各種感染症、および免疫が低下したものに用いる薬。

適用疾患　水瀉性下痢、急性胃腸炎、嘔吐を伴う胃炎、夏かぜ、口渇、小便不利、浮腫、慢性腎炎、ネフローゼ症候群、慢性肝炎、メニエール症候群、滲出性中耳炎、緑内障、ぶどう膜炎、心臓疾患
【参考】医療用漢方製剤で保険適応の対象となる傷病名：下痢症、急性胃腸炎、嘔気、食欲不振、心窩部振水音、暑気あたり、口渇症、乏尿、浮腫、胸脇苦満

処方構成　柴胡（4～7）、半夏（4～5）、生姜（1）、黄芩（2.5～3）、大棗（2.5～3）、人参（2.5～3）、甘草（2～2.5）、沢瀉（4～6）、猪苓（2.5～4.5）、茯苓（2.5～4.5）、白朮（2.5～4.5）＜蒼朮も可＞、桂皮（2～3）
（注）『世医得効方』の処方では、麦門冬・地黄の配合がある。一般用漢方製剤承認基準と同じ処方構成の柴苓湯は『勿誤薬室方函』に記載されている。

証のポイントと症状

用いる理論　三陰三陽論　気血水論　臓腑経絡論

少陽病の病位で水毒を伴うものに用いる。

小柴胡湯と五苓散の合方である。小柴胡湯は、清熱作用によって胸腹部の炎症を鎮めると同時に肺や脾胃を補う作用をもつため、感染症などで体力が落ち、微熱や往来寒熱が続くものによい。慢性の炎症性疾患にも効果がある。本方は、これに利水作用のある五苓散を合わせることで、口渇、小便不利、むくみなどの水毒症状を伴う肺・胃腸・肝・腎などの炎症性疾患に用いる。慢性腎炎・ネフローゼ症候群、夏かぜ、熱症状と下痢を伴う胃腸疾患、むくみをともなう心臓疾患などに応用される。

【目標となる症状】　むくみ、口渇、小便不利、嘔吐、胃内停水など水毒の症状があり、小柴胡湯の症状である微熱・往来寒熱、食欲不振、胸脇苦満、吐き気などの症状を伴うものを目標とする。

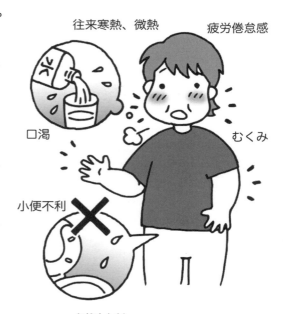

利水剤

柴苓湯(さいれいとう)

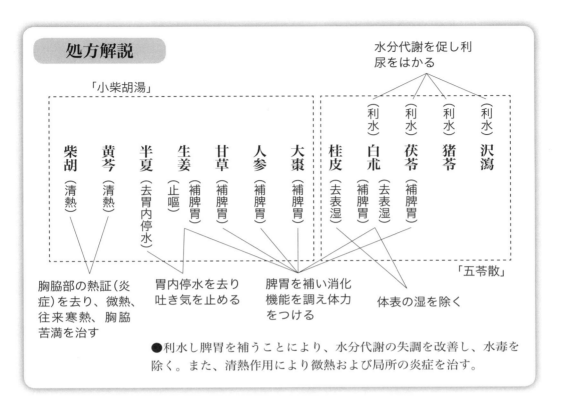

●利水し脾胃を補うことにより、水分代謝の失調を改善し、水毒を除く。また、清熱作用により微熱および局所の炎症を治す。

主な疾患と他の処方との証の鑑別

▶ [腎炎・ネフローゼ症候群]

柴苓湯…少陽病で水毒を伴う。

　微熱と口渇があり、水毒(むくみなど)のあることが特徴である。慢性腎炎やネフローゼ症候群に多く用いる。免疫力の落ちている場合によい。

五苓散…水毒(病位を問わず広く用いられる)。

　急性腎炎で口渇と小便不利、むくみや自汗、発熱を伴うものに用いる。慢性腎炎やネフローゼ症候群などで発熱のない場合にも効果がある。

猪苓湯…水毒に炎症を伴う(陽病を中心に病位は広く用いられる)。

　五苓散の症状に加え血尿の顕著なものに用いる。発汗傾向はあまりない。

白虎加人参湯…陽明病。

　消渇といって、のどが渇き、やたらと水を飲みたがる症状によい。腎炎や腎盂腎炎などの高熱期に用いる。利水作用はもたないので、小便不利のある場合は五苓散、猪苓湯など他の利水剤を併用するとよい。

八味地黄丸…少陰病、腎虚。

　慢性腎炎などで腎機能低下があり、陰病のものに用いる。疲労倦怠が著しく、四肢の冷え・腰痛や下腹部に脱力や知覚麻痺(小腹不仁)があるのが特徴である。遺尿や頻尿、夜間排尿を伴う。

真武湯…少陰病で水毒を伴う。

　慢性腎炎で陰病のものに用いる。八味地黄丸と同様に新陳代謝の機能が衰えているが、胃腸が弱く、地黄剤の使用が困難なものにも用いることができる。

当帰芍薬散…陰病で血虚と水毒を伴う。

　慢性腎炎に多く用いる。冷えが顕著で頭重感、めまい感、軽度のむくみ、貧血などを伴うことが多い。

▶ [心臓疾患] →P71参照、[糖尿病] →P161参照。

健胃・整腸剤

　胃腸系の機能を調え、併せて下痢・嘔吐・胃痛などを改善する方剤である。方剤の主たる作用によっていくつかの用途に分かれる。

【効能】

1．胃腸の炎症を鎮め、下痢や胃痛・腹痛を止める。
2．胃腸虚弱や胃部の水滞による吐き気や下痢を改善する。
3．胃腸の湿を除き、腹部膨満感や軟便症状を改善する。
4．冷えやストレス、胃腸虚弱による腹痛・胃痛を改善する。

【適応疾患・症状】

下痢、嘔吐、食欲不振、暴飲暴食、食あたり、急・慢性胃腸炎、感染性下痢、胃腸かぜ、過敏性腸症候群、消化不良、腹部膨満感、ガス腹、胃痛など。

【本作用をもつ生薬】

黄連、黄芩、黄柏、人参、生姜、半夏、大棗、甘草、蒼朮、白朮、陳皮、厚朴、良姜、茴香など。

【本作用を含む代表的な方剤】

黄連解毒湯、半夏瀉心湯、人参湯、六君子湯、茯苓飲、平胃散、安中散、小建中湯、大建中湯など。

【本作用をもつ代表的な配合】

健胃・整腸作用のある配合は、その効能によっていくつかの配合に分かれる。

■胃腸の炎症を鎮め、下痢を止める
　黄連＋黄芩、黄連＋黄柏など。
　▶この配合は胃腸炎の治療に多く用いられ、よく胃腸の炎症を鎮め、下痢を止める。
■胃腸虚弱を補い、胃部の水滞を除き、下痢や吐き気を止める。
　人参＋白朮（注）、人参＋茯苓、人参＋乾姜など。
　▶胃腸虚弱で下痢する場合は、人参、白朮、茯苓の配合がよい。どの生薬にも脾胃を補う作用があり、また茯苓、白朮は胃腸の水分代謝を改善するので、よく下痢を治すことができる。吐き気のある場合は生姜を、冷えのある場合は乾姜などを加えるとよい。

各論

■嘔吐を止める

生姜＋半夏（＋茯苓）。

▶生姜には単独でも吐き気止めのすぐれた効果があるが、生姜＋半夏（＋茯苓）の配合になると、さらにすぐれた効果が現れる。この配合は健胃・整腸剤の多くの処方に含まれている。

■胃腸の湿を除く

蒼朮（注）＋陳皮、蒼朮＋厚朴など。

▶この配合は、胃腸の湿を除き腹部膨満感やガスを除くのによい。

■胃痛・腹痛を止める

良姜＋延胡索、茴香＋良姜、桂皮＋芍薬、山椒＋人参など。

▶良姜＋延胡索、茴香＋良姜は、胃腸を温め、冷えによる胃痛・腹痛を治すのによい配合である。また、桂皮＋芍薬は腹部緊張による痛みを、山椒＋人参は胃腸虚弱で冷えのある場合の痛みをとるのによい。

（注）白朮と蒼朮は、基原植物が類似しており、『神農本草経』にも「朮」という記載しかないことから、古来明確に区別があったかどうかは不明である。『傷寒雑病論』においても、処方中の記載は白朮のみであり、両者の区別を行っていたかどうかは不明である。ただ、『本草図経』の記載によると白朮と蒼朮の用法の区別は、宋代にはあったと考えられる。日本漢方では、江戸時代に吉益東洞が「朮の利水作用においては蒼朮が白朮に勝る」としたため、古方派では、蒼朮が多く用いられるようになった。現在の日本漢方では、古方派では蒼朮を用い、後世派および中医学では両者を使い分ける傾向にある。白朮・蒼朮の効能としては、胃腸および筋肉・関節などの湿邪を除き、胃腸の機能を高める作用は両者ともにあるが、白朮のほうがより補脾胃・補気作用にすぐれ、蒼朮の方が、湿邪を除く作用にすぐれるという傾向がある。

健胃・整腸剤(止瀉)　清熱(少陽清熱)　傷寒論・金匱要略（原文はP200参照）

必修処方 半夏瀉心湯

炎症性の胃腸疾患を治す薬。

適用疾患　慢性胃腸炎、急性胃腸炎（胃腸かぜ）、下痢（発酵性・乳糖不耐症など）、下痢と便秘が交互にくるもの、消化不良、食中毒、過敏性腸症候群、胃酸過多症、胃潰瘍、十二指腸潰瘍、神経性胃炎、胃腸障害（西洋薬の副作用によるもの）、胃下垂、胃腸虚弱の体質改善、口内炎、軟便、腹鳴、食欲不振、胸やけ、悪心、吐き気、嘔吐、つわり、二日酔い、げっぷ、心下部痛、腹痛

【参考】医療用漢方製剤で保険適応の対象となる傷病名：食欲不振、胸やけ、悪心、嘔吐症、宿酔（二日酔い）、悪阻（つわり）、おくび（げっぷ）、舌苔、心窩部痛、心下痞硬、心下痞、心窩部不快、心窩部振水音、胃下垂、胃腸虚弱、急性胃腸炎、慢性胃腸炎、下痢症、発酵性下痢、消化不良症、口内炎、胃潰瘍、十二指腸潰瘍、胃炎、神経性胃炎、神経症

処方構成　黄連（1）、黄芩（2.5〜3）、半夏（4〜5）、乾姜（2〜2.5）、人参（2.5〜3）、甘草（2.5〜3）、大棗（2.5〜3）

証のポイントと症状

用いる理論　⟨三陰三陽論⟩　気血水論　臓腑経絡論

少陽病に位置し、胃腸疾患に用いる。

　本方は、少陽病に位置し、胃腸の炎症を鎮め、心下部（みぞおち辺り）の痞えを除くとともに、脾胃を補う攻補兼施の処方である。急性・慢性の下痢や胃腸炎に多く用い、嘔吐・食欲不振・胃潰瘍など炎症を伴う各種胃腸疾患によい。また、過敏性腸症候群のような腸の機能失調にも効果的である。

【目標となる症状】　本方の下痢は、腹鳴（腹がゴロゴロと鳴る）や腹痛を伴い、便は水瀉性ではなく、しぶり腹（便意があっても、一度出ず排便後すぐに便意があり、何度もトイレに通うような状況）となるものによい。また、みぞおち辺りが脹って痞え、圧痛があり、口は苦く、舌は白苔を呈

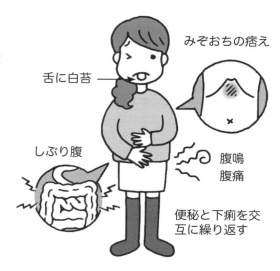

みぞおちの痞え
舌に白苔
しぶり腹
腹鳴 腹痛
便秘と下痢を交互に繰り返す

する。吐き気や嘔吐を伴う場合もある。また腸の働きが悪く、下痢と便秘を繰り返すものにも効果的である。

各論

健胃・整腸剤

半夏瀉心湯 (はんげしゃしんとう)

止瀉

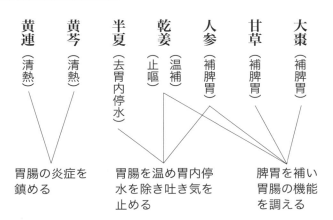

主な疾患と他の処方との証の鑑別

▶ [下痢]

半夏瀉心湯…少陽病に位置。
　陽明病ほど強くないが、胃腸に炎症がある場合に用いる。下痢は水瀉性ではなくしぶり腹で、みぞおち辺りが脹り、腹鳴し、時に吐き気や腹痛を伴う。また下痢と便秘を繰り返すものにも効果的である。舌は白苔を呈する。

黄連解毒湯…陽明病に位置※。
　胃腸の熱証がはなはだしい下痢に用いる。口は苦く、熱っぽく、舌は黄苔を呈する。また便臭が強く、排便時に熱感を伴う場合によい。

人参湯…太陰病に位置。
　冷えにより胃腸機能が低下し、下痢するものに用いる。疲れやすく、貧血などを伴う場合もある。舌証は薄い白苔もしくは無苔となり、舌質も淡色となる。

六君子湯…太陰病に位置※。水毒を伴う。
　胃腸を温め補い、胃内停水を除く作用がある。下痢は水瀉性で、食欲が無く、食べたり飲んだりした直後すぐ下痢するものに効果的である。腹部の冷感を伴う場合もある。

五苓散…水毒。
　本方の下痢は水毒によるため水瀉性で、口渇と小便不利を伴う。また嘔吐と下痢が同時に起こる吐き下しの状態に効果があり、小児の下痢にもよく用いられる。

葛根湯…太陽と陽明の合病。
　かぜのひき始めで首や肩が張り、下痢を伴うものは本方を用いて発汗させるとよい。

真武湯…少陰病で水毒を伴う。
　水毒があり、胃腸に冷えた水が停留することにより下痢するものに用いる。本方は、利水作用により胃腸の水毒を除き、体を温めて下痢を治す。冷えと小便不利を目標に用いる。

(注) ※印の処方は『傷寒論』の処方ではないが、「三陰三陽論」に照らして病位を推定している。

▶ [胃腸炎] →P69参照、[便秘症] →P83参照、[嘔吐・つわり] →P143参照、[胃部不快感・胃もたれ] →P145参照、[胃痛] →P147参照、[食欲不振] →P151参照、[消化不良] →P153参照、[腹痛] →P159参照。

141

健胃・整腸剤（止嘔）　　　　　　　　　　　　　きんき ようりゃく
　　　　　　　　　　　　　　　　　　　　　　　金匱要略（原文はP201参照）

茯苓飲
ぶくりょういん

吐き気・嘔吐を止める薬。

適用疾患　吐き気、嘔吐、つわり、胸やけ、げっぷ、食欲不振、胃アトニー、胃下垂、胃部膨満感、胃拡張、慢性胃炎

【参考】医療用漢方製剤で保険適応の対象となる傷病名：嘔気、悪心、嘔吐症、胸やけ、食欲不振、胃拡張、胃下垂、慢性胃炎、胃炎、胃液分泌過多、胃神経症、胃腸虚弱、消化不良症、胃内停水、心窩部振水音、心下痞硬、乏尿

処方構成　茯苓（2.4〜5）、白朮（2.4〜4）＜蒼朮も可＞、人参（2.4〜3）、生姜（1〜1.5）、陳皮（2.5〜3）、枳実（1〜2）

証のポイントと症状

用いる理論　　三陰三陽論　　（気血水論）　　臓腑経絡論

脾胃の虚証に水逆を伴う。

水逆とは胃内停水が突き上げ嘔吐する状態で、腹部の冷えや緊張によって起こる。

本方は、脾胃虚弱により胃内停水となり、それが水逆を起こしたものに用いる。つわりにも多用される。

【目標となる症状】　胃腸虚弱で、上腹部に膨満感や振水音があり、突き上げるような嘔吐をするものに用いる。つわりなどでしじゅう吐き気が続く場合にもよい。

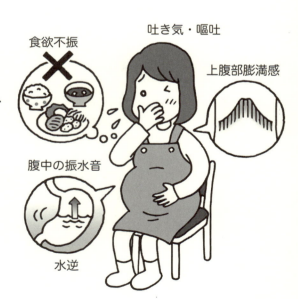

食欲不振／吐き気・嘔吐／上腹部膨満感／腹中の振水音／水逆

各論

健胃・整腸剤

茯苓飲（ぶくりょういん）

止嘔

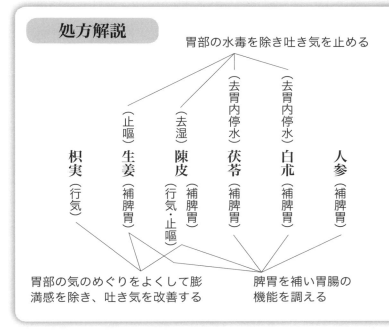

主な疾患と他の処方との証の鑑別

▶ ［嘔吐・つわり］

茯苓飲…脾胃の虚証に水逆を伴う。

　胃腸虚弱で胃内停水があり、水逆を起こして突き上げるように嘔吐するものに用いる。上腹部に膨満感や胃内停水による振水音がある。つわりに多用される。

小半夏加茯苓湯（しょうはんげかぶくりょうとう）…胃部の水毒。

　胃内停水があり嘔吐するものに用いる。止嘔の名方と呼ばれ、つわりに多用される。少量ずつ冷服するとよい。なお、他の止嘔作用のある処方に、本方の処方構成が内在している場合も多い。

五苓散（ごれいさん）…水毒。

　口渇があるが、水を飲むと途端に嘔吐する水逆の状態に用いる。乗り物酔いなどの吐き気にもよい。また、上腹部の振水音や尿量減少、水瀉性の下痢といった症状を伴う場合にも用いる。

呉茱萸湯（ごしゅゆとう）…胃部の冷えに水毒を伴う。

　激しい頭痛を伴う嘔吐に著効がある。胃に冷えた水毒のあることが原因である。手足の冷えを伴うことも多い。

半夏瀉心湯（はんげしゃしんとう）…胃腸の炎症（少陽病）。

　みぞおちが痞えて食欲がなく、吐き気があるものに用いる。胃腸かぜや感染症で、腹鳴や下痢を伴い、吐き下しとなるものにもよい。

六君子湯（りっくんしとう）…脾胃の虚証に水毒を伴う。

　胃腸虚弱で腹部の振水音があり、吐き気があるものに用いる。食後すぐに下痢しやすい、食後眠くなるといった特徴がある。

黄連解毒湯（おうれんげどくとう）…強い胃腸の炎症（病位は陽明病[※]）。

　急性の胃腸炎や暴飲暴食などにより胃腸の炎症がはなはだしく、嘔吐するものによい。口の苦さ、口臭、舌の黄苔などを伴うことが多い。二日酔いの吐き気にも著効がある。

（注）※印の処方は『傷寒論』の処方ではないが、「三陰三陽論」に照らして病位を推定している。

143

健胃・整腸剤（去湿健胃）

平胃散
へいいさん

太平恵民和剤局方（原文はP201参照）
たいへいけいみん わ ざいきょくほう

ガスや腹はりの薬。

適用疾患 腹部膨満感、ガス腹、腹鳴、腹痛、胃痛、胃もたれ、胃アトニー、げっぷ、食欲不振、消化不良、下痢、軟便、慢性胃腸炎、急性胃腸炎（胃腸かぜ）、口臭
【参考】医療用漢方製剤で保険適応の対象となる傷病名：胃腸虚弱、食欲不振、心窩部不快、心窩部振水音、消化不良症、下痢症、急性胃腸炎、慢性胃腸炎、腹痛症、胃痛、胃炎、胃拡張、口内炎

処方構成 蒼朮（4〜6）＜白朮も可＞、厚朴（3〜4.5）、陳皮（3〜4.5）、大棗（2〜3）、甘草（1〜1.5）、生姜（0.5〜1）

証のポイントと症状

用いる理論 三陰三陽論　気血水論　臓腑経絡論

胃腸の湿の病証に用いる。

　本方は、胃腸が湿邪に侵され、ガスがたまり、腹部膨満感のあるものに用いる。梅雨時、夏の湿度の高いとき、秋の長雨のときなどに起こりやすい。また、冷房などで冷やされると症状がさらに悪化する傾向にある。便は軟便だがすっきり出ないため、便秘や下痢の訴えとなる場合もある。本方は胃腸の湿を除く作用にすぐれ、このような湿邪の病証の改善に著効がある。

【目標となる症状】　ガスが多く腹部膨満感の強いことが第一の目標である。便は軟便や泥状便となりすっきり出ず、ガスばかり排出する場合もある。また、腹部に圧痛があり、時に腰や背中に痛みが出る。食欲不振、放屁やげっぷを伴うことが多い。冷たい飲食、ヨーグルト、繊維質のものの取りすぎで悪化することが多い。吐き気や下痢を伴う場合もある。舌は厚く湿った白苔を呈する。

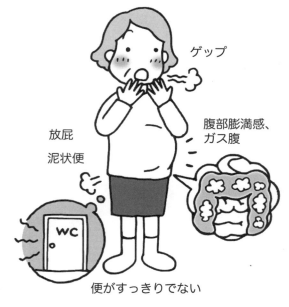

ゲップ

腹部膨満感、ガス腹

放屁
泥状便

便がすっきりでない

処方解説

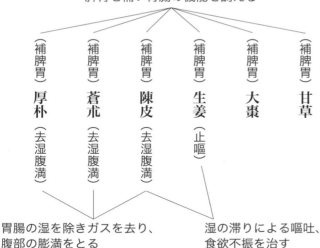

●胃腸が湿邪に侵され、腹が張り腹部にガスがあるものに対して、湿を除き、ガスを去り腹部の膨満をとる。

健胃・整腸剤

平胃散（へいいさん）

去湿健胃

主な疾患と他の処方との証の鑑別

▶ ［胃部不快感・胃もたれ］

平胃散…胃腸の湿（病位は幅広く用いることができる）。

胃腸にガスが溜まりやすく、腹部膨満感があり、げっぷや放屁が多いものに用いる。便は軟便で残便感を伴う。水分の取り過ぎ、冷えや湿気の強い環境で起こることが多い。舌は厚く湿った白苔となる。

黄連解毒湯…強い胃腸の炎症（病位は陽明病に位置※）。

胃腸の炎症がはなはだしく、胃部に熱感を伴い、胃もたれや不快感を起こすものに用いる。胃炎や胃潰瘍、口内炎などを伴うものによい。二日酔いによるむかつきにも効果がある。舌は黄苔を呈する。

半夏瀉心湯…胃腸の炎症（病位は少陽病に位置）。

胃腸に炎症があり、みぞおちにつかえ感や圧痛のあるものに用いる。吐き気や下痢、腹痛を伴うものにもよい。舌は白苔を呈する。

安中散…胃酸過多に用いる（病位は少陽病から太陰病まで広く用いることができる※）。

胃酸過多などが原因する胸やけや呑酸（胃から酸っぱい水が上がるもの）、特にストレス性のものに効果がある。

人参湯…脾胃虚弱と冷え（病位は太陰病に位置）。

胃腸の強い冷えにより、消化機能が低下し、食欲がなく、口中に唾液が上がるようなものに用いる。胃痛、腹痛、下痢を伴うものにもよい。冷えが強いため、舌証は薄い白苔もしくは無苔となり、舌質も淡色となる。

（注）※印の処方は『傷寒論』の処方ではないが、「三陰三陽論」に照らして病位を推定している。

▶ ［胃痛］→P147参照、［食欲不振］→P151参照、［腹痛］→P159参照。

健胃・整腸剤（止痛）

太平恵民和剤局方（原文はP192参照）

必修処方 安中散（あんちゅうさん）

胃痛の薬。

適用疾患 胃痛、腹痛、胃もたれ、胸やけ、食欲不振、胃酸過多症、逆流性食道炎、胃潰瘍、十二指腸潰瘍、急性胃炎、慢性胃炎、神経性胃炎、月経痛、腹部から腰背部に及ぶ牽引性疼痛

【参考】医療用漢方製剤で保険適応の対象となる傷病名：胸やけ、過酸症（胃酸過多症）、食欲不振、嘔気、おくび（げっぷ）、胃痛、心窩部痛、腹痛症、胃炎、慢性胃炎、神経性胃炎、胃潰瘍、胃腸虚弱、やせ、冷え症、神経質

処方構成 桂皮（3〜5）、延胡索（3〜4）、牡蛎（3〜4）、茴香（1.5〜2）、縮砂(注1)（1〜2）、甘草（1〜2）、良姜（0.5〜1）

（注1）『太平恵民和剤局方』の処方では、縮砂ではなく乾姜が配合されている。一般用漢方製剤承認基準と同じ処方構成の安中散は『勿誤薬室方函』に記載されている。

証のポイントと症状

用いる理論 三陰三陽論(注2) 気血水論 臓腑経絡論

胃痛であれば、少陽病位から太陰病位まで幅広く用いることができる(注2)。

　本方は、病位としては、太陰病に推定されるが、胃痛・腹痛であれば幅広く用いることができる。胃腸を温め、鎮痛するだけでなく、胃酸分泌を抑制する作用もあるため、冷え、ストレス、胃腸系の様々な痛みを止め、胸やけを除き、消化性潰瘍を改善する。慢性胃炎、神経性胃炎、胃潰瘍、逆流性食道炎などに多く用いる。

【目標となる症状】　胃・腹痛が第一の目標となる。冷えやストレスなどでおこる差し込むような痛みや潰瘍痛のあるものによい。食後、胸やけを起こすものや、悪心・嘔吐のあるものによい。また、腹部の痛みが腰におよぶものにも効果があるため婦人の月経痛などに応用される。ただし止瀉作用を

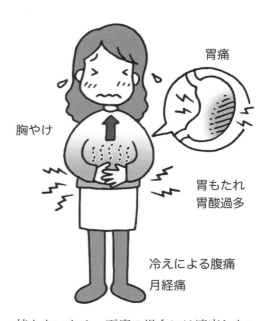

持たないため、下痢の場合には適応しない。

（注2）本方および右ページの「平胃散」「黄連解毒湯」は『傷寒論』の処方ではないが、「三陰三陽論」に照らして病位を推定している。

健胃・整腸剤

安中散(あんちゅうさん)

止痛

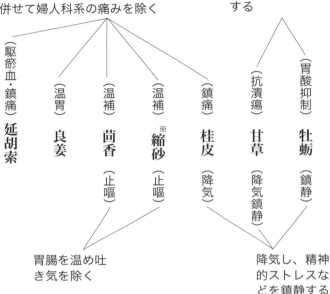

主な疾患と他の処方との証の鑑別

▶ [胃痛]

安中散…胃痛（病位は少陽〜太陰病まで広く用いることができる）。

冷えやストレスによる胃痛などに幅広く用いられる。胃酸過多による胸やけを伴うものや、胃・十二指腸潰瘍による痛みにも効果がある。月経痛にも応用される。

半夏瀉心湯(はんげしゃしんとう)…胃腸の炎症（病位は少陽病に位置）。

みぞおちの辺りが重く、つかえたように痛むものや吐き気を伴うものに用いる。舌は白苔(はくたい)を呈し、便秘と下痢を繰り返すようなものによい。

平胃散(へいいさん)…胃腸の湿(しつ)（病位は幅広く用いることができる(注2)）。

湿邪の影響により、腹中にガスがたまり、胃が脹って痛むものに用いる。痛む場所が移動したり、腰や背におよぶ場合もある。便通は、軟便や泥状便で残便感があり、すっきり排便しない場合が多い。舌は厚く湿った白苔を呈する。冷たいものの飲食、ヨーグルトや繊維質の取りすぎもガスがたまる原因となるので、食事に注意する。

黄連解毒湯(おうれんげどくとう)…強い胃腸の炎症（病位は陽明病(ようめいびょう)に位置(注2)）。

暴飲暴食などで胃腸の炎症がはなはだしく、胃痛するものに用いる。二日酔いの胃痛や潰瘍痛にもよい。舌は黄苔(おうたい)を呈し、口が苦く、口臭がある。便は黒く、熱っぽく、焦げ臭い。口内炎や口周囲のできものを伴う場合もある。

▶ [胃腸炎] →P69参照、[胃部不快感・胃もたれ] →P145参照、[食欲不振] →P151参照、[腹痛] →P159参照。

147

補益強壮剤

体力を補い、疲労回復をはかり、虚弱体質や加齢による衰えを改善する方剤である。

五臓、特に脾胃系統、肺系統、腎系統を補い、陽気を益し、新陳代謝をうながし、強壮をはかる作用をもつ。補う臓腑によって用いる方剤も分かれるが、ここでは、補脾胃・補肺強壮剤と補腎強壮剤に分けて考える。

補脾胃・補肺強壮剤

【効能】

脾胃および肺を補う方剤である。これらは、気を生産する元である胃腸系や気を全身にめぐらせる肺系を強化し、気を補い、身体全体の強壮をはかるので、補気剤としての働きを兼ねている。なお、脾胃を補う生薬が肺系統の虚弱を合わせて補う場合も多い。

【適応疾患・症状】

体力不足、虚弱体質、胃腸虚弱、動悸、貧血、下痢症、胃拡張、胃下垂、胃内停水、内臓下垂、肺結核など消耗性疾患、息切れ、喘鳴、咳嗽など。

【本作用をもつ生薬】

人参※、乾姜（生姜）、茯苓、山薬※、大棗、甘草※、黄耆※、膠飴※など。

【本作用を含む代表的な方剤】

人参湯※、六君子湯、小建中湯、大建中湯、補中益気湯※など。

【本作用をもつ代表的な配合】

人参＋白朮、甘草＋人参、膠飴＋甘草、人参＋乾姜、乾姜＋山椒、人参＋黄耆、桂皮＋芍薬など。

▶人参、甘草、白朮、乾姜は人参湯の構成生薬だが、どれもみな脾胃を補う作用があり、これらの配合は、よく補気し体力をつける。また、それらの配合に膠飴が加わると、その効果はより高くなる。冷えのある場合は、乾姜や山椒などを配合するとよい。また、人参、生姜、大

各論

棗、甘草の配合には肺を補う作用があり、黄耆が加わるとさらにその作用が強化される。桂皮＋芍薬の配合は、芍薬が多くなると自汗を止め強壮する方向に働く。

（注）※には肺を補う作用もある。

補腎強壮剤

【効能】
腎を補うことで、腎の支配領域である泌尿器系や生殖器系の陽気不足による不調を改善する。また、腎は先天の気を蔵しているため、本剤は成長や老化にかかわる様々な不調の改善にも用いられる。

【適応疾患・症状】
精力減退、インポテンツ、遺精、夢精、冷え症、腰足の冷え・だるさ、耳鳴り、寝汗、のどの渇き、頻尿、夜間排尿、尿漏れ、むくみ、白髪など。

【本作用をもつ生薬】
山薬、山茱萸、附子、蓮肉、蛇床子、韮子など。

【本作用を含む代表的な方剤】
八味地黄丸及び八味地黄丸の類方、清心蓮子飲など。

【本作用をもつ代表的な配合】
山茱萸＋地黄、地黄＋山薬、蓮肉＋茯苓など。
▶山茱萸＋地黄＋山薬は、どれもよく腎を補うので、強壮に優れた配合である。また、地黄＋山薬は身体を滋潤する作用にもすぐれるので、糖尿病などによく用いられる。蓮肉＋茯苓は、心・腎を補う配合で、精神安定をはかる作用を合わせもっている。

149

補益強壮剤(補脾胃)(注) 温補剤　健胃・整腸剤(止瀉)　傷寒論・金匱要略（原文はP200参照）

人参湯
にんじんとう

消化器系全般の虚弱を改善する薬。

（注）補気剤としての作用ももつ。

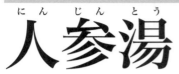

適用疾患　食欲不振、胃腸虚弱、下痢、消化不良、急性胃腸炎、慢性胃腸炎、胃アトニー、胃もたれ、胃腸障害（抗ガン剤の副作用によるもの）、腹部冷感、腹痛、吐き気、嘔吐、つわり、よだれ過多、貧血(胃腸虚弱によるもの)、めまい、動悸、疲労倦怠、体力低下、免疫力低下、虚弱体質、手足の冷え

【参考】医療用漢方製剤で保険適応の対象となる傷病名：胃腸虚弱、食欲不振、慢性下痢症、下痢症、急性胃腸炎、慢性胃腸炎、胃炎、胃痛、胃拡張、嘔吐症、アセトン血性嘔吐症、悪阻（つわり）、心下痞、心下痞硬、心窩部不快、心窩部振水音、胃内停水、貧血、冷え症、頭重感、萎縮腎（腎硬化症）、虚弱、体力低下

処方構成　人参 (3)、甘草 (3)、白朮 (3) ＜蒼朮も可＞、乾姜 (2〜3)

証のポイントと症状

用いる理論　三陰三陽論　気血水論　臓腑経絡論　※（P156参照）

> **太陰病で脾胃虚証のものに用いる。**

　本方は、脾胃虚弱により、疲労倦怠や体力の低下を起こしているものに用いる。三陰三陽論では太陰病にあたり、病邪の侵襲により体力が衰え、陰病となり冷えが胃腸におよんだ状態である。この胃腸の冷えが本方のポイントである。胃腸を温め、消化吸収機能を高める作用があるので、冷えによる下痢・腹痛・嘔吐はもとより、貧血、虚弱体質などに用いられる。抗ガン剤服用時の消化器障害の改善や免疫力向上にも応用される。

【目標となる症状】　消化器系全体が虚弱で、腹部の冷えが強いものに用いる。冷たいものの飲食や寒さにより、腹痛や下痢を起こしやすく、食欲不振、消化不良、吐き気などがあるものによい。また、疲れやすく、貧血、冷え症、めまいなどがあり、口渇が

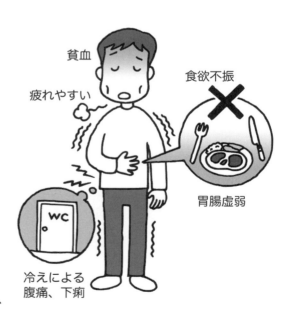

あまりないことも特徴である。

　冷えが強く、全身におよぶ場合は、大熱薬である附子を加味して附子人参湯として用いるとよい。

補益強壮剤

人参湯（にんじんとう）

補脾胃

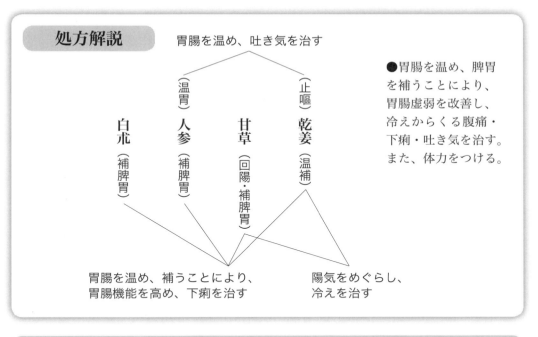

主な疾患と他の処方との証の鑑別

▶ ［食欲不振］

人参湯…脾胃の虚証で冷えを伴う（病位としては太陰病（たいいんびょう）に位置）。

　胃腸虚弱で食欲がなく、冷えによる腹痛や下痢を伴うものに用いる。舌は無苔（むたい）またはうすい白苔（はくたい）で口渇はあまりない。顔色が悪く、貧血や体力低下を伴うものによい。

安中散（あんちゅうさん）…胃痛や胃もたれを伴う（病位は少陽病（しょうようびょう）〜太陰病まで広く用いられる※）。

　胸やけや胃痛、食欲不振に用いる。特に、ストレスで悪化するものに有効である。胃酸過多にもよい。

六君子湯（りっくんしとう）…脾胃の虚証で水毒（すいどく）を伴う（病位は太陰病に位置※）。

　胃腸虚弱で食欲がなく、疲れやすく、舌は薄い白苔を呈するものに用いる。食後すぐ下痢するのが特徴である。消化不良やストレス性の下痢を伴うものにもよい。

半夏瀉心湯（はんげしゃしんとう）…胃腸の炎症（病位は少陽病に位置）。

　みぞおちの辺りにつかえた感じがあり食欲のないものに用いる。舌は白苔を呈す。便秘と下痢を繰り返すことが多いものにもよい。

苓桂朮甘湯（りょうけいじゅつかんとう）…胃腸の水毒に気の上衝（じょうしょう）を伴う（病位は少陽病に位置）。

　胃内停水（いないていすい）によりみぞおち辺りで振水音（しんすいおん）があり、胃部が重苦しく、食欲がなく、時にめまいや頭痛を伴うようなものによい。

平胃散（へいいさん）…胃腸の湿（しつ）（病位は幅広く用いることができる※）。

　胃腸が湿邪に侵され、ガスがたまり、腹部膨満感がはなはだしく、食欲のないものに用いる。便は軟便で残便感を伴う。腹部の圧痛、放屁、ゲップなどが多い場合にもよい。

（注）※印の処方は『傷寒論』の処方ではないが、「三陰三陽論」に照らして病位を推定している。

▶ ［胃腸炎］→P69参照、［冷え症］→P91参照、［貧血］→P119参照、［下痢］→P141参照、［胃部不快感・胃もたれ］→P145参照、［消化不良］→P153参照、［疲労倦怠］→P155参照、［小児虚弱体質］→P157参照。

補益強壮剤(補脾胃)(注)　**健胃・整腸剤(止瀉)**　　内科摘要（原文はP203参照）

必修処方 六君子湯（りっくんしとう）

下痢、嘔吐を伴う消化器系全般の虚弱に用いる薬。　（注）補気剤としての作用ももつ。

適用疾患　下痢、消化不良、ストレス性の下痢、慢性胃腸炎、慢性胃炎、胃腸障害（抗ガン剤の副作用によるもの）、胃腸虚弱、胃アトニー、胃下垂、食欲不振、吐き気、嘔吐、つわり、車酔い、疲労倦怠、体力低下、虚弱体質、食後の嗜眠、貧血、手足の冷え、幼児の唾液分泌過多

【参考】医療用漢方製剤で保険適応の対象となる傷病名：下痢症、消化不良症、食欲不振、嘔吐症、悪阻（つわり）、胃腸虚弱、胃下垂、胃内停水、心窩部振水音、心窩部不快、胃炎、慢性胃炎、慢性胃腸炎、胃痛、胃潰瘍、胃拡張、胃神経症、疲労感、冷え症、貧血

処方構成　人参（2〜4）、白朮（3〜4）＜蒼朮も可＞、茯苓（3〜4）、半夏（3〜4）、陳皮（2〜4）、大棗（2）、甘草（1〜1.5）、生姜（0.5〜1）

証のポイントと症状

用いる理論　　三陰三陽論　　気血水論　　(臓腑経絡論)

脾胃の虚証に水毒を伴うものに用いる。

　本方は脾胃を補い、胃内停水を除く作用があるため、胃腸機能が衰え、食後すぐに下痢するものや消化不良を起こしやすいものに用いる。夏バテなどで体力が落ち、胃腸が弱り、水あたり・食あたりを起こすものにもよい。近年は、抗ガン剤の副作用としての吐き気や下痢などの消化器症状の緩和にエビデンスが認められ、医療分野で多く用いられている。

【目標となる症状】　消化器系全体が虚弱で、腹中の振水音、吐き気、水瀉性の下痢、消化不良、口中に唾液がたまる、食欲不振など水毒症状を伴うものに用いる。食後にすぐ下痢するものやストレスにより下痢するものによい。腹部に冷感を伴う場合もある。

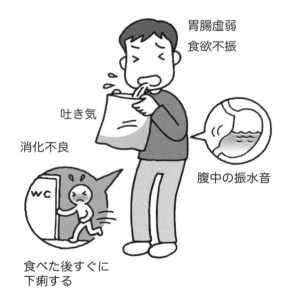

舌は、うすい白苔か無苔となる。胃下垂、疲労倦怠、食後すぐ眠くなる、貧血、めまいなどの症状があるものにもよい。

各論

補益強壮剤

六君子湯

補脾胃

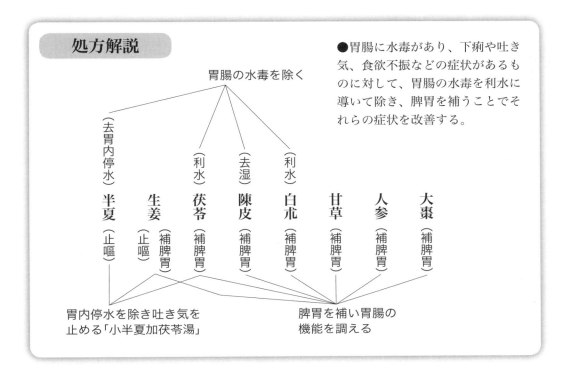

●胃腸に水毒があり、下痢や吐き気、食欲不振などの症状があるものに対して、胃腸の水毒を利水に導いて除き、脾胃を補うことでそれらの症状を改善する。

主な疾患と他の処方との証の鑑別

▶ [消化不良]

六君子湯…脾胃の虚証に水毒を伴う（病位は太陰病に位置※）。

　胃腸虚弱で、胃腸の水分代謝が悪く下痢するものに用いる。胃内停水により充分に消化できず、食べたり飲んだりした直後に下痢することが多いのが特徴である。また虚弱なタイプでストレスにより下痢するものにもよい。

人参湯…脾胃の虚証に冷えを伴う（病位は太陰病に位置）。

　冷えおよび胃腸機能の低下により、食べても未消化のまま下痢するものに用いる。冷えは六君子湯証よりも顕著である。顔色が悪く、貧血や吐き気・食欲不振を伴う。舌はうすい白苔か無苔で舌質も淡色となる。乳児のよだれの多いものにもよい。

半夏瀉心湯…胃腸の炎症（病位は少陽病に位置）。

　胃腸に炎症があり、消化不良をおこし下痢するものに用いる。みぞおちのつかえ感、吐き気、腹痛、腹鳴、しぶり腹（一度にすっきり出ず何度もトイレに行く状態）などがある。舌は白苔を呈する。便秘や下痢を繰り返すものにもよい。

黄連解毒湯…強い胃腸の炎症（病位は陽明病に位置※）。

　胃腸の熱証（炎症）がはなはだしく下痢するものに用いる。炎症が強いため、吐き下しとなる場合もある。便臭が強く、舌は黄苔を呈し、口内炎などもできやすい。食べ過ぎ、飲み過ぎなどによる消化不良にもよい。水瀉性の下痢や嘔吐がはなはだしい場合は、五苓散を合方するとよい。

（注）※印の処方は『傷寒論』の処方ではないが、「三陰三陽論」に照らして病位を推定している。

▶ [下痢] →P141参照、[嘔吐・つわり] →P143参照、[食欲不振] →P151参照、[疲労倦怠] →P155参照、[小児虚弱体質] →P157参照。

153

補益強壮剤（補脾胃・肺）（注） 内外傷弁惑論・脾胃論（原文はP202参照）

必修処方 補中益気湯（ほちゅうえっきとう）

消化器系・呼吸器系の虚弱および体力低下の薬。　　（注）補気剤としての作用ももつ。

適用疾患　虚弱体質、疲労倦怠、病後・産後・術後の体力低下、食欲不振、胃腸虚弱、胃下垂、寝汗、多汗症、かぜ（たびたび引くもの）、夏バテ、夏やせ、インポテンツ、慢性肝炎、神経衰弱、肺結核、肋膜炎、呼吸器系が弱いものの体質改善、低血圧症、貧血、脱肛、子宮脱

【参考】医療用漢方製剤で保険適応の対象となる傷病名：かぜ、虚弱、体力低下、全身倦怠感、疲労感、倦怠感、寝汗、食欲不振、消化不良症、胃腸虚弱、胃腸機能減退、胃下垂、結核、暑気あたり、多汗症、痔核、肛門脱、子宮脱1度、性交不能症、片麻痺、低血圧症、貧血、胸脇苦満、頭痛、悪寒

処方構成　人参（3〜4）、白朮（3〜4）＜蒼朮も可＞、黄耆（3〜4.5）、当帰（3）、陳皮（2〜3）、大棗（注）（1.5〜3）、柴胡（1〜2）、甘草（1〜2）、生姜（注）（0.5）、升麻（0.5〜2）

（注）現在の処方は『小児痘疹方論』に倣い、大棗、生姜を加味するのが一般的であるが、本方の原典である『内外傷弁惑論』の処方構成では大棗・生姜は配合されていない。

証のポイントと症状

用いる理論　三陰三陽論　　気血水論　　**臓腑経絡論**

脾胃と肺の虚証に用いる。

処方名が示すとおり脾胃（中）と肺を補い、気を増強する処方である。消化器系および呼吸器系全般の機能を強化し、免疫力を高め、疲労を回復し、気力を充実させる。体力増強剤として幅広く用いられるが、昇提作用（沈滞した気を引き上げる作用）を持つため、内臓諸器官が下垂した場合に、これらを引き上げる効果もある。なお、病後の体力回復や、ガン治療の際の免疫力強化にも効果がある。

【目標となる症状】　消化器系および呼吸器系の虚弱があるため、疲労感が抜けず気力がでない、顔色が悪い、食欲不振で体力がない、息切れするなどの症状のあるものに用いる。正気が虚しているため自汗や寝汗

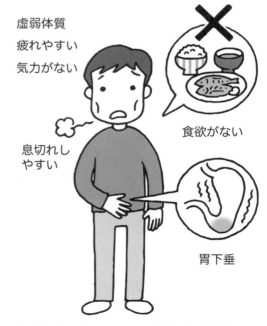

虚弱体質
疲れやすい
気力がない

食欲がない

息切れしやすい

胃下垂

などを伴う場合もある。胃下垂や脱肛、子宮下垂などの内臓下垂にもよい。

各論

補益強壮剤

補中益気湯（ほちゅうえっきとう）

補脾胃・肺

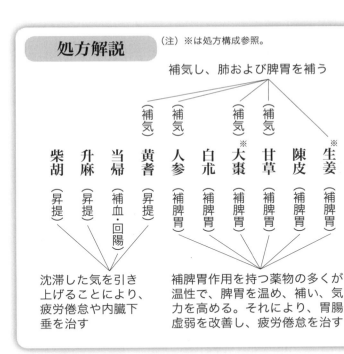

| 処方解説 | （注）※は処方構成参照。 |

●脾胃と肺を補い、気力を高めることにより胃腸虚弱を伴う体力低下や消耗性疾患を治す。また、昇提作用により内臓下垂を治す。

《柴胡の薬能論における時代的変遷》
『傷寒論』における柴胡は、少陽病の清熱薬として特徴的に用いられているが、金元時代では本方に見られるように、昇提作用（沈滞した気を上昇させる作用）を目的として使われた。更に、清代から温病学説が盛んになると、辛涼発表薬として使われるようになった。

以上のように、柴胡を用いた処方が作られた時代によって柴胡の薬能が異なることを知っておく必要がある。

主な疾患と他の処方との証の鑑別

▶ [疲労倦怠]

補中益気湯…脾胃と肺の虚証。
　食欲不振で体力がなく、疲労感が抜けず、特に気力がでないという感じを持つものに用いる。脾胃や肺の虚弱で気が沈滞しているため、四肢がだるく、動作がおっくうとなる。息切れ、自汗、寝汗などを伴う場合もある。

人参湯…脾胃の虚証に冷えを伴う。
　脾胃虚弱による食欲不振、胃・腹痛、下痢などの症状があり、疲労感が抜けず、体力の低下しているものに用いる。とくに胃腸の冷えが強く、下痢しやすいものによい。また、抗ガン剤治療時に本方を用いると消化器系や免疫系をよくサポートする。

小建中湯…脾胃の虚証。
　疲労がはなはだしく、朝起きにくいものに用いる。脾胃虚弱や湿邪による胃腸機能低下により、手足が重だるく、いくら寝ても疲れが取れないといったケースに効果的である。小児の虚弱体質や夜尿症の改善にもよい。

十全大補湯…気血両虚。
　疲労が慢性化し、全体に気血が不足し、冷えのあるものに用いる。長期の闘病などで気力、体力ともに消耗したもの、血液成分が薄く貧血するものなどによい。抗がん剤治療時の免疫力向上にも応用される。なお、舌に白苔や黄苔が見られるなど胃熱を伴うものは、胃もたれを起こす場合があるので注意する。

六君子湯…脾胃の虚証に水毒を伴う。
　疲れやすく、食欲不振で、食後すぐに下痢するなど脾胃虚弱の症状のあるものに用いる。水毒の症状である水瀉性の下痢、腹中の振水音、吐き気や消化不良をおこしやすいなども目安となる。ストレス性の下痢にもよい。近年は、抗がん剤服用時の消化器系障害の改善に効果を上げている。

▶ [痔疾] →P85参照、[かぜ予防] →P93参照、[貧血] →P119参照、[小児虚弱体質] →P157参照。

補益強壮剤（補脾胃）（注）

必修処方 小建中湯（しょうけんちゅうとう）

傷寒論・金匱要略（原文はP197参照）

消化器系統の虚弱を伴う腹痛や疲労倦怠の薬。

（注）補気剤としての作用ももつ。

適用疾患 小児虚弱体質、疲労倦怠、病後・産後・術後の体力低下、夏バテ、精力減退、動悸、手足のほてり、慢性胃腸炎、腹痛、食欲不振、腹部膨満感（ガス腹）、腸閉塞、便秘症（小児・虚弱者・下剤があわないもの）、脱肛、神経質、夜驚症、小児の夜尿症、小児の鼻血

【参考】医療用漢方製剤で保険適応の対象となる傷病名：全身倦怠感、疲労感、虚弱、ほてり、のぼせ、貧血、動悸、冷え症、小児夜尿症、頻尿症、多尿、神経質、夜なき、腹痛症、慢性胃腸炎、便秘症、下痢症、腹皮拘急

処方構成 桂皮（3～4）、生姜（1～1.5）、大棗（3～4）、芍薬（6）、甘草（2～3）、膠飴（20）＜マルツエキス、滋養糖可、水飴の場合40＞

証のポイントと症状

用いる理論 三陰三陽論 （気血水論） （臓腑経絡論）※

脾胃の虚証で疲れやすいものに用いる。

処方名の「建中＝中（脾胃）を建てる」にあるように、脾胃を補うことにより主に気虚を改善し、軽い血虚も改善する名方である。

『金匱要略』の血痺虚労篇の虚労に用いる主要処方として収載され、気虚や軽い血虚による疲労に用いる基本的な処方である。脾胃の虚弱により腸の働きが悪く、疲れやすいものに用いる。

腸の蠕動運動を調節し促進する作用があるので、小児の便秘や、下剤を用いると腹痛を起こしやすい虚証の便秘によい。小児・成人を問わず虚弱体質の改善や強壮に用いる。また、腹部の力がない小児の夜尿症にも応用する。

【目標となる症状】 疲れやすく、疲れて眠くなると手足が重だるくなってほてるもの、腹痛を起こしやすく、軽い便秘傾向のある

疲労倦怠
虚弱体質

手足の重だるさ
ほてり

夜尿症

腹痛

下剤を用いると腹痛する虚証の便秘

ものに用いる。動悸、息切れなどを伴う場合もある。特に、朝なかなか起きられず、いくら寝ても疲れが取れないものによい。夜間に遺尿、失精する場合にも効果があるため、小児の夜尿症や男性の精力減退などに応用される。

※『傷寒論』・『金匱要略』中では、臓腑経絡論に基づいた処方体系はないが、理中丸（人参湯）や小建中湯に見られるような「中＝脾胃」の改善や八味腎気丸（八味地黄丸）のような腎の改善など、特定の臓腑の改善を意識した処方も存在している。

各論

補益強壮剤

小建中湯
（しょうけんちゅうとう）

補脾胃

処方解説

●腹部の緊張を緩め、脾胃を補い強壮を図り、疲労による体力低下、腹痛、虚証の便秘を治す。

桂皮（回陽・鎮痛）　芍薬（緊張緩和）　甘草（強壮）（緊張緩和）　甘草（補脾胃）　大棗（補脾胃）　生姜（補脾胃）　膠飴（補脾胃・強壮）

腹部の緊張を緩め腹痛や虚証の便秘を改善する。精神緊張も緩める

脾胃を補い、強壮を図り、気虚を改善する

※桂枝湯の芍薬を増量し、膠飴を加えて発汗作用を抑え、補脾胃作用を強めた方剤である。『金匱要略』では『傷寒論』中の処方に甘草を増量し生姜を減量して、より一層補脾胃作用を強め発汗作用を抑えた処方になっている。

主な疾患と他の処方との証の鑑別

▶ [小児虚弱体質]

小建中湯…脾胃の虚証。

　脾胃が虚弱で疲れやすく、眠くなると手足がほてるもの、腹部軟弱だが、腹直筋が緊張して過敏でくすぐったがりであるもの、硬便で便秘傾向があり、ガスがたまりやすく、臍傍に腹痛を訴えることが多いなどの症状をしめす小児の虚弱体質の改善に用いる。

黄耆建中湯（おうぎけんちゅうとう）…脾胃の虚証。

　基本的に小建中湯と同じ症状だが、さらに疲れやすく、寝汗などがある場合と、とびひなど湿疹や皮膚炎を起こしやすい小児の体質改善に用いる。

六君子湯（りっくんしとう）…脾胃の虚証に水毒を伴う。

　脾胃の虚弱があり、疲れやすく、食が細く、日中に眠気があり、朝起きられず、総じて元気がなく、下痢しやすい傾向のある小児の体質改善に用いる。ストレスで下痢を起こす場合にもよい。

人参湯（にんじんとう）…脾胃の虚証に冷えを伴う。

　軟便傾向があり、冷たい物を食べると下痢をするといった脾胃の虚弱を伴う小児の体質改善に用いる。また、冷えがあるため、寒がりで、口渇（こうかつ）はなく、舌苔（ぜったい）が少ない、疲れやすい、朝の寝起きが悪いなどの症状がある。

補中益気湯（ほちゅうえっきとう）…脾胃と肺の虚証。

　全身倦怠感、食欲不振、咳嗽（がいそう）、微熱、寝汗、動悸、不安などの症状が持続し、脾胃と肺の虚弱な小児に用いる。湿疹・とびひ、感冒・気管支炎などを起こしやすく、長引きやすい小児の体質改善にもよい。

十全大補湯（じゅうぜんたいほとう）…気血両虚。

　気血が不足しているため、疲れやすく、食欲がなく、手足が冷え、貧血気味で、総じて元気がなく、皮下膿瘍（のうよう）など化膿すると長引きやすい小児に用いて、再生治癒力を高める効果がある。冷えと血虚により、舌は紅舌無苔（こうぜつむたい）となる。

六味地黄丸（ろくみじおうがん）…腎虚。

　小児の腎虚証に用いる。腺病質で、頭蓋骨の泉門（せんもん）の癒合が遅れ、白眼が目立ち、舌は紅舌無苔で元気がない。陰虚発熱の傾向があるため、夜間に手足がほてって痒がる、皮膚が乾燥しやすい、湿疹が治りにくいなどの症状を伴いやすい。

▶ [便秘症] →P83参照、[痔疾] →P85参照、[夜泣き・認知症周辺症状] →P109参照、[疲労倦怠] →P155参照、[腹痛] →P159参照。

157

補益強壮剤(補脾胃)(注)　健胃・整腸剤(止痛)　温補剤　　金匱要略（原文はP199参照）

必修処方 大建中湯（だいけんちゅうとう）

腸閉塞および腹痛の薬。

（注）補気剤としての作用ももつ。

適用疾患 腸閉塞（イレウス）、腸ねん転、腸狭窄症、腸弛緩症、胃下垂、胆石痛、腹痛、腹部膨満感、腹部冷感、手足の冷え、疲労倦怠
【参考】医療用漢方製剤で保険適応の対象となる傷病名：腹痛症、腹部膨満、蠕動亢進、胃腸虚弱、胃下垂、便秘症、下痢症、嘔吐症、慢性腹膜炎、冷え症

処方構成 山椒（1〜2）、人参（2〜3）、乾姜（3〜5）、膠飴（20〜64）

証のポイントと症状

用いる理論　三陰三陽論　気血水論　臓腑経絡論

太陰病に位置し、腹部の冷えと痛みに用いる。

　本方の病位は太陰病であり、腹部の冷えにより胃腸機能が低下し、腹痛や嘔吐を起こすものに対し、胃腸を温め補うことにより機能回復を図り、腹痛や吐き気を鎮める方剤である。

　医療用分野では、手術後のイレウス（腸閉塞）予防に用いられることが多い。

【目標となる症状】　腹部は全体に虚弱無力で弛緩し、腹部が冷えて腸内に水とガスが停滞しやすく、膨満感があり、腸の蠕動運動が外部からも認められるもの、腹が冷えて急な蠕動亢進とともに激しい腹痛を訴えるものを目標とする。腹が冷えるだけでなく、手足まで冷える場合もある。腹部膨満

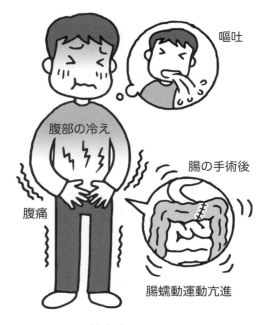

があり、気が心下部に衝きあげて嘔吐する場合にも用いる。イレウスにも応用される。

各論

補益強壮剤

大建中湯 (だいけんちゅうとう)

補脾胃

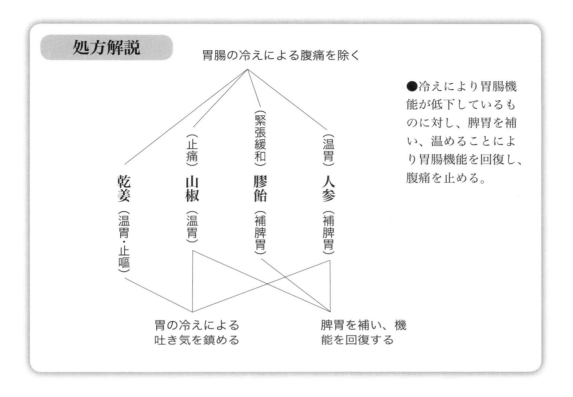

主な疾患と他の処方との証の鑑別

▶ [腹痛]

大建中湯…腹部の冷え。
　腹部が冷え、腸の働きが悪く、腹痛するものに用いる。近年は、医療用分野において手術後のイレウス予防に用いられることが多い。

小建中湯(しょうけんちゅうとう)…腹部の緊張。
　腹直筋が緊張し、主に下腹部が痛むものに用いる。また、手足のほてりや頻尿を伴う場合によい。なお、便秘があるが下剤を用いると腹痛するものは、本方で腹痛なく便通を促進することができる。

半夏瀉心湯(はんげしゃしんとう)…胃腸の炎症および機能失調。
　みぞおちに痞えがあるものや、腹鳴や腹痛を起こしやすく、便秘と下痢が交互におこるものによい。また、胃腸かぜによる腹痛にもよい。

安中散(あんちゅうさん)…腹部の冷えおよび胃部の炎症。
　冷えやストレスを原因として腹痛をおこすものに用いる。とくに下痢がなく、胃痛や腹痛のあるものによい。また、胃酸過多による胸やけや逆流性食道炎、消化性潰瘍の改善にもよい。胃腸の痛みだけでなく、月経に伴う腹痛や腰痛にも応用される。

平胃散(へいいさん)…胃腸の湿。
　湿邪の影響により、腹中にガスがたまり、脹って痛むものに用いる。痛む場所が移動する場合もある。便通は、軟便や泥状便で残便感があり、すっきり排便しない場合が多い。舌は厚い白苔(はくたい)を呈する。ヨーグルトや繊維質の取りすぎもガスがたまる原因となるので、このタイプの痛みの場合は注意する。

159

補益強壮剤（補腎）　利水剤

金匱要略（原文はP200参照）

必修処方
八味地黄丸(はちみじおうがん)

腎虚の薬。

適用疾患　腰膝の痛み・麻痺、坐骨神経痛、脚気、疲労倦怠、精力減退、遺精、早漏、インポテンツ、白内障、緑内障、視力減退、老人性皮膚そう痒症、動脈硬化症、高血圧症、耳鳴り、難聴、健忘症、糖尿病、腎疾患全般（腎炎、ネフローゼ症候群など）、尿路結石、前立腺疾患、排尿障害（遺尿症、夜間頻尿など）、手足のほてり、冷え症
【参考】医療用漢方製剤で保険適応の対象となる傷病名：夜間多尿、頻尿症、多尿、残尿感、乏尿、排尿困難、浮腫、慢性糸球体腎炎、腎炎、ネフローゼ症候群、萎縮腎（腎硬化症）、膀胱炎、前立腺肥大症、動脈硬化症、糖尿病、全身倦怠感、疲労感、倦怠感、性交不能症、小腹不仁、小腹拘急、腰痛症、坐骨神経痛、下肢痛、しびれ感、肩関節周囲炎、肩こり、冷え症、ほてり、口渇症、視力低下、脚気、産後脚気、更年期症候群、湿疹、そう痒、高血圧症、低血圧症

処方構成　地黄（5・6～8）、山茱萸（3・3～4）、山薬（3・3～4）、沢瀉（3・3）、茯苓（3・3）、牡丹皮（3・3）、桂皮（1・1）、加工附子(注1)（0.5～1・0.5～1）
※左側の数字は湯、右側は散の分量である。

証のポイントと症状

用いる理論　　三陰三陽論　　気血水論　　（臓腑経絡論）※(P156参照)

腎虚に用いる。

　腎虚とは、腎の陽気と陰分が衰え、体全体の活気や潤いがなくなった状態である。下半身が冷えて筋力が衰え、小便不利・尿漏れ・頻尿・むくみなど腎機能低下の症状を呈する。精力減退、足腰の倦怠感、手足の冷えやほてり、耳鳴り、難聴、口渇、老化に伴う抜け毛や白髪、皮膚の乾燥やそう痒などを伴うことが多い。
　本方は腎虚の改善に用いられる代表処方で、泌尿・生殖器系の機能を補い強壮する作用を持つ。腎泌尿器疾患、糖尿病、白内障、難聴などに応用される。

【目標となる症状】　腎虚の症候で、第一の目標となるのは、夜間頻尿（3回以上）である。ただし、量が増える場合と、出渋

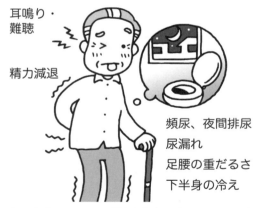

耳鳴り・難聴
精力減退
頻尿、夜間排尿
尿漏れ
足腰の重だるさ
下半身の冷え

り・尿漏れなどの排尿障害を伴い尿量が減る場合がある。下半身の冷えが基本だが、手足がほてる場合もある。舌証は、舌質淡白で湿潤し、ときに灰苔を示すが、舌質紅色・無苔で乾燥し鏡面舌になる場合もある。胃熱で舌黄苔があり陰病でないものが服用すると胃もたれを起こすので病位の判定に留意する。

各論

補益強壮剤

八味地黄丸（はちみじおうがん）

補腎

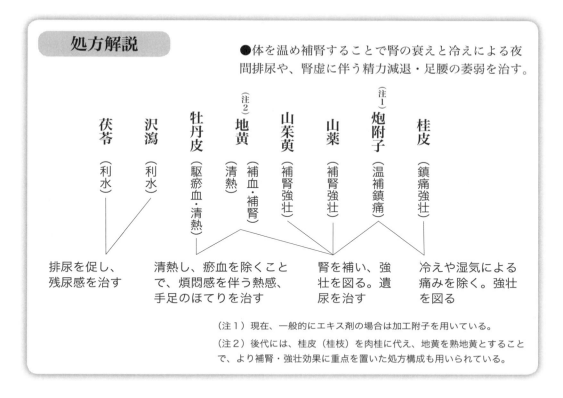

処方解説

●体を温め補腎することで腎の衰えと冷えによる夜間排尿や、腎虚に伴う精力減退・足腰の萎弱を治す。

- 茯苓（利水）：排尿を促し、残尿感を治す
- 沢瀉（利水）
- 牡丹皮（駆瘀血・清熱）：清熱し、瘀血を除くことで、煩悶感を伴う熱感、手足のほてりを治す
- 地黄（注2）（補血・補腎）
- 山茱萸（補腎強壮）
- 山薬（補腎強壮）：腎を補い、強壮を図る。遺尿を治す
- 炮附子（注1）（温補鎮痛）
- 桂皮（鎮痛強壮）：冷えや湿気による痛みを除く。強壮を図る

（注1）現在、一般的にエキス剤の場合は加工附子を用いている。
（注2）後代には、桂皮（桂枝）を肉桂に代え、地黄を熟地黄とすることで、より補腎・強壮効果に重点を置いた処方構成も用いられている。

主な疾患と他の処方との証の鑑別

▶ [糖尿病]

八味地黄丸…腎虚。

　肌は黒ずみ、皮膚は乾燥して艶が無く、口渇があり、頻尿で夜間排尿が多く、体は痩せぎみで、強い疲労感を伴う。舌は無苔紅色で、皮膚そう痒感を伴い、慢性化した糖尿病に応用される。糖尿病性腎症合併の場合、八味地黄丸に、止汗・利尿・強壮・補肺気作用のある黄耆（おうぎ）末を多めに加えると、腎気を補い血清クレアチニン値の改善に効果がある。

柴苓湯（さいれいとう）…少陽病に水毒を伴う。

　糖尿病の比較的初期で、のどが渇き、小便が出にくく、ときにむくむものに用いる。白虎加人参湯より、口渇は弱く、小便の泡だちや臭いも弱い。

白虎加人参湯（びゃっこかにんじんとう）…陽病で口渇が強い。

　尿は泡立ち、果物の腐ったような臭いがあり、口渇の著しい糖尿病中期に用いる。柴苓湯より内熱が強いため、舌は乾燥し、口渇が強い。柴苓湯と異なり小便の出はよいが、陽病なので夜間排尿はない。強い清熱作用と津液（しんえき）を補う作用があり、口渇の軽減につれて、肌の黒みがとれ、疲労感も改善される。

防風通聖散（ぼうふうつうしょうさん）…瘀血（おけつ）・水毒・宿食（しゅくしょく）。

　糖尿病中期で便秘、宿便、食欲旺盛で、口渇は白虎加人参湯より弱く、小便不利がある。血と水の代謝が悪いため、肌が黒く熱感を伴う。運動不足で、肥満傾向にあり、便秘しやすいものに用いる。

▶ [腎機能低下] →P89参照、[高血圧症] →P107参照、[認知症予防] →P121参照、[むくみ] →P131参照、[尿路結石] →P133参照、[膀胱炎] →P135参照、[腎炎・ネフローゼ症候群] →P137参照、[排尿障害] →P165参照、[坐骨神経痛] →P179参照。

■八味地黄丸の変方

八味地黄丸は腎虚の方剤として著名であり、後代腎虚に伴う様々な疾患に応じて、多くの変方が作られている。ここでは、そのいくつかを紹介する。

六味地黄丸

補益強壮剤（補腎）

小児薬証直訣（原文はP202参照）

適用疾患 幼児・小児の発育不良、泉門癒合不全（頭蓋瘻）、腰膝のだるさ、疲労倦怠、遺精、早漏、腎膀胱疾患全般（腎炎、ネフローゼ症候群、膀胱炎、頻尿、排尿障害、尿閉、尿崩症、遺尿症、夜尿症など）、高血圧症、耳鳴り、難聴、寝汗、ほてり、口渇・熱感のある糖尿病、皮膚そう痒症

【参考】医療用漢方製剤で保険適応の対象となる傷病名：頻尿症、排尿困難、口渇症、疲労感、乏尿、多尿、浮腫、そう痒、小腹不仁、小腹拘急

処方構成 地黄（5〜6・4〜8）、山茱萸（3・3〜4）、山薬（3・3〜4）、沢瀉（3・3）、茯苓（3・3）、牡丹皮（3・3） ※左側の数字は湯、右側は散の分量である。

証のポイントと症状

用いる理論 三陰三陽論 気血水論 臓腑経絡論

腎虚の証があるが、小児など冷えを伴わないものに用いる。

八味地黄丸から温補作用のある附子と桂枝（桂皮）を除いたものであり虚寒証のないものに用いる。腎虚の処方として考案されたが、特に小児の発育不良（先天の精気が弱いもの）に対して考案された。

【目標となる症状】 腰や背中や下半身がだるく痛み、耳鳴り、聴力減退し、毛髪に艶がなく、口渇、手足のほてり、皮膚そう痒、盗汗、早漏、夢精、性欲減退、幼児の発育不良、排尿困難、頻尿、小便不利、尿量過多で、舌が紅舌で舌苔のないものに用いる。

杞菊地黄丸

補益強壮剤（補腎）

醫級（原文はP194参照）

適用疾患 六味地黄丸証に加え次のような眼症状などを伴うもの：視力減退、かすみ目、眼精疲労、目の乾燥感、白内障、緑内障、糖尿病性網膜症、中心性網膜症、視神経萎縮、球後視神経炎、めまい、ふらつき、頭重感

※医療用漢方製剤には含まれていない。

各論

| 処方構成 | 地黄（5〜8・8）、山茱萸（3〜4・4）、山薬（4・4）、沢瀉（3・3）、茯苓（3・3）、牡丹皮（2〜3・3）、枸杞子（4〜5・5）、菊花（3・3） |

※左側の数字は湯、右側は散の分量である。

補益強壮剤

六味地黄丸・杞菊地黄丸・牛車腎気丸

補腎

証のポイントと症状

用いる理論　　三陰三陽論　　気血水論　　臓腑経絡論

腎虚があり眼の障害のあるものに用いる。

腎虚の処方である六味丸に補腎・肝、補血、明目作用のある枸杞子と明目、辛涼発表作用のある菊花を加味した方剤である。腎を補い、体の芯の冷えを温め、体表のほてりをとり、滋潤・強壮し、眼障害を改善する。

【目標となる症状】　腎虚の証があり、視力減退を伴う白内障、慢性化した緑内障、糖尿病性網膜症などに用いる。

牛車腎気丸

補益強壮剤（補腎）

厳氏済生方（原文はP195参照）

| 適用疾患 | 八味地黄丸証に加え下半身の痛み・脱力感・しびれ・浮腫などの症状が顕著なもの。 |

【参考】医療用漢方製剤で保険適応の対象となる傷病名：下肢痛、腰痛症、しびれ感、そう痒、頻尿症、排尿困難、浮腫、疲労感、冷え症、乏尿、多尿、口渇症、視力低下、小腹不仁、小腹拘急

| 処方構成 | 地黄（5〜8）、牛膝（2〜3）、山茱萸（2〜4）、山薬（3〜4）、車前子（2〜3）、沢瀉（3）、茯苓（3〜4）、牡丹皮（3）、桂皮（1〜2）、加工附子（0.5〜1） |

証のポイントと症状

用いる理論　　三陰三陽論　　気血水論　　臓腑経絡論

腎虚があり、足腰の重だるさやしびれ、脚のむくみ、小便不利の症状の強いものに用いる。

腎虚の処方である八味地黄丸に駆瘀血・補肝腎・筋骨を強める作用のある牛膝と、清熱・利水作用のある車前子を加味した方剤である。

【目標となる症状】　八味地黄丸の証のすべてを含み、特に、脚のむくみ、小便不利、下半身の浮腫傾向・しびれ、排尿障害を伴うものを目標とする。腎虚証で浮腫を伴う坐骨神経痛や脚のしびれ・だるさに用いる。なお、基本的に虚証で冷えのあるものに用いるが手や足腰にほてりを感じる場合もある。

163

補益強壮剤(補腎・補脾胃)(注) 利水剤　　太平恵民和剤局方（原文はP198参照）

清心蓮子飲
せいしんれんしいん

泌尿器の不調に用いる薬。　　　　　　　　　　（注）補気剤としての作用ももつ。

適用疾患 残尿感、排尿痛、排尿障害、頻尿、尿混濁、膀胱炎、膀胱神経症、尿道炎、慢性前立腺炎、慢性腎盂炎、腎結核、慢性淋疾、遺精、帯下、口乾
【参考】医療用漢方製剤で保険適応の対象となる傷病名：残尿感、排尿痛、頻尿症、乏尿、全身倦怠感、口乾

処方構成 蓮肉（4～5）、麦門冬（3～4）、茯苓（4）、人参（3～5）、車前子（3）、黄芩（3）、黄耆（2～4）、地骨皮（2～3）、甘草（1.5～2）

証のポイントと症状

用いる理論　　三陰三陽論　　気血水論　　（臓腑経絡論）

上盛下虚に用いる。

　上盛下虚とは、心や胸部など上焦の熱状が強く、逆に腎・膀胱系を中心とした下焦の気が虚している状態をいう。本方は上焦の熱証に伴って精神不安を起こすものに対し、津液を補い、心熱を鎮めて精神安定を図る。また下焦の気虚を補うとともに泌尿器系の炎症を鎮め排尿障害を改善する方剤である。あわせて胃腸を補い滋養強壮作用ももつ。本方は、胃腸虚弱で疲れやすく精神不安を伴う泌尿器系疾患に用いる。

【目標となる症状】　胃腸虚弱のもので、心の熱が盛んなため煩躁し、神経質でイライラして不眠、動悸などの精神症状を伴い、また腎虚により泌尿器系の機能失調をきたし、尿量減少、頻尿、排尿痛、残尿感、尿のにごりなどの症状を伴うものを目標にする。腎虚に伴う遺精、帯下も適応となる。様々な不定愁訴を訴える特徴がある。

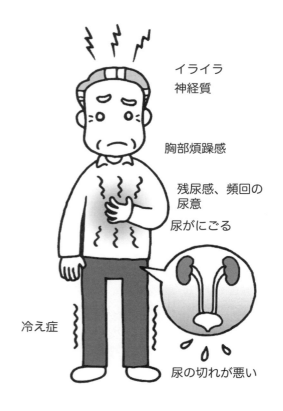

イライラ
神経質

胸部煩躁感

残尿感、頻回の尿意

尿がにごる

冷え症

尿の切れが悪い

164

各論

補益強壮剤

清心蓮子飲（せいしんれんしいん）

補腎・補脾胃

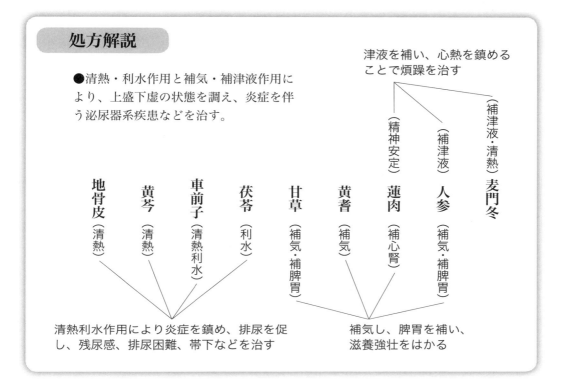

主な疾患と他の処方との証の鑑別

▶ ［排尿障害］

清心蓮子飲…上盛下虚。

　胃腸虚弱、神経過敏で、様々な不定愁訴をもつ排尿障害に用いる。本方は、上焦の熱証、心熱を鎮めて精神安定を図り、胃腸系ならびに腎・泌尿器系を補うことにより、泌尿器の不調を改善する方剤である。

八味地黄丸（はちみじおうがん）…腎虚（じんきょ）。

　腎虚で冷えのあるものの排尿障害に用いる。陰病（いんびょう）で夜間排尿が多く、頻尿や遺尿を伴う。清心蓮子飲に比べると、胸部の煩悶感や動悸がなく、泌尿器の炎症症状が少ない。胃腸虚弱の場合は本方の適応ではない。

当帰芍薬散（とうきしゃくやくさん）…血虚（けっきょ）に冷えと水毒（すいどく）を伴う。

　血行不良で冷え症の婦人で、慢性的な排尿障害のあるものや膀胱炎を繰り返す場合の体質改善によい。めまい、全身倦怠感、月経不順、月経痛、不妊症などを伴う場合が多い。

五淋散（ごりんさん）…水毒で淋証（P134参照）を伴う。

　腎・膀胱系に炎症があり、淋歴（りんれき）、尿利減少、頻回の尿意、排尿痛、残尿感などの排尿障害のあるものに用いる。

猪苓湯（ちょれいとう）…水毒で炎症を伴う。

　排尿障害に広く用いられる処方で、急性膀胱炎など腎・膀胱系の水毒と炎症を伴うものに用いる。冷えの傾向はなく、炎症の程度は五淋散よりも強い。

竜胆瀉肝湯（りゅうたんしゃかんとう）…肝経（かんけい）の湿熱（しつねつ）（泌尿生殖器系の炎症）。

　猪苓湯よりも排尿障害の症状が強く、帯下、陰部掻痒感、下半身の湿疹など、肝経の走行部を中心に泌尿生殖器系の炎症を伴う諸疾患に用いる。

▶ ［膀胱炎］→P135参照。

165

鎮咳去痰剤

　咳や痰を治療・改善する方剤である。咳や痰の原因により用いる方剤が異なる。

【効能】

咳症状の原因は様々だが、外邪による場合は大きく以下の4つに分けられる。

1．肺系統に強い炎症がある。

2．肺の津液不足がある。

3．胸部や胃部の水分代謝が悪く水毒がある。

4．胸部からのどにかけて気のうっ滞があり、梅核気や空咳を起こす。

鎮咳去痰剤は原因に応じてこれらを改善し、痰を除き咳を鎮める働きがある。

【適応疾患・症状】

気管支喘息、百日咳、咳喘息、気管支炎、咳・痰、かぜの咳嗽など。

【本作用をもつ生薬】

麻黄、杏仁、桔梗、麦門冬、百合、竹葉、貝母、栝楼根、五味子、細辛、半夏、蘇葉、厚朴、天南星、訶子など。

【本作用を含む代表的な方剤】

麻杏甘石湯、麦門冬湯、柴朴湯、小青竜湯、半夏厚朴湯、麻黄附子細辛湯など。

【本作用をもつ代表的な配合】

麻黄＋杏仁、麻黄＋石膏、半夏＋麦門冬、五味子＋細辛、厚朴＋蘇葉など。

▶麻黄＋杏仁は、呼吸器の炎症が強い実証の咳嗽に用いる基本的な配合である。実証の咳嗽には、麻黄を主とした配合が適しており、炎症の状態が強ければ、清熱作用のある石膏や、冷えがあれば温補作用のある細辛などと配合するとよい。半夏＋麦門冬は、津液不足があり突き上げるような咳症状に適している。また津液を補うには人参、粳米などを加えるとよい。冷えや水毒のある場合は五味子、細辛、半夏などの配合が、気滞による場合は厚朴や蘇葉の配合が適している。

各論

| 鎮咳去痰剤 | 傷寒論（原文はP202参照） |

麻杏甘石湯
（まきょうかんせきとう）

炎症の強い咳・喘息の薬。

適用疾患 咳、喘鳴、気管支炎、気管支喘息、咳喘息、百日咳、肺炎、のどの痛み
【参考】医療用漢方製剤で保険適応の対象となる傷病名：咳、気管支炎、気管支喘息、喘鳴、小児喘息、咽喉乾燥感、口渇症

処方構成 麻黄（4）、杏仁（4）、甘草（2）、石膏（10）

証のポイントと症状

用いる理論　三陰三陽論（さんいんさんよう）　気血水論　臓腑経絡論

> **太陽病が進行し、呼吸器に強い熱証（炎症）のあるもの。**

太陽病からさらに病状が進み、のどや気管に強い炎症があり、咳症状のはなはだしいものに用いる。

本方は、発汗によって病邪を除くことができず、呼吸器に熱がこもった状態であるので、清熱作用と鎮咳去痰作用のある薬物を組み合わせた処方となっている。

【目標となる症状】　特徴的な症状としては、連続性の激しい咳があり、咳の際に顔面の紅潮を伴ったり、熱証による口渇や煩躁感を呈することが多い。

基本的には、自汗となるが、無汗の場合にも用いることができる。痰は黄〜黄緑色の粘痰でキレが悪く奥深い咳となるか、無痰で空咳が連続する場合とがある。舌は白苔〜黄苔を呈する。

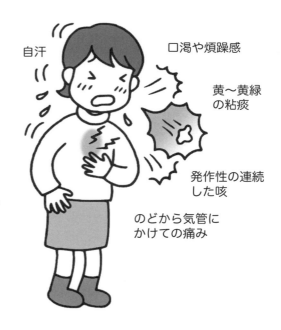

自汗／口渇や煩躁感／黄〜黄緑の粘痰／発作性の連続した咳／のどから気管にかけての痛み

各論

鎮咳去痰剤

麻杏甘石湯（まきょうかんせきとう）

処方解説

清熱し、呼吸器の炎症
を鎮め、鎮咳する

●呼吸器の強い炎症に
よる咳症状を清熱薬と
鎮咳去痰薬の組み合わ
せによって鎮める。

杏仁
（鎮咳去痰）

麻黄
（鎮咳・鎮喘）

甘草
（去痰・鎮痛）

石膏
（清熱）

痰を除き、
鎮咳する

のどや気管の痛みを
鎮め、鎮咳する

主な疾患と他の処方との証の鑑別

▶ [咳]

麻杏甘石湯…太陽病が進行し、呼吸器に強い熱証（炎症）がある。

　のどや気管に強い炎症があり、咳症状のはなはだしいものに用いる。連続性の激しい咳があり、咳の際に顔面の紅潮や、熱証による口渇や煩躁感、自汗などを呈する。痰は黄〜黄緑色の粘痰でキレが悪く奥深い咳となるか、無痰の連続した空咳となる。舌は白〜黄苔を呈す。就寝後、咳が連続するものによい。

半夏厚朴湯（はんげこうぼくとう）…胸からのどにかけての気滞。

　梅核気を伴う空咳に用いるが、発熱やのどの痛みなどの炎症症状はない。精神緊張により、よく咳払いをするものにもよい。

柴朴湯（さいぼくとう）…少陽病（しょうようびょう）。

　慢性化した咳や喘息に用いる。胸からのどにかけての胸苦しさや息苦しさ、梅核気があり、咳は空咳か痰がからむようなものによい。痰は出ないか、ある場合は白色の粘痰であることが多い。

小青竜湯（しょうせいりゅうとう）…太陽病で水毒を伴う。

　痰が無色透明で水っぽく、口渇を伴わない咳に用いる。かぜ初期の咳症状に多く、鼻水やくしゃみなどの症状が同時に起こる場合もある。鼻水、痰など症状すべてが水っぽいのが特徴である。

麻黄附子細辛湯（まおうぶしさいしんとう）…直中の少陰（じきちゅうのしょういん）。

　背中の悪寒が強く、咳やくしゃみがある場合に用いる。痰や鼻水すべてが水っぽく冷たいのが特徴である。

麦門冬湯（ばくもんどうとう）…津液不足による呼吸器の炎症（しんえきぶそく）。

　津液不足によるのどの乾燥感・口渇があり、気の上逆による突き上げるような咳をするものに用いる。咳は連続性で、顔面の紅潮を伴うこともある。痰は無痰か、粘性でのどの奥にへばりついているような感じとなる。津液不足のため、舌苔は無く、舌質は紅くツルツルとした鏡面（ぜったい）を呈することが多い。

▶ [喘息]→P51参照、[インフルエンザ]→P53参照、[声枯れ・のどの痛み]→P59参照。

169

鎮咳去痰剤

金匱要略（原文はP200参照）

必修処方 麦門冬湯（ばくもんどうとう）

乾燥性の咳を鎮める薬。

適用疾患 咳、気管支炎、気管支喘息、咳喘息、妊娠中の咳嗽、百日咳、アトピー性咳嗽、肺炎、咽喉結核、のどの痛み、声枯れ、口乾、シェーグレン症候群

【参考】医療用漢方製剤で保険適応の対象となる傷病名：咳、気管支喘息、気管支炎、喀痰、喀痰喀出困難、血痰、口乾、咽喉乾燥感、咽喉頭食道神経症、咽喉頭神経症、のぼせ

処方構成 麦門冬（ばくもんどう）（8〜10）、半夏（はんげ）（5）、粳米（こうべい）（5〜10）、大棗（たいそう）（2〜3）、人参（にんじん）（2）、甘草（かんぞう）（2）

証のポイントと症状

用いる理論 三陰三陽論 　(気血水論（きけっすい）)　 臓腑経絡論

津液不足（しんえきぶそく）による呼吸器の炎症に用いる

のどや気管など呼吸器粘膜が津液不足を起こすと、粘膜が過敏となって炎症を起こし、咳やのどの痛みといった症状があらわれる。本方には、麻杏甘石湯（まきょうかんせきとう）のような強い鎮咳薬・清熱薬の配合はないが、呼吸器系や胃部の津液不足を潤すことによって、腹から突き上げてくるような奥深い乾燥性の咳を鎮める方剤である。

【目標となる症状】 津液不足によるのどの乾燥感・口渇（こうかつ）があり、気の上逆（じょうぎゃく）により、深く突き上げるような咳をするものに用いる。咳は連続性で、顔面が紅潮するほどである。痰は粘性で切れにくく、のどの奥にへばりつくような感じのある場合と無痰で乾燥性の咳となる場合がある。津液不足のため、

発作性の連続した咳

口渇・のどの乾燥

津液不足によるのどの炎症

痰が切れない感じ

突き上げるような吐き気を伴う咳

舌苔は無く、舌質は紅くツルツルとした鏡面を呈することが多い。

各論

鎮咳去痰剤

麦門冬湯（ばくもんどうとう）

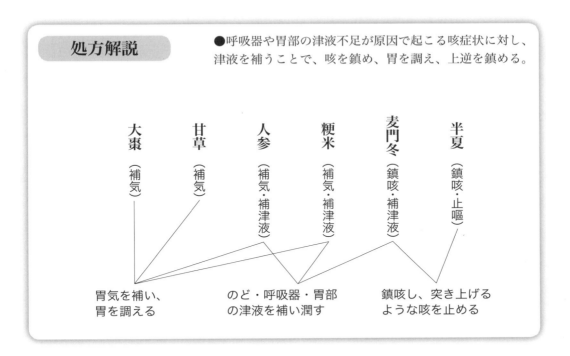

処方解説 ●呼吸器や胃部の津液不足が原因で起こる咳症状に対し、津液を補うことで、咳を鎮め、胃を調え、上逆を鎮める。

大棗（補気）／甘草（補気）／人参（補気・補津液）／粳米（補気・補津液）／麦門冬（鎮咳・補津液）／半夏（鎮咳・止嘔）

胃気を補い、胃を調える／のど・呼吸器・胃部の津液を補い潤す／鎮咳し、突き上げるような咳を止める

主な疾患と他の処方との証の鑑別

▶ ［のど・口の乾燥感、唾液不足］

麦門冬湯…津液不足による炎症。

津液不足によるのどの乾燥感・口渇に用いる。のどの奥に粘性の痰がへばりつく感じを伴う。津液不足のため舌苔は無く、舌質は紅色鏡面を呈することが多い。

銀翹散（ぎんぎょうさん）…温病のかぜ。

津液不足により口やのどの乾燥が強いものに用いる。秋冬の空気の乾燥やエアコンのかけすぎによりおこるものによい。舌尖が紅く、舌苔はないかあっても少ない。

駆風解毒湯（くふうげどくとう）…温病のかぜでのどの炎症が強い。

かぜなどでのどが炎症したためにおこる、のどや口中の強い乾燥感に用いる。唾液が十分に出ないものにもよい。耳下腺やのど周辺のリンパ腺に腫れや痛みのあることが一つの特徴である。舌尖が紅く、舌苔はないかあっても少ない。銀翹散よりも炎症が激しいものによい。

白虎加人参湯（びゃっこかにんじんとう）…内熱による津液不足。

内熱があり、水分を摂っても口渇が収まらないものに用いる。口やのどだけでなく、皮膚や鼻の粘膜に乾燥や痒みを感じるもの、アレルギー体質で口渇を伴うものにもよい。舌質は紅い。

五苓散（ごれいさん）…水毒。

水分代謝のバランスが失調し、水分が偏り、口渇を起こす場合に用いる。のどや胃腸に炎症や痛みはない。小便の出が悪く、胃内停水や足・顔のむくみなどの水毒症状を伴う。吐き気や口中がネバネバすると訴える場合もある。

黄連解毒湯（おうれんげどくとう）…胃熱（強い胃腸の炎症）。

胃に炎症があり、その熱により口中がネバネバしたり乾燥するものに用いる。のどにはあまり症状がなく、舌は黄苔を呈する。口が苦いという訴えとなる場合もある。

▶ ［喘息］→P51参照、［声枯れ・のどの痛み］→P59参照、［咳］→P169参照。

鎮咳去痰剤

柴朴湯(さいぼくとう)

本朝経験方(ほんちょうけいけんほう)※ （原文はP196参照）
※日本で経験的に使用されるようになった処方のこと

慢性化した咳・喘息の薬。

適用疾患 咳、気管支炎、気管支喘息、小児喘息、梅核気(ばいかくき)、のどから胸にかけての違和感、精神不安、抑うつ、動悸、過換気症候群、心臓神経症、神経性胃炎、食欲不振、不眠症

【参考】医療用漢方製剤で保険適応の対象となる傷病名：咳、気管支喘息、小児喘息、気管支炎、咽喉頭食道神経症、咽喉頭神経症、食道異物感、不安神経症、気うつ、動悸、めまい、嘔気、胸脇苦満

処方構成 柴胡(さいこ)(7)、半夏(はんげ)(5～8)、生姜(しょうきょう)(1～2)、黄芩(おうごん)(3)、大棗(たいそう)(3)、人参(にんじん)(3)、甘草(かんぞう)(2)、茯苓(ぶくりょう)(4～5)、厚朴(こうぼく)(3)、蘇葉(そよう)(2～3)

証のポイントと症状

用いる理論 三陰三陽論(さんいんさんよう)　気血水論(きけっすい)　臓腑経絡論

少陽病に位置し、胸腹部の炎症を鎮め、気滞(きたい)を除く。

本方は、胸腹部の炎症を鎮める小柴胡湯(しょうさいことう)と行気・鎮咳作用を持つ半夏厚朴湯(はんげこうぼくとう)との合方(ぼう)である。(注) 本方の呼吸器系の炎症を鎮め気滞を除く作用により、慢性化した咳・喘息に多く用いる。また、精神不安を伴うような咳・喘息にも応用される。

(注) 通常は、小柴胡湯合半夏厚朴湯として用いるが、証に応じて小柴胡湯の代わりに大柴胡湯を合方することもある。

【目標となる症状】 胸からのどにかけての胸苦しさや息苦しさ、梅核気(ばいかくき)の症状、空咳もしくは痰がからむような咳を目標とする。痰は出ないか、あるいは白色の粘痰であることが多い。また過換気症候群（過呼吸）のような精神的緊張や不安感により呼吸器関連の症状が悪化するものにもよい。喘息

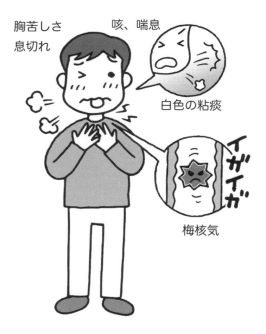

の場合は、寛解期に体質改善を兼ねて用いられることが多い。胃腸の不快感などを伴うものにもよい。

鎮咳去痰剤

柴朴湯(さいぼくとう)

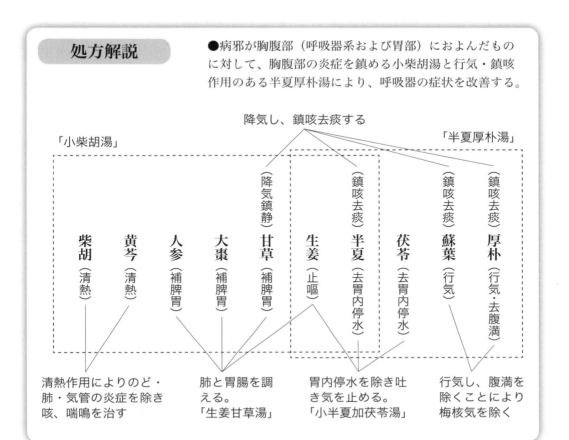

処方解説

●病邪が胸腹部（呼吸器系および胃部）におよんだものに対して、胸腹部の炎症を鎮める小柴胡湯と行気・鎮咳作用のある半夏厚朴湯により、呼吸器の症状を改善する。

主な疾患と他の処方との証の鑑別

▶ **[過換気症候群]**

柴朴湯…少陽病に位置、のどから胸腹部に炎症・気滞のあるもの。
　梅核気に加え、胸からのどにかけての胸苦しさや息苦しさの強いものに用いる。空咳もしくは白色の痰がからむようなものにもよい。

半夏厚朴湯(はんげこうぼくとう)…のどから胸にかけての気滞。
　精神の緊張が強く、のどに何か詰まったような違和感（梅核気）を感じて、過呼吸となる者に用いる。精神不安やうつ症状を伴うものによい。胃腸障害を伴う場合にもよい。

甘麦大棗湯(かんばくたいそうとう)…腹部における気の上衝(じょうしょう)。
　臍部(さい)付近の動悸や気の動く感じのする症状が特徴的である。泣いたり悲しんだりといったヒステリー症状を起こしやすく、精神的に不安定なものに用いる。よくあくびをするものにもよい。

加味逍遙散(かみしょうようさん)…血虚に煩熱を伴うもの。
　過換気症候群のうち、のぼせやほてりなどの熱感を伴い、胸部の動悸がある者に用いる。精神不安やイライラなどの症状を伴う事も多い。女性の場合、月経不順や更年期障害など婦人科系の失調を伴うケースによい。

▶ **[喘息]**→P51参照、**[心臓疾患]**→P71参照、**[咳]**→P169参照。

筋肉・関節鎮痛剤

　　筋肉・関節鎮痛剤は、文字通りその痛みを除くための方剤である。痛みの原因となった病邪の性質や炎症の程度などによって用いる方剤も異なる。

【効能】

筋肉や関節の痛みは、過労などによる筋肉の緊張の場合を別として、通常は痺証として総称されている。痺証とは、風邪、湿邪、寒邪などに身体が侵されておこる病変で、筋肉・関節に痛み、だるさ、しびれ、麻痺などの症状が現れたものである。痺証の原因となった邪の性質によって、風痺、湿痺、寒痺、風湿痺、寒湿痺などと呼ばれる。方剤は、それぞれ侵襲を受けた邪の性質に合わせ、それらを発表・温補・利湿などの方法によって除くことで、痛みなどを治す。なお、瘀血や水毒のあるものについては、それらも合わせて改善する。

【適応疾患・症状】

筋肉痛、関節痛、関節リウマチ、神経痛、坐骨神経痛、痛風、ぎっくり腰、寝違え、頚肩腕症候群など。

【本作用をもつ方剤に配合される生薬】

■風邪の場合〈発表作用のある生薬〉
　　麻黄、桂皮、葛根、防風、独活、羌活、白芷など。

■湿邪の場合〈利湿作用のある生薬〉
　　茯苓、白朮、蒼朮、薏苡仁、防已など。

■寒邪の場合〈温補作用のある生薬〉
　　附子、乾姜など。

■炎症のある場合〈清熱作用のある生薬〉
　　石膏・知母など。

■筋肉の緊張による場合〈緊張緩和作用のある生薬〉
　　芍薬、甘草など。

■瘀血や血虚を伴う場合〈駆瘀血作用や補血作用のある生薬〉
　　川芎、当帰、芍薬、延胡索、牛膝など。

　　痛みの原因によって、方剤や配合は以下のように分かれる。

各論

痛みの原因	本作用をもつ代表的な方剤	本作用をもつ代表的な配合
風邪による場合	葛根湯（かっこんとう）、麻黄湯（まおうとう）など。 ▶発表薬中心の構成	麻黄＋桂皮、麻黄＋葛根など。 ▶麻黄を主とした配合で、発汗をうながし、風邪を除く。
湿邪による場合	麻杏薏甘湯（まきょうよくかんとう）、薏苡仁湯（よくいにんとう）、防已黄耆湯（ぼういおうぎとう）、越婢加朮湯（えっぴかじゅつとう）など。 ▶発表薬＋利湿薬の構成	麻黄＋薏苡仁、麻黄＋蒼朮（白朮）など。 ▶実証の筋肉・関節痛の場合は、麻黄に薏苡仁や蒼朮などの利水剤を配合して用いるとよい。防已＋黄耆など。虚証（注）の場合は、湿を除き、表虚を補う作用のある防已、黄耆などの配合が適している。
寒邪による場合	桂枝加附子湯（けいしかぶしとう）、葛根加朮附湯（かっこんかじゅつぶとう）など。 ▶発表薬＋温補薬の構成	桂皮＋附子、麻黄＋附子など。 ▶大熱薬である附子との配合がよい。実証（注）の場合は、麻黄との配合がよい。
湿邪＋寒邪による場合	桂枝加朮附湯（けいしかじゅつぶとう）、葛根加朮附湯、越婢加朮附湯など。 ▶発表薬＋利湿薬＋温補薬の構成	蒼朮（白朮）＋附子、麻黄＋附子など。 ▶大熱薬である附子と利湿薬である蒼朮などの配合がよい。実証（注）の場合は、麻黄との配合がよい。
炎症を伴う場合	越婢加朮湯、越婢加朮附湯、桂芍知母湯（けいしゃくちもとう）など。 ▶侵された邪の性質によって発表薬・利湿薬・温補薬を組み合わせさらに清熱薬を加える	麻黄＋石膏など。 ▶筋肉・関節鎮痛作用もつ生薬に、清熱薬である石膏を加え、筋肉関節の消炎をはかりながら鎮痛するとよい。
痺証でなく筋肉の緊張による場合	芍薬甘草湯（しゃくやくかんぞうとう） ▶筋肉の緊張を緩和する構成	芍薬＋甘草など。 ▶筋肉の緊張を緩め、痛みを止める配合である。この2味で芍薬甘草湯という処方にもなっている。
慢性的な瘀血や水滞などを伴う場合	疎経活血湯（そけいかっけつとう）（瘀血・血虚）、五積散（ごしゃくさん）（気・血・水・寒・食などの滞りのあるもの）。 ▶侵された邪の性質によって発表薬・利湿薬・温補薬を組み合わせ、さらに駆瘀血薬などを加える	当帰＋川芎、当帰＋芍薬、牛膝＋芍薬など。 ▶当帰、川芎、芍薬などは、補血し血行を促進するので、血行不良や血の滞りによる痛みによい。牛膝＋芍薬は瘀血による痛みを除くのに適している。

（注）筋肉・関節部の痛みの疾患の場合、虚実は、三陰三陽論の急性病の虚実に準じて以下のように判定する。無汗で、体表および筋肉の緊張が強い（実）、自汗があり、体表および筋肉の緊張はさほど強くない（虚）。

175

筋肉・関節鎮痛剤
必修処方 麻杏薏甘湯

金匱要略（原文はP202参照）

筋肉・関節痛の薬。

適用疾患 腰痛、坐骨神経痛、ギックリ腰、膝痛、関節痛、関節水腫、関節リウマチ、変形性関節炎、手足のしびれ、神経痛、筋肉痛、足腰の倦怠感、浮腫、肥満症、水イボ、掌蹠角化症

【参考】医療用漢方製剤で保険適応の対象となる傷病名：筋肉痛、関節痛、神経痛、関節リウマチ、リウマチ性筋炎、疣贅（イボ）、掌蹠角化症

処方構成 麻黄（4）、杏仁（3）、薏苡仁（10）、甘草（2）

証のポイントと症状

用いる理論 三陰三陽論　気血水論　臓腑経絡論

湿邪による痺証に用いる（P174参照）。

筋肉・関節が湿邪に侵され、痛みや倦怠感のあるものに用いる。湿度の高い環境に長く居たり、発汗後に風に当たり、冷えたことが原因となっておこる腰痛、関節の腫れ、筋肉痛などに効果がある。筋肉痛、関節炎、関節リウマチ、ぎっくり腰、坐骨神経痛に用いる。その他、水イボの改善や麻黄に食欲抑制作用があるため肥満改善にも用いる。

【目標となる症状】　関節や筋肉に痛みとともに重だるさがあり、特に秋の長雨の頃や梅雨時、または低気圧によって症状が悪化するのが特徴である。関節に腫れや水腫を伴う場合もある。また、下半身にむくみがあり、重だるく、特に夕方になるとむくみやだるさが悪化するような場合も本方の適応証である。なお、本方は、胃腸虚弱のものが服用すると胃もたれを起こすことがあるので注意する。

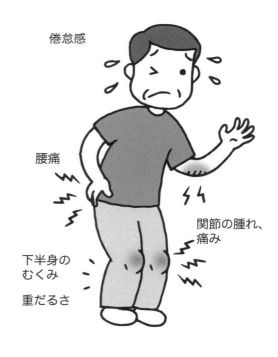

倦怠感
腰痛
関節の腫れ、痛み
下半身のむくみ
重だるさ

各論

筋肉・関節鎮痛剤

麻杏薏甘湯（まきょうよくかんとう）

処方解説

●湿邪が原因として起こる筋肉、関節痛に対して、湿を除き、筋肉の緊張を緩め痛みを除く。

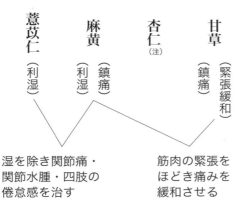

薏苡仁（利湿）・麻黄（利湿）→湿を除き関節痛・関節水腫・四肢の倦怠感を治す

杏仁（鎮痛）（注）・甘草（鎮痛）（緊張緩和）→筋肉の緊張をほどき痛みを緩和させる

（注）本方は、麻黄湯の変方として張仲景の創案した処方である。張仲景は麻黄湯からの処方の変化を論じるため杏仁を残したと考えられる。従って、本処方中の杏仁の作用については不明である。

主な疾患と他の処方との証の鑑別

▶ [筋肉・関節痛]

麻杏薏甘湯…湿邪による痺証。

　筋肉、関節が湿邪に侵され、痛みや倦怠感のある腰痛、関節の腫れ・水腫、筋肉痛などに効果がある。また、下半身にむくみがあり、重だるいような場合も本方の適応である。

葛根湯（かっこんとう）…風邪（ふうじゃ）による痺証。

　主に肩背より上部の頭痛、首痛、肩こり、肩背痛などの症状に用いる。無汗で筋肉の緊張の強いものを目標とする。

越婢加朮湯（えっぴかじゅつとう）…湿邪による痺証で炎症が強い。

　麻杏薏甘湯と同様、湿邪を原因とする筋肉・関節の痛みや浮腫を改善する処方であるが、本方は清熱作用をもつため、患部に炎症があり、腫れて水がたまるものが適応となる。

防已黄耆湯（ぼういおうぎとう）…湿邪による痺証で表に水毒がある。

　体表や筋肉が湿邪に侵され、体表は虚して、自汗がはなはだしく、体が重だるく、筋肉や関節の痛みを訴えるものに用いる。疲労感や下半身のむくみを伴うことが多い。本方の自汗は、主に下半身における冷汗であり、皮膚に触れると冷たく湿っていることが特徴である。

桂枝加朮附湯（けいしかじゅつぶとう）…寒邪と湿邪による痺証。

　冷えと湿邪を原因とする筋肉、関節痛に用いる。冷えがあり、血流が悪く、手足の筋肉・関節の痛みやしびれ、湿邪による手足の重だるさがあり、冷えや湿度の高い環境下で痛みが増すものに効果がある。

芍薬甘草湯（しゃくやくかんぞうとう）…筋肉の緊張による痛み。

　筋肉疲労などによる、筋肉の緊張やれん縮が原因で起こる筋肉・関節痛に用いる。本方は筋肉の緊張を緩和し、痛みを止める作用にすぐれる。ただし、湿邪に侵されて、腫れや水腫のあるものには適応しない。

▶[肥満症]→P81参照、[坐骨神経痛]→P179参照、[関節リウマチ]→P185参照、[しびれ・麻痺]→P187参照。

177

筋肉・関節鎮痛剤　温補剤（おんぽ）

必修処方
桂枝加朮附湯（けいしかじゅつぶとう）

方機（ほうき）（原文はP194参照）

冷えと湿気を原因とする筋肉・関節痛の薬。

適用疾患　筋肉・関節痛、腰痛、急性・慢性関節炎、関節リウマチ、神経痛、頸肩腕症候群、手足のひきつれ・こわばり・しびれ・倦怠感、骨折などの予後、脳卒中後の半身不随、顔面神経麻痺、浮腫、冷え症
【参考】医療用漢方製剤で保険適応の対象となる傷病名：関節痛、関節リウマチ、関節炎、急性関節炎、慢性関節炎、神経痛、疼痛、しびれ感、屈伸困難、片頭痛、頭痛、冷え症、悪寒

処方構成　桂皮（けいひ）（3〜4）、芍薬（しゃくやく）（3〜4）、大棗（たいそう）（3〜4）、生姜（しょうきょう）（1〜1.5）、甘草（かんぞう）（2）、蒼朮（そうじゅつ）（3〜4）＜白朮（びゃくじゅつ）も可＞、加工附子（かこうぶし）(注)（0.5〜1）
（注）現在、一般的にエキス剤の場合は加工附子を用いている。

証のポイントと症状

用いる理論　三陰三陽論　気血水論（きけつすい）　臓腑経絡論

寒邪（かんじゃ）（冷え）や湿邪（しつじゃ）による痺証（ひしょう）に用いる。

　痺証とは、関節や筋肉が風・湿・寒の邪に侵されることによって起こるだるさ・痛み・しびれ・麻痺などの病変であり、本方はそのうち湿・寒の邪に侵されたものに用いる。
　患部および身体全体を温め、湿邪を除くことにより筋肉・関節の痛み、神経痛、しびれ、麻痺などを解消する。

【目標となる症状】　冷えと湿邪により、血流が悪く、手足の筋肉や関節に痛みやしびれ、重だるさがあるものに用いる。腰痛や神経痛を起こすものにもよい。特に冷えや湿度の高い環境下で痛みが増すものに効果がある。

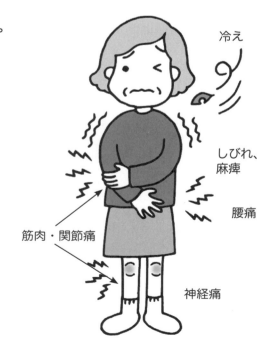

各論

筋肉・関節鎮痛剤

桂枝加朮附湯（けいしかじゅつぶとう）

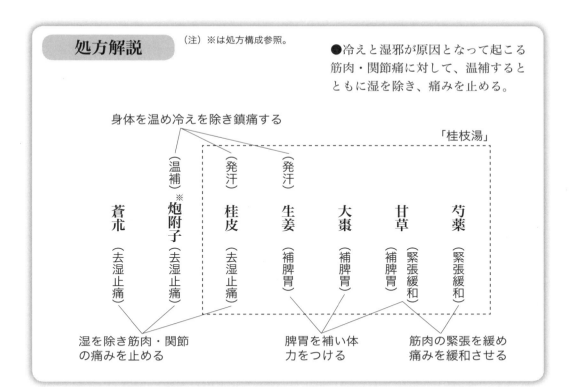

処方解説　（注）※は処方構成参照。

●冷えと湿邪が原因となって起こる筋肉・関節痛に対して、温補するとともに湿を除き、痛みを止める。

主な疾患と他の処方との証の鑑別

▶ [坐骨神経痛]

桂枝加朮附湯…冷えと湿邪による痺証。

慢性化した坐骨神経痛で、冷え症があり、寒い日に悪化したり、湿度の高い日や低気圧の時に痛むものに用いる。体を温め、しびれや筋肉の痛みを取り去る。

麻杏薏甘湯…急性の場合または湿邪による痺証。

湿度の高い環境や低気圧の接近など、湿気によって悪化する坐骨神経痛に用いる。桂枝加朮附湯より炎症や痛みが強い場合、また急性で痛みが強い場合に用いるとよい。

八味地黄丸・六味地黄丸…腎虚。

足腰が重だるく痛み、夜間排尿が多い坐骨神経に用いる。足は冷える場合とほてる場合がある。しびれや冷えが強い場合には八味地黄丸を用いる。

桂枝加苓朮附湯…冷えと湿邪による痺証。

桂枝加朮附湯に利水剤である茯苓を加えた方剤で、桂枝加朮附湯証よりも湿邪の影響が強い場合によい。また動悸やめまい、筋肉の一過性の痙攣などを伴うものに用いる。

苓姜朮甘湯…冷えと水毒による痺証。

冷えが原因で悪化する坐骨神経痛に用いる。腰に冷たいおもりでもつけているように重だるくなったり、夜間排尿があり、下半身全体が水に浸かっているような感じを伴う場合によい。

桂芍知母湯…冷えと湿邪による痺証で炎症を伴う。

身体全体は冷えていて、腰部から臀部にかけて重だるく痛み、患部に熱感を持つものに用いる。

▶ [肋間神経痛] →P75参照、[筋肉・関節痛] →P177参照、[こむら返り・足のつり] →P181参照、[腰痛] →P183参照、[関節リウマチ] →P185参照、[しびれ・麻痺] →P187参照。

筋肉・関節鎮痛剤　　　　　　　　傷寒論（原文はP197参照）

芍薬甘草湯
しゃくやくかんぞうとう

筋肉の緊張によって起こる、様々な痛みの緩和に用いる薬。

適用疾患　こむら返り、筋肉痛、関節痛、腰痛、胃痙攣、腹痛、月経痛、胆石・腎結石の疼痛
【参考】医療用漢方製剤で保険適応の対象となる傷病名：筋肉痛、関節痛、腹痛症、胃痛、胃痙攣、有痛性筋痙攣、痙攣、疼痛、胆のう結石症、胆管結石症、胆のう胆管結石症、腎結石症、膀胱結石症

処方構成　芍薬（3～8）、甘草（3～8）
（注）芍薬甘草附子湯の場合は、上記に加工附子（0.3～1.6）を加える。

証のポイントと症状

用いる理論　【三陰三陽論】　気血水論　臓腑経絡論

> 筋緊張による痛みであれば「三陰三陽」
> を問わず用いることができる。

　本方は、筋肉の緊張を緩めることにより、筋肉・関節痛を緩和する方剤である。『傷寒論』では、太陽病にみられる処方だが、足のひきつれを治すことに主眼が置かれており、筋肉の緊張に伴う痛みであれば、「三陰三陽」の病位を問わず使用可能である。こむら返りや足のひきつれに多く用いる。

【目標となる症状】　筋肉疲労などによる筋肉の緊張や縮みが原因で起こる筋肉・関節痛を本方の目標にする。
　こむら返りや足のひきつれに著効を示すが、筋肉の緊張による痛みであれば、腹痛や、月経痛に用いても効果を発揮する。また、尿路結石や胆石の疼痛発作時にも用いられる。なお、本方の証で冷えが顕著なものには、大熱薬である附子を加えた芍薬甘草附子湯として用いるとよい。

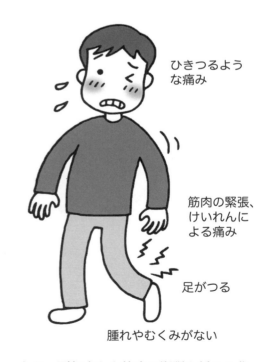

ひきつるような痛み

筋肉の緊張、けいれんによる痛み

足がつる

腫れやむくみがない

　なお、両処方とも筋肉の緊張を緩める作用が主であるので、湿邪に侵されている場合や、腫れや浮腫のある場合には適応しない。

各論

筋肉・関節鎮痛剤

芍薬甘草湯

処方解説

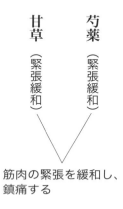

芍薬甘草湯
●緊張緩和作用により筋肉の緊張・収縮による痛みを治す。

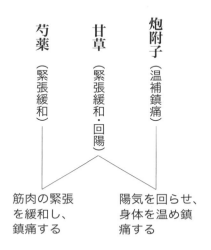

芍薬甘草附子湯
●筋肉の緊張を取り、温めることで痛みを治す。

主な疾患と他の処方との証の鑑別

▶ ［こむら返り・足のつり］

芍薬甘草湯…筋肉の緊張による病証。
　こむら返りなど、筋肉のひきつれとそれに伴う痛みに用いる。冷えが顕著なものには芍薬甘草附子湯を用いる。芍薬甘草湯や芍薬甘草附子湯には利水・清熱作用がないため、むくみがあって筋肉がひきつれるものは適応ではない。

桂枝加朮附湯…寒邪（冷え）と湿邪による痺証。
　体に冷えがあり、関節、筋肉が痛んだり、しびれたり、つれたりするものに用いる。

越婢加朮湯…風邪と湿邪による痺証で炎症が強い。
　重痛感や、時によって激痛を伴う。腫れや熱感のある関節の炎症を伴うものによい。

麻杏薏甘湯…風邪と湿邪による痺証。
　下半身の重だるさがあり、関節の浮腫や水腫を伴い、足がつれるものに用いる。

防已黄耆湯…湿邪による痺証。
　下半身に冷たい汗をかき、重だるい痛みがあり、足がつれるものに用いる。また、冷汗とともに下肢にむくみのあるものに用いる。

五積散…気・血・水・食・寒の滞りによる痺証。
　腰や鼠径部の関節が痛み、胃腸のやや弱いもので、夜中に足のつりやすいものに用いる。

疎経活血湯…風邪と湿邪による痺証で瘀血を伴う。
　足がつりやすく、足腰の痛み・しびれに加え、血流が悪く下腿にうっ血のあるものや月経不順を伴うものに用いる。夜間に増悪する傾向がある。

▶ ［尿路結石］→P133参照、［筋肉・関節痛］→P177参照。

181

| 筋肉・関節鎮痛剤 | 太平恵民和剤局方（原文はP195参照） |

五積散(ごしゃくさん)

慢性化した腰・腹痛の薬。

適用疾患　慢性腰痛、胃腸虚弱をともなう腰痛、腰部の違和感、関節痛、神経痛、筋肉痛、足のつり、月経痛、冷え症

【参考】医療用漢方製剤で保険適応の対象となる傷病名：腰痛症、関節痛、神経痛、坐骨神経痛、関節リウマチ、脚気、頭痛、胃腸虚弱、胃腸炎、胃炎、胃下垂、月経痛、更年期症候群、冷え症、疲労感、かぜ

処方構成　茯苓（2〜3）、蒼朮（2〜3）＜白朮も可＞、陳皮（2〜3）、半夏（2〜3）、当帰（1.2〜3）、芍薬（1〜3）、川芎（1〜3）、厚朴（1〜3）、白芷（1〜3）、枳殻〔実〕（1〜3）、桔梗（1〜3）、乾姜（1〜1.5）、生姜（0.3〜0.6）、桂皮（1〜1.5）、麻黄（1〜2.5）、大棗(注)（1〜2）、甘草（1〜1.2）、香附子(注)（1.2）＜生姜、香附子のない場合も可＞

（注）『太平恵民和剤局方』の処方では、大棗・香附子の配合はない。一般用漢方製剤承認基準と同じ処方構成の五積散は江戸期日本で著された『古今方彙』に記載されている。（香附子の配合はない）

証のポイントと症状

用いる理論　三陰三陽論　気血水論　臓腑経絡論

気・血・痰・食・寒の5つの積を除く。

五積とは、気、血、痰（水）、食（飲食物）、寒（冷え）が慢性的に滞ったことによる病症のことで、本方は、行気、活血、利水、去痰、去湿健胃、発汗、温補作用により、これら五積を取り除く方剤である。特に、慢性化した腰痛・関節痛に用いることが多い。

【目標となる症状】　慢性化した腰痛、関節痛に用いる。痛みは強烈ではないが、重だるくじわじわと痛むものや、さほど痛まなくとも腰の不安定感が強く、疲れやすいというものを目標とする。胃痛・腹痛などの腹部症状を伴う胃腸虚弱タイプの腰痛や、月経痛・月経不順などに伴う腰痛や腹痛にも効果がある。

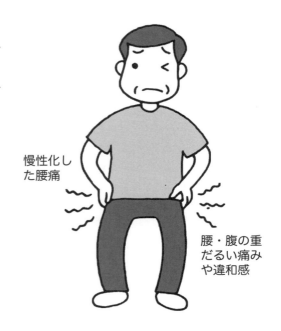

慢性化した腰痛

腰・腹の重だるい痛みや違和感

各論

筋肉・関節鎮痛剤

五積散（ごしゃくさん）

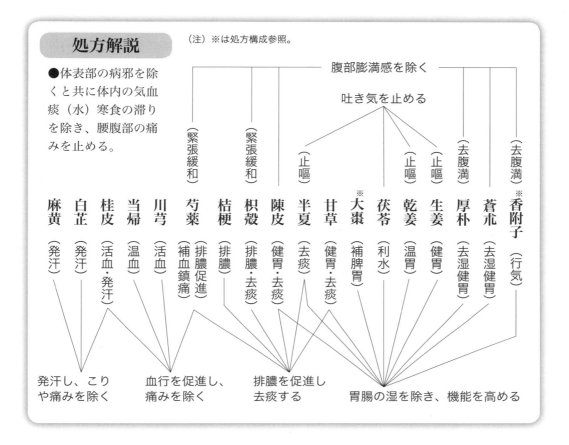

主な疾患と他の処方との証の鑑別

▶ [腰痛]

五積散…気・血・水・食・寒の５つの滞りによる痺証。

　慢性化して、重だるくじわじわと痛むものや、腰が不安定で疲れやすいものに用いる。胃痛や腹痛などを伴う胃腸虚弱タイプの腰痛や、月経痛など婦人科の不調が原因でおこる腰痛にも効果がある。

桂枝加朮附湯（けいしかじゅつぶとう）…寒邪と湿邪による痺証。

　体に冷えがあり、腰が痛んだり、筋肉が引きつれたりするものに用いる。冬季など寒さで痛みが悪化するものによい。腰から足にかけて痛むような坐骨神経痛にもよく用いられる。

越婢加朮湯（えっぴかじゅつとう）…湿邪による痺証で強い炎症を伴う。

　患部が炎症を起こして腫れや熱感のある場合に用いる。痛みは重痛感があり、時によって激痛を伴う。胃弱の場合は、胃もたれを起こすことがあるので服用に注意する。

麻杏薏甘湯（まきょうよくかんとう）…湿邪による痺証。

　腰の重だるさが強く、湿度の高い環境や低気圧の接近により悪化する腰痛によい。

芍薬甘草附子湯（しゃくやくかんぞうぶしとう）…筋肉の緊張による痛み。

　肉体労働や冷えにより、腰の筋肉に痛みやひきつれを起こすものに用いる。利水・清熱作用はないため、腫れ、炎症、浮腫、水腫のあるものには適応しない。

▶ [筋肉・関節痛]→P177参照、[こむら返り・足のつり]→P181参照。

183

筋肉・関節鎮痛剤　利水剤

防已黄耆湯

金匱要略（原文はP201参照）

水分代謝不良によるむくみ、多汗、筋肉・関節痛、皮膚疾患の薬。

適用疾患　下半身のむくみ、多汗症（下半身の冷汗）、寝汗、関節水腫、膝痛、腰痛、関節痛、変形性関節炎、関節リウマチ、足のつり、慢性腎炎、ネフローゼ症候群、湿性の湿疹、肥満症
【参考】医療用漢方製剤で保険適応の対象となる傷病名：多汗症、関節痛、関節リウマチ、関節炎、筋炎、疲労感、肥満症、小便不利、浮腫、腎炎、ネフローゼ症候群、妊娠腎、陰のう水腫、よう、せつ、月経不順

処方構成　防已（4〜5）、黄耆（5）、白朮（3）＜蒼朮も可＞、生姜（1〜1.5）、大棗（3〜4）、甘草（1.5〜2）

証のポイントと症状

用いる理論　三陰三陽論　（気血水論）　臓腑経絡論

表の水毒に用いる。

風邪や湿邪に侵され、体表の正気が虚して自汗がはなはだしく、体が重くなっている状態に用いる。表の水毒であり、筋肉や関節、皮膚など体表に症状があらわれる。汗が多く、疲労倦怠感があり、下半身のむくみや筋肉・関節痛などの症状を起こしやすい。

【目標となる症状】　多汗を目標に用いる。ただし、本方に適応する汗は、主に下半身における冷汗である。頭汗を伴う場合もあるが、原因は表虚であるため、熱汗とはならない。従って、瘀血証の場合の血気の上衝による熱汗の場合は適応しない。また、体表は、緊張が緩く、触れるとじっとりと冷たく湿っていることが多い。

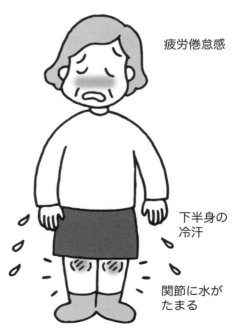

疲労倦怠感

下半身の冷汗

関節に水がたまる

下半身のむくみ・倦怠感

処方解説

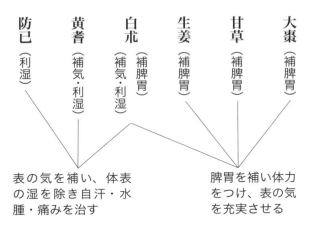

●体表が虚して自汗のはなはだしいものに対して、表の気を補い、体表の湿を除き汗を止める。また、筋肉・関節の水腫・痛みを除く。

主な疾患と他の処方との証の鑑別

▶ [関節リウマチ]

防已黄耆湯…湿邪による痺証で表に水毒がある。

体が重だるく、関節が腫れて、重い痛みやだるさを訴える慢性の関節リウマチに用いる。体表は虚して疲れやすく、自汗がはなはだしく、主に下半身に冷たい汗をかくのが特徴である。下半身の浮腫などを伴うことが多い。

麻黄湯…風邪による痺証。

急性で炎症のあるものに用いる。本方のもつ強い発表作用により、患部を発汗させることで風邪を除き、炎症を鎮め筋肉の緊張を解いて、関節リウマチの痛みを緩和させる。

麻杏薏甘湯…湿邪による痺証。

低気圧や梅雨時、湿気の強い場所で痛みが悪化しやすい慢性関節リウマチに用いる。関節に水が溜り、下半身がむくみ、重だるいような場合も本方の適応である。特に夕方に痛みやだるさの増すものによい。防已黄耆湯に比べ、痛みは強い。

越婢加朮湯…湿邪による痺証で炎症が強い。

麻杏薏甘湯と同様の症状で、患部が赤く腫れ、炎症を伴うものに用いる。また、発熱のあるものにもよい。

桂枝加朮附湯…寒邪・湿邪による痺証。

冷えや湿度の高い環境下で痛みやだるさ、しびれなどが増す関節リウマチに用いる。発熱や熱感はあまりなく、朝のこわばりの強いものによい。逆に患部が赤く腫れて炎症の強い場合は適応でない。

▶ [むくみ] →P131参照、[筋肉・関節痛] →P177参照、[こむら返り・足のつり] →P181参照。

筋肉・関節鎮痛剤　血剤（補血・駆瘀血）　万病回春（原文はP199参照）

疎経活血湯
そけいかっけつとう

腰から下肢にかけての筋肉・関節の痛みやしびれに用いる薬。

適用疾患　腰痛、坐骨神経痛、関節リウマチ、変形性関節炎、筋肉痛、打撲傷、痛風、産後血栓性疼痛、下肢の麻痺・しびれ・痛み、こむら返り、脳血管障害後遺症、高血圧症
【参考】医療用漢方製剤で保険適応の対象となる傷病名：関節痛、神経痛、腰痛症、筋肉痛、小腹硬満、瘀血

処方構成　当帰（2〜3.5）、地黄（2〜3）、川芎（2〜2.5）、蒼朮（2〜3）＜白朮も可＞、茯苓（1〜2）、桃仁（2〜3）、芍薬（2.5〜4.5）、牛膝（1.5〜3）、威霊仙（1.5〜3）、防已（1.5〜2.5）、羌活（1.5〜2.5）、防風（1.5〜2.5）、竜胆（1.5〜2.5）、生姜（0.5）、陳皮（1.5〜3）、白芷（1〜2.5）、甘草（1）

証のポイントと症状

用いる理論　三陰三陽論　（気血水論）　臓腑経絡論

瘀血や血虚を伴う痺証（風湿痺）に用いる。

　本方は、痺証（P174参照）のうち風・湿の邪に侵された風湿痺で、主に下半身に症状があらわれ、うっ血などの瘀血症状や血虚を伴うものに用いる。脳血管障害の後遺症および酒量が多いものに起こる筋肉・関節の痛み、しびれ、麻痺などにも応用する。

【目標となる症状】　足腰の痛み・しびれ・麻痺といった風湿痺の症状にあわせて、下腿のうっ血や、筋肉のひきつれなどの瘀血・血虚の症状があるものに用いる。女性であれば月経不順を伴う場合もある。また、末梢循環障害にともない夜間や明け方に痛みが増す傾向があるものによい。

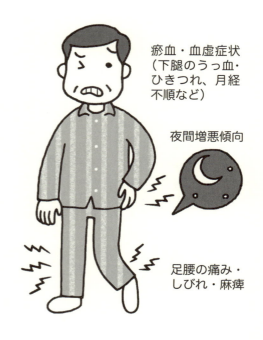

瘀血・血虚症状
（下腿のうっ血・ひきつれ、月経不順など）

夜間増悪傾向

足腰の痛み・しびれ・麻痺

各論

筋肉・関節鎮痛剤

疎経活血湯（そけいかっけつとう）

処方解説

●瘀血や血虚を伴う風湿痺に対して、血行を促し、風湿を除き、痛みや麻痺、しびれを治す。

当帰（補血）
芍薬（補血）
地黄（補血）
川芎（活血）
桃仁（駆瘀血）
牛膝（駆瘀血）
竜胆（清熱・消炎）
防已（利水・鎮痛）
茯苓（利水）
蒼朮（解表・利水・鎮痛）
防風（解表・鎮痛）
羌活（解表・鎮痛）
白芷（解表・鎮痛）
威霊仙（去湿・鎮痛）
陳皮（補脾胃）
生姜（補脾胃）
甘草（補脾胃）

血を補い、瘀血を除き、血行を改善し、痛み・しびれを除く

風湿を原因とする筋肉・関節痛、腰痛、関節水腫・四肢の倦怠感を治す

脾胃を補い胃腸の機能を調える

主な疾患と他の処方との証の鑑別

▶ ［しびれ・麻痺］

疎経活血湯…風邪（ふうじゃ）・湿邪（しつじゃ）による痺証に瘀血や血虚を伴う。

　足腰の痛み・しびれ・麻痺に加え、瘀血・血虚症状を伴うものに用いる。また夜間や明け方に痛みやしびれが悪化する傾向がある。脳血管障害の後遺症にも用いる。

桂枝加朮附湯（けいしかじゅつぶとう）…寒邪・湿邪による痺証。

　冷えや低気圧の接近、湿度の高い環境などにより、痛みやしびれが増悪するものに用いる。

麻杏薏甘湯（まきょうよくかんとう）…湿邪による痺証。

　湿邪の影響が強いものや、もともと水分代謝が不良な体質で、関節水腫やむくみがあり痛みが強く、低気圧の接近、湿気が高い環境などにより痛みやしびれが増悪するものに用いる。夕方になると痛みやしびれが悪化する傾向がある。胃腸の弱いものは、本方で胃もたれを起こしやすいので注意する。

薏苡仁湯（よくいにんとう）…湿邪による痺証。

　しびれや麻痺に加え、比較的疼痛や患部の腫れが強く、関節水腫、むくみなどを伴うものに用いる。低気圧の接近や湿気が強くなると痛みやしび

れが増悪するものによい。麻杏薏甘湯証よりも痛み、腫れなどの症状が強いものに用いる。

桂芍知母湯（けいしゃくちもとう）…寒邪・湿邪による痺証に炎症を伴う。

　冷えや湿気により痛みやしびれが増悪するもので、体全体としては冷えているが、患部の炎症症状が顕著なものに用いる。鶴膝風（かくしっぷう）といって、鶴の足のように膝関節が腫れて上下の筋肉が萎縮したものや、下肢の運動麻痺・知覚麻痺などによい。

続命湯（ぞくめいとう）…風邪・湿邪による痺証に血虚を伴う。

　麻痺、しびれ、身体痛、肩こり、言語障害などを伴う脳血管障害の後遺症に用いる。本方は、原典の『金匱要略』（きんきようりゃく）で「中風」（ちゅうふう）（＝脳卒中）に伴う麻痺や言語障害を適応としている。

▶ ［こむら返り・足のつり］→P181参照。

漢方薬の副作用について

　漢方薬の副作用は、西洋薬に比べれば頻度はかなり少なく、また原因が漢方薬にあると明確に特定されているものも少ないが、関連性が否定できないいくつかの事例も発生しているので、現状におけるおおよその事例を挙げる。

　漢方を処方する専門家は、これら事例について認識し、患者への説明を十分に行い、注意を喚起するとともに、逆に副作用に対する根拠のない不安については、それを取り除く必要があると考えられる。また、患者の側も漢方に精通した医師や薬剤師の下で服用するように心がける必要がある。

【漢方薬の主な副作用】
■本稿では、医療用漢方製剤の副作用情報について取り上げている。
■処方名は本書収載のものについて上げている。

副作用	関連性のある生薬	症状・病態	他剤との併用・既往症・発症までの期間など注意すべき事項	添付文書に副作用の可能性について記載のある方剤
間質性肺炎	黄芩の可能性が考えられたこともあるが、現在にいたるも、因果関係は特定されていない。	●初期の３主徴は、「空咳（痰のない咳）、発熱、労作時の息切れ」である。 ●進行すると重篤となる場合もあるため、上記の兆候が継続する場合は、医療機関を受診する事が望ましい。	●小柴胡湯については「インターフェロン投与中」「肝硬変・肝がん」「慢性肝炎で血小板数が10万／㎣以下」の患者には禁忌である。また、インターフェロン製剤との併用は禁忌である。 ●C型肝炎に罹患している患者の場合は特有の免疫亢進状態があり、間質性肺炎準備状態にあるということが知られるようになったため、注意が必要である。	**厚生労働省「使用上の注意改訂」指示により記載された方剤** 温清飲、乙字湯、黄連解毒湯、<u>牛車腎気丸</u>、五淋散、柴胡加竜骨牡蛎湯、<u>柴胡桂枝湯</u>、<u>柴胡桂枝乾姜湯</u>、<u>柴朴湯</u>、<u>柴苓湯</u>、三黄瀉心湯、芍薬甘草湯、<u>小柴胡湯</u>、小青竜湯、<u>辛夷清肺湯</u>、<u>清心蓮子飲</u>、<u>大建中湯</u>、<u>大柴胡湯</u>、麦門冬湯、<u>半夏瀉心湯</u>、防已黄耆湯、防風通聖散、<u>補中益気湯</u>、抑肝散 ※下線部は、1991〜2013年に厚労省の医薬品安全性情報に副作用事例が記載された方剤である。（関連性が否定できない事例として収載されている）
薬剤性肝障害	現在のところ、因果関係は特定されていない。また、西洋薬に比べて発生頻度も低い。	●全身倦怠感、発熱、悪心・嘔吐、食欲不振、掻痒感、黄疸、発疹、肝機能数値の異常などがある(注1)。 ●上記の兆候が現れた場合は、専門家に相談し、服用中の薬剤の中止を含め指示を仰ぐ。症状が重い場合はすみやかに医療機関を受診する。	●薬剤性肝障害には、いくつかのタイプがあるが、発症までの期間が異なる。 [期間] ●「アレルギー性特異体質」の場合は、数ヵ月の経過で徐々に発症する場合が多いが、数日で起こる場合もある。 ●「代謝性特異体質」の場合は、１年以上といったかなり長期の服用後に発症する場合もあるため、服用が長期間にわたり、それまで何ら異常のない場合でも、起こりうる可能性がある。	**日本漢方生薬製剤協会による業界自主改訂（2001年）により記載された方剤**(注2) 温清飲、黄連解毒湯、乙字湯、葛根湯、桂枝茯苓丸、柴胡加竜骨牡蛎湯、柴胡桂枝湯、<u>柴朴湯</u>、<u>柴苓湯</u>、<u>小柴胡湯</u>、辛夷清肺湯、<u>清心蓮子飲</u>、大建中湯、大柴胡湯、<u>防風通聖散</u>、補中益気湯、麻黄附子細辛湯 **厚生労働省「使用上の注意改訂」指示（2002年〜2013年）により記載された方剤** 加味逍遥散、牛車腎気丸、柴胡桂枝乾姜湯、三黄瀉心湯、芍薬甘草湯、十全大補湯、小青竜湯、麦門冬湯、半夏瀉心湯、防已黄耆湯、<u>抑肝散</u>、六君子湯 ※下線部は、1991〜2013年に厚労省の医薬品安全性情報に副作用事例が記載された方剤である。（関連性が否定できない事例として収載されている）

各論

副作用	関連性のある生薬	症状・病態	他剤との併用・既往症・発症までの期間など注意すべき事項	添付文書に副作用の可能性について記載のある方剤
偽アルドステロン症・ミオパシー	甘草およびその成分であるグリチルリチン酸による副作用の機序がわかっている。ただし、副作用の発生頻度は、極めて低い。	●偽アルドステロン症の場合は、高血圧、低カリウム血症、むくみなどが見られる。 ●低カリウム血症によるミオパシーの場合は筋肉痛、脱力感、だるさ、こむら返りなどがみられる。 ●上記の兆候が現れた場合は、専門家に相談し、服用中の薬剤の中止を含め指示を仰ぐ。通常、原因となる漢方薬の服用を中止すれば、症状は改善する。症状が重い場合は医療機関を受診する。	●1日量として甘草を2.5g以上含む方剤は、「アルドステロン症」「ミオパシーがある」「低カリウム血症がある」患者には、禁忌である。また、「甘草含有製剤」「グリチルリチン酸及びその塩類を含有する製剤」「ループ系利尿剤」「チアジド系利尿剤」との併用に注意する(注3)。 [期間] 服薬から発症までの期間は1ヵ月から数ヵ月に及び、徐々に発症する。	＊厚生労働省の指示（1978年）により、甘草が1日量として1g以上含有された方剤には、添付文書に副作用の可能性の記載がされている。 ＊甘草を含有する方剤は多く、漢方製剤全体で、100処方以上に上る。本書収載処方の中で含有量の比較的多いものを記載する。 甘麦大棗湯（5）、芍薬甘草湯(注4)（5または6）、五淋散（3）、人参湯（3）、芎帰膠艾湯（3）、半夏瀉心湯（2.5または3）、乙字湯（2または3）、小青竜湯（3） ※含有数値は、医療用漢方製剤による。
腸間膜静脈硬化症	副作用の発生頻度は低いが、山梔子の成分であるゲニポシドが原因の一つと考えられ、近年山梔子を含む漢方製剤の長期服用（5年以上）との関連性が示唆されている。	●腸間膜静脈壁硬化による還流障害により、慢性虚血性の腸病変を起こすもの。 ●主に腹痛（右側）、下腹部の違和感、下痢、悪心・嘔吐などが認められるが、無症状（便潜血陽性を含む）の症例もある。また、症状の重いものではイレウスを呈する場合や手術が必要な場合もある。 ●山梔子を含有する漢方薬を長期に服用（5年以上）している場合は、定期的な検診を推奨されている。また、上記のような症状が見られた場合は速やかに医療機関を受診する。	●近年、山梔子含有漢方製剤との関連が示唆されていたが、2014年4月～2017年11月の副作用報告で、生薬の山梔子の長期投与の場合に、腸間膜静脈硬化症と因果関係が否定できない副作用事例が4例あった(注5)。それらを受け、2018年2月に山梔子を含有する漢方製剤について、添付文書に長期投与による副作用の可能性を明記するよう厚労省より「使用上の注意」改訂の指示が出された。 [期間] 山梔子含有漢方製剤の長期連用（5年以上）との関連性が高いとされている。また、原因となる漢方薬の中止により予後は比較的良く、自覚症状は改善するが、線維化・石灰化等の回復には長期間が必要とされる。	**厚生労働省「使用上の注意改訂」指示により記載された方剤** 黄連解毒湯、加味逍遥散、辛夷清肺湯、茵蔯蒿湯、温清飲、加味帰脾湯、荊芥連翹湯、五淋散、柴胡清肝湯、防風通聖散、竜胆瀉肝湯 ※下線部は、2013～2017年に厚労省の医薬品安全性情報に副作用事例が記載された方剤である。（関連性が否定できない事例として収載されている） ※副作用事例は少ない。

（注1）行政による健診が広く行われるようになったため、無症状のうちに気づかれる肝障害例が増えている。漢方薬に限らず市販薬やサプリメントでも起こりうるもので、特異体質という認識があるが、定期健診の結果を確認し、カルテや薬歴などに記載しておくことによって、より安全に運用することが可能となる。

（注2）添付文書への副作用の記載は、厚生労働省の「使用上の注意改訂」指示以外にも、業界・製薬メーカーが、自主的に添付文書に副作用の可能性を記載するケースもある。

（注3）1日量として甘草含有量1g以上2.5g未満の方剤の場合は、「甘草含有製剤」「グリチルリチン酸及びその塩類を含有する製剤」の併用に注意する。ただし2.5g未満であっても、小柴胡湯については「ループ系利尿薬」「チアジド系利尿薬」との併用にも注意する。詳しくは添付文書を参照されたい。

（注4）芍薬甘草湯は、低カリウム血症を伴う、うっ血性心不全や心室細動の副作用事例が厚労省の医薬品安全情報にあがっており、現在、添付文書にそれらの副作用も記載されている。

（注5）厚生労働省医薬・生活衛生局　医薬品・医療機器安全性情報（NO.351 2018年3月）による

なお、これら重大な副作用以外にも、いくつかの副作用もしくは使用上の注意が知られているものについて記す。

- **消化器症状**……麻黄や地黄を含む方剤については、重大ではないが、食欲不振・悪心・胃部不快感などの症状が起こる可能性があるため、その場合は食後の服用などを考慮し、特に胃弱のものは注意する。

- **薬疹**……多くの医薬品で起こりうるが、漢方薬の場合は、桂皮・当帰・黄芩などを含む方剤で留意する。通常、原因となる漢方薬の服用を中止すれば症状は改善するが、重症の場合は、発熱や肝機能障害を伴う場合もある。また漢方薬で発症することは、ごくまれであるが、薬疹の場合、重篤な副作用となる場合もあるので、眼や口の粘膜に水疱やびらんがでたり症状が全身に及ぶ場合は、すみやかに医療機関を受診する。

- **心血管系症状**……麻黄や附子を含む方剤については、生薬の性質上、心・血管系を興奮させる作用があるため、西洋薬との併用や既往症に留意する。

　麻黄では不眠、発汗過多、頻脈、動悸、精神興奮、排尿障害などの症状が起こる可能性がある。「麻黄やエフェドリン類を含む製剤」「パーキンソン病の治療薬であるモノアミン酸化酵素阻害剤」「甲状腺製剤」「カテコールアミン製剤」「気管支拡張作用のあるキサンチン系製剤」は、併用に注意する。また、交感神経が緊張状態にある患者や甲状腺機能亢進症、狭心症、心筋梗塞などの既往のある患者については専門家の指導のもとに服用する。

　附子では、心悸亢進、のぼせ、舌のしびれ、悪心などが起こる可能性があり、他の漢方薬を併用する場合は、含有生薬の重複（特に附子）に留意する。専門家の指導のもとに服用するのがよい。

　なお、漢方薬の場合、真の副作用以外に、以下のような副作用に類似した症状を起こす場合がある。これらは、漢方薬特有の反応であるので、専門家の指導のもとに服薬することで十分改善することができる。

＜瞑眩＞

　瞑眩とは、副作用とは異なり、慢性疾患が治癒する過程で一過性に起こる比較的激しい症状である。慢性で難治性の疾患の場合に起こる場合がある。通常漢方薬を服用し始めて数日以内に一過性に起こる場合が多いが、治癒の一過程として起こるため、数日で自然に治まるので心配はない。症状としては、下痢、嘔吐、頭痛、発熱、下血、子宮出血などがある。ただし、こうした場合は、患者自身が勝手に判断するのではなく、専門家の指導・管理のもとに服用を継続するのが望ましい。

＜誤治＞

「証」に合わない漢方薬を服用した場合に起こる症状の悪化や不都合な反応のこと。この場合は服用を中止し、専門家の指導のもとに正しい「証」に基づく漢方薬を服用する必要がある。

附

出典・原文一覧

―＊―

漢方用語解説

―＊―

処方名索引

―＊―

適用疾患索引

出典・原文一覧

※本項では代表的な出典原文を収載する。

安中散
（あんちゅうさん）

《出典》太平恵民和剤局方（一切気門）

《原文》遠年日近の脾疼翻胃にて、口に酸水を吐し、寒邪の気、内に留滞し、停積消えず、胸膈脹満、腹脇を攻刺し、悪心嘔逆、面黄肌痩し、四肢倦怠するを治す。又婦人血気刺痛し、小腹より腰に連なりて攻注重痛するを治す、並に能く之を治す。

温清飲
（うんせいいん）

※《出典1》原文では「解毒四物湯」の名称で記載されている。《出典2》原文では「温清散」の名称で記載されている。

《出典1》丹溪心法附余（崩漏）

《原文》婦人経脉住（とど）まらず、或は豆汁の如く、五色相雑え、面色痿黄、臍腹刺痛し、寒熱往来し、崩漏止まざるを治す。

《出典2》万病回春（血崩門）

《原文》婦人の血崩稍（やや）久しく虚熱に属する者、宜しく血を養ひて火を清す。（以下の原文は『丹溪心法附余』に同じ）

黄連解毒湯
（おうれんげどくとう）

※《出典1》原文には処方名の記載はないが、処方内容は「黄連解毒湯」に一致している。

《出典1》肘後備急方（治傷寒時氣温病方第十三）

《原文》もしすでに六七日熱極まり、心下煩悶し、狂うが如く言い、鬼を見るが如く、起きて走らんと欲す。・・・煩嘔し、眠るを得ざるを治す。

《出典2》外台秘要（巻一）

《原文》前軍督護の劉車なるもの、時疫を得て三日、已に汗して解す。酒を飲むに因りて、復た劇しくなり、苦しみ、煩悶し、乾嘔し、口燥す。呻吟し、錯語し、臥するを得ず、余思うに此黄連解毒湯方を作る。（中略）一服を服して目明し、再服して粥を進む、此に於て漸くして差ゆ。余以って凡その大熱盛んにして、煩嘔、呻吟、錯語、眠るを得ざるを療するに皆佳し。語り伝えて諸人之を用いて亦効あり。此直ちに熱毒を解し酷熱を除く、必ずしも飲酒にて劇するものにあらず。此湯、五日のうちに神効をもって療す。猪肉、冷水を忌む。

乙字湯
（おつじとう）

《出典》叢桂亭医事小言

《原文》痔疾脱肛痛楚、或は下血腸風、或は前陰痒痛する者を理する。諸瘡疥、洗傅（せんぷ）の薬を禁ず。下部の瘡疥は最も之を忌む。誤って枯薬洗傅し、頓（にわか）に癒えて後、上逆鬱冒、気癖の如く、繊憂細慮、或は心気不定の如き者、幷に之を主る。

□参考　明治時代、日本で浅田宗伯が著した『勿誤薬室方函』中の乙字湯の原文には「右六味、もと大棗あり、今代ふるに当帰を以って更に効あり」との記載がある。

192

附

出典・原文一覧

葛根湯
（かっこんとう）

《出典1》傷寒論（太陽病中）
《原文》太陽病、項背強ばること几几として、汗無く、悪風するは、葛根湯之を主る。
《出典2》傷寒論（太陽病中）
《原文》太陽と陽明の合病なるは、必ず自ずから下利す、葛根湯之を主る。

加味帰脾湯
（かみきひとう）

《出典》口歯類要
《原文》前方（帰脾湯）に柴胡、丹皮、山梔を加へ、思慮脾火を動じて元気損傷し、体倦し、発熱し、飲食思わずして血を欠し、牙疼く等の症を治す。
□参考　上記原文の前方に当たる「帰脾湯」の条文を『口歯類要』より引用して以下に挙げる。
《原文》思慮脾を傷り、血耗して唇皺し、気鬱するに及びて瘡を生じ、咽喉利せず、発熱、便血、盗汗、晡熱等の症を治す。

加味逍遥散
（かみしょうようさん）

《出典》内科摘要
肝脾血虚、発熱或は潮熱、晡熱、或は自汗、盗汗、或は頭痛、目渋し、或は怔忡寧からず、頬赤く、口乾き、或は月経調わず、或は肚腹痛みを作し、或は小腹重墜して水道渋痛、或は腫痛して膿出で、内熱ありて渇を作す等の症を治す。
(注) 加味逍遥散は、宋代の『太平恵民和剤局方』（婦人諸疾門）に収載されている逍遥散に、明代の薛己が牡丹皮と山梔子を加えて作成した処方であり、本書でも薛己の『内科摘要』を出典とした。ただし、薛己の考案した加味逍遥散の処方には、元々の逍遥散に含まれていた生姜・薄荷は含まれていない。現在の一般用漢方用処方にある生姜・薄荷の含まれた十味の加味逍遥散は、『万病回春』に初出する。

甘麦大棗湯
（かんばくたいそうとう）

《出典》金匱要略（婦人雑病）
《原文》婦人、臓躁、しばしば悲傷して、哭せんと欲し、象（かたち）神霊の作す所の如く、しばしば欠伸す。甘麦大棗湯之を主る。

芎帰膠艾湯
（きゅうききょうがいとう）

※原文では、処方名として「芎帰膠艾湯」の名称で記載されているが、本文中では「膠艾湯」の名称となっている。

《出典》金匱要略（婦人妊娠病）
《原文》師日く、婦人漏下する者有り。半産有りて、後、続いて下血するに因りて都（みな）絶えざる者、妊娠下血する者、もしくは妊娠腹中痛むは胞阻と為す。膠艾湯之を主る。

193

駆風解毒湯
※原文では「駆風解毒散」の名称で記載されている。

《出典》万病回春（咽喉門）

《原文》疹腮(注)（ささい）にて腫痛を治す。

（注）扁桃腺炎や耳下腺炎のこと。

□参考　江戸時代に日本で著された『蕉窓方意解』中の駆風解毒湯の原文には、「按ずるに此方、防風、荊芥、羌活上部の壅塞したる邪熱を発散し、連翹、牛蒡子熱毒の凝結するを疏通し、甘草心下をゆるめ且つ結聚の熱毒腫痛を和らぐる也。按ずるに此方原（も）と疹腮腫痛を治するが為に設く。余本方に於て石膏大、桔梗中を加へ纏喉風（てんこうふう）熱氣甚しく、咽喉腫痛、水薬涓滴（けんてき）も下らず言語すること能はず死に垂（なんな）んとするものを治す」との記載がある。

桂枝加朮附湯

《出典》方機

《原文》湿家骨節疼痛する者、或いは半身不遂、口眼喎斜する者、或いは頭疼重する者、或いは身体麻痺する者、或いは頭痛劇しき者、桂枝加朮附湯之を主る。

桂枝加竜骨牡蛎湯

《出典》金匱要略（血痺虚労病）

《原文》それ失精家、少腹弦急し、陰頭寒え、目眩し、髪落ち、脉虚孔遅を極め、清穀亡血失精を為す。脉諸の芤動微緊を得、男子失精し、女子夢交するもの、桂枝加竜骨牡蛎湯之を主る。

桂枝湯

《出典》傷寒論（太陽病上）

《原文》太陽病、頭痛、発熱、汗出で、悪風するは、桂枝湯之を主る。

桂枝茯苓丸

《出典》金匱要略（婦人妊娠病）

《原文》婦人宿より癥病有り、経断ちて未だ三月に及ばず、而して漏下を得て止まず、胎動臍上に有る者、癥固の害と為す。妊娠六月して動する者、前三月経水利する時の胎也。下血するは、後絶ちて三月の衃也。血止まざる所以は、其の癥去らざる故也。当にその癥を下すべし。桂枝茯苓丸之を主る。

杞菊地黄丸
※原文では「杞菊地黄湯」の名称で記載されている。

《出典》醫級

《原文》腎肝不足し、花岐視を生じ、或いは乾渋眼痛を治す。

五積散 <ruby>五<rt>ご</rt></ruby><ruby>積<rt>しゃく</rt></ruby><ruby>散<rt>さん</rt></ruby>	《出典》太平恵民和剤局方（傷寒門） 《原文》中を調え、気を順らし、風冷を除き、痰飲を化す。脾胃の宿冷、腹脇脹痛、胸膈停痰、嘔逆悪心を治す。或いは外は風寒に感じ、内は生冷に傷られ、心腹痞悶、頭目昏痛、肩背拘急、肢体怠惰、寒熱往来、飲食進まざるを治す。及び婦人の血気調わず、心腹撮痛、経候調わず、或いは閉じて通ぜず、並びに宜しく之を服すべし。
牛車腎気丸 <ruby>牛<rt>ご</rt></ruby><ruby>車<rt>しゃ</rt></ruby><ruby>腎<rt>じん</rt></ruby><ruby>気<rt>き</rt></ruby><ruby>丸<rt>がん</rt></ruby> ※原文では「加味地黄円」の名称で記載されている。	《出典》厳氏済生方（水腫論治） 《原文》腎虚して腰重く、脚腫し、小便利せざるを治す。
五淋散 <ruby>五<rt>ご</rt></ruby><ruby>淋<rt>りん</rt></ruby><ruby>散<rt>さん</rt></ruby>	《出典》太平恵民和剤局方（積熱門） 腎気不足、膀胱熱あり、水道通ぜず、淋瀝して宣（とお）らず、出ること少なく、起こること多く、臍腹急痛、蓄作時あり、労倦すれば即ち発し、或は尿豆汁の如く、或は砂石の如く、或は冷淋膏の如く、或は熱淋便血、並に皆之を治す。
五苓散 <ruby>五<rt>ご</rt></ruby><ruby>苓<rt>れい</rt></ruby><ruby>散<rt>さん</rt></ruby>	《出典1》傷寒論（太陽病中） 《原文》太陽病、発汗後、大いに汗出で，胃中乾き、煩躁して眠るを得ず、水を飲まんと欲するは、少々与えて之を飲ましめ、胃気和せしむれば則ち愈ゆ。若し脉浮、小便不利、微熱、消渇するは、五苓散之を主る。 《出典2》傷寒論（太陽病下） 《原文》本之を下すを以って、故に心下痞するは、瀉心湯を与う。痞解せず、その人渇して口燥して煩し、小便不利するは、五苓散之を主る。 《出典3》金匱要略（消渇小便利淋病） 《原文》渇して水を飲まんと欲し、水入れば則ち吐するは、名づけて水逆という。五苓散之を主る。
柴胡加竜骨牡蛎湯 <ruby>柴<rt>さい</rt></ruby><ruby>胡<rt>こ</rt></ruby><ruby>加<rt>か</rt></ruby><ruby>竜<rt>りゅう</rt></ruby><ruby>骨<rt>こつ</rt></ruby><ruby>牡<rt>ぼ</rt></ruby><ruby>蛎<rt>れい</rt></ruby><ruby>湯<rt>とう</rt></ruby>	《出典》傷寒論（太陽病中） 《原文》傷寒八九日、之を下し、胸満煩驚、小便不利、譫語し、一身尽く重く、転側すべからざる者、柴胡加竜骨牡蛎湯之を主る。

柴胡桂枝乾姜湯
（さいこけいしかんきょうとう）

※《出典2》原文では『外台秘要』中の処方として「柴胡桂姜湯」の名称で記載されている。

《出典1》傷寒論（太陽病下）
《原文》傷寒、五六日、已に発汗して、復之を下し、胸脇満し微に結し、小便不利し、渇して嘔せず、但頭汗出で、往来寒熱し、心煩するは、此れ未だ解せずと為すなり。柴胡桂枝乾姜湯之を主る。
《出典2》金匱要略（瘧病）
《原文》柴胡桂姜湯、瘧寒多く微に熱有り、或いは但寒して熱せざるを治す。

柴胡桂枝湯
（さいこけいしとう）

※《出典2》原文では「外台柴胡桂枝湯」として記載されている。

《出典1》傷寒論（太陽病下）
《原文》傷寒六七日、発熱、微に悪寒し、支節煩疼し、微に嘔し、心下支結し外証去らざるは、柴胡桂枝湯之を主る。
《出典2》金匱要略（腹満寒疝宿食病）
《原文》心腹、卒（にわ）かに中（あた）り痛む者を治す。

柴朴湯
（さいぼくとう）

《出典》本朝経験方（日本で経験的に使われるようになった小柴胡湯と半夏厚朴湯の合方であり、初期の使用例としては、昭和になって日本で著された『皇漢医学』に記載がある）
□参考　『皇漢医学』の橘皮竹筎湯の項に「百日咳には小柴胡湯或は小柴胡加石膏湯に半夏厚朴湯を合用すべきもの多数にして本方を要すること比較的稀なり。」と小柴胡湯合半夏厚朴湯についての記載がある。
また『漢方診療医典』（大塚敬節・矢数道明・清水藤太郎共著）において、治療各論の気管支喘息と百日咳のなかに小柴胡湯合半夏厚朴湯の用法について下記のような記載がある。
気管支喘息…胸脇苦満も、上腹部の膨満、抵抗も、ともに軽微のものを目標とする患者の多くはやせ型で、胃腸があまり丈夫でないものが多い。
百日咳…神経質な小児は、百日咳の発作をおそれて、絶えず不安におそれ、そのため、食欲も減退する。このようなものに用いる。
なお、細野史郎は、『漢方治療の方証吟味』において「小柴胡湯合半夏厚朴湯を柴朴湯と名付け用いている。」と述べている。

柴苓湯
（さいれいとう）

《出典》世医得効方
《原文》小柴胡湯と五苓散合して和す。名づけて柴苓湯。傷風、傷暑、瘧を治すに大いに効す。
□参考　明治時代、日本で浅田宗伯が著した『勿誤薬室方函』中の柴苓湯の原文には「もと麦門・地骨皮あり。今これを去る。」との記載がある。

附

出典・原文一覧

三黄瀉心湯
（さんおうしゃしんとう）
※原文では「瀉心湯」の名称で記載されている。

《出典》金匱要略　（驚悸吐衄下血胸満瘀血病）
《原文》心気不足、吐血、衄血するは瀉心湯之を主る。

芍薬甘草湯
（しゃくやくかんぞうとう）

《出典》傷寒論（太陽病上）
《原文》傷寒脈浮、自ずから汗出で、小便数、心煩し、微に悪寒し、脚攣急し、反って桂枝を与え、其の表を攻めんと欲するは、此れ誤りなり。之を得て便ち厥し、咽中乾き、煩躁吐逆するは、甘草乾姜湯を作し之を与え、以って其の陽を復す。若し厥癒えて足温まるは、更に芍薬甘草湯を作り之を与う、其の脚即ち伸ぶ。

十全大補湯
（じゅうぜんたいほとう）

《出典》太平恵民和剤局方（補虚損門）
《原文》男子、婦人、諸虚不足、五労七傷、飲食進まず、久しく病みて虚損す、時に潮熱を発し、気は骨脊を攻め、拘急疼痛、夜夢に遺精す、面色萎黄、脚膝に力無く、一切の病後、気旧（もと）の如からず。憂愁思慮して気血を傷動し、喘嗽中満し、脾腎の気弱く、五心煩悶するを治す。並びに皆之を治す。この薬性温にして熱せず、平補にして効在り、気を養い神を育て、脾を醒まし、渇を止め、正を順らし邪を辟け、脾胃を温煖にす、その効具さに述ぶべからず。

十味敗毒湯
（じゅうみはいどくとう）
※原文では「十味敗毒散」の名称で記載されている。

《出典》瘍科方筌
《原文》癰疽、及び諸般瘡腫、増寒壮熱を起こし、焮痛（きんつう）する者を治す。
□参考　明治時代、日本で浅田宗伯が著した『勿誤薬室方函』中の十味敗毒湯の原文には「右十味、今、樸樕を以って桜皮に代ふ」との記載がある。

小建中湯
（しょうけんちゅうとう）

《出典1》傷寒論（太陽病中）
《原文》傷寒二三日、心中悸して煩するは、小建中湯之を主る。
《出典2》金匱要略（血痺虚労病）
《原文》虚労裏急、悸、衄、腹中痛み、夢に失精し、四肢痠疼、手足煩熱、咽乾燥するは、小建中湯之を主る。

小柴胡湯
（しょうさいことう）

《出典》傷寒論（太陽病中）
《原文》傷寒五六日、中風、往来寒熱し、胸脇苦満し、黙黙として飲食を欲せず、心煩喜嘔し、或いは胸中煩して嘔せず、或いは渇し、或いは腹中痛み、或いは脇下痞硬し、或いは心下悸し、小便利せず、或いは渇せず、身に微熱あり、或いは欬するは、小柴胡湯之を主る。

197

小青竜湯
（しょうせいりゅうとう）

《出典1》傷寒論（太陽病中）
《原文》傷寒表解せず、心下に水気あり、乾嘔し、発熱して欬し、或いは渇し、或いは利し、或いは噫し、或いは小便不利し、少腹満し、或いは喘する者、小青竜湯之を主る。
《出典2》傷寒論（太陽病中）
《原文》傷寒、心下に水気有り、欬して微喘し、発熱して渇せず、湯を服し已り渇するは、これ寒去りて解せんと欲する也、小青竜湯之を主る。
《出典3》金匱要略（痰飲欬嗽病）
《原文》病溢飲の者、まさにその汗を発すべし、大青竜湯之を主る。小青竜湯亦之を主る。

- -

消風散
（しょうふうさん）

《出典》外科正宗（疥瘡門）
《原文》風湿、血脈に浸淫し、瘡疥を生ずるに致り、掻痒絶えざるものを治す。及び大人、小児、風熱癮疹（いんしん）を生じ、遍身、雲片斑点を呈し、たちまち有り、たちまち無きものに効あり。

- -

辛夷清肺湯
（しんいせいはいとう）

《出典》外科正宗（鼻痔門）
《原文》肺熱、鼻内の瘜肉、初めは榴子の如く、日後漸く大となり、孔竅を閉塞し、気宣通せざるを治す。

- -

真武湯
（しんぶとう）

《出典1》傷寒論（太陽病中）
《原文》太陽病発汗し、汗出でて解せず、その人仍ほ発熱し、心下悸し、頭眩し、身瞤動し、振振として地に擗れんと欲するは、真武湯之を主る。
《出典2》傷寒論（少陰病）
《原文》少陰病、二、三日にして已えず、四、五日に至り、腹痛し、小便不利し、四肢沈重疼痛し、自ずから下痢するは、これ水氣有りとなす。その人或いは欬し、或いは小便利し、或いは下利し、或いは嘔するは、真武湯之を主る。

- -

清心蓮子飲
（せいしんれんしいん）

《出典》太平恵民和剤局方（治痼冷門）
《原文》心中蓄積、時常に煩躁するに因りて、思慮労力、憂愁抑鬱し、是れ小便白濁、或いは沙漠有ることを致し、夜夢走泄、遺瀝渋痛、便赤くして血の如く、或いは酒食過度に因り、上盛下虚し、心火炎上、肺金剋を受け、口舌乾燥し、漸く消渇を成し、睡臥安からず、四肢倦怠し、男子の五淋、夫人の帯下赤白、および病後の気収斂せず、陽は外に浮き、五心煩熱するを治す。薬性温平にして、冷ならず熱ならず、常に服して心を清し神を養い、精を秘し虚を補い、腸胃を滋潤し、気血を調順す。

疎経活血湯 （そけいかっけつとう）	《出典》万病回春（痛風門） 《原文》遍身走痛して刺すが如く、左足痛むこと尤も甚だしきを治す。左は血に属し、多く酒色損傷に因りて、筋脉虚空にして、風寒湿熱を被り、内に感じ、熱は寒を包み、則ち痛み筋絡を傷る、是れを以って昼軽く夜重し。宜しく以って経を疎し活血し湿を行らすべし。此れ白虎歴節風に非ざる也。
大建中湯 （だいけんちゅうとう）	《出典》金匱要略（腹満寒疝宿食病） 《原文》心胸中大寒痛し、嘔して飲食すること能わず、腹中寒え、上衝して、皮起こり出で見われ、頭足上下に有り、痛んで触れ近づくべからず、大建中湯之を主る。
大柴胡湯 （だいさいことう）	《出典1》傷寒論（太陽病中） 《原文》太陽病、経を過ぐること十余日、反って二三之を下し、後四五日、柴胡の証仍ほ在るものは先ず小柴胡湯を与う、吐止まず、心下急、欝々微煩するものは未だ解せずと為すなり、大柴胡湯を与え之を下せば則ち愈ゆ。 《出典2》金匱要略（腹満寒疝宿食病） 《原文》之を按ずるに心下満痛するは、此れ実と為すなり、当に之を下すべし、大柴胡湯に宜し。
釣藤散 （ちょうとうさん）	《出典》普済本事方 《原文》肝厥頭暈を治し、頭目を清するは釣藤散。
猪苓湯 （ちょれいとう）	《出典》傷寒論（太陽病中） 《原文》若し脈浮、発熱し、渇して水を飲まんと欲し、小便不利するは、猪苓湯之を主る。
桃核承気湯 （とうかくじょうきとう）	《出典》傷寒論（太陽病中） 《原文》太陽病解せず、熱膀胱に結し、其の人狂の如し、血自ずから下るは愈ゆ。其の外解せざるは、尚未だ攻むるべからず、当に先ず其の外を解し、外解し終わって、但少腹急結するは、乃ち之を攻むべし、桃核承気湯に宜し。
当帰芍薬散 （とうきしゃくやくさん）	《出典1》金匱要略（婦人妊娠病） 《原文》婦人懐娠、腹中㽲痛するは、当帰芍薬散之を主る。 《出典2》金匱要略（婦人雑病） 《原文》婦人腹中の諸疾痛は、当帰芍薬散之を主る。

にんじんとう
人参湯

※『傷寒論』では、人参湯の
処方は「理中丸」の名称で丸
剤として登場する。『金匱要
略』では、「人参湯」の名称で、
湯液の処方として記載されて
いる。

《出典1》傷寒論（霍亂病）

《原文》霍亂、頭痛、発熱、身疼痛し、熱多く水飲まんと欲するは
五苓散之を主る、寒多く水用いざるは理中丸之を主る。

《出典2》傷寒論（陰陽易差後労復病）

《原文》大病差えて後、しばしば唾し、久しく了了たらざるは、胸
上に寒あり、当に丸薬を以って之を温むべし。理中丸に宜し。

《出典3》金匱要略 （胸痹心痛短気病）

《原文》胸痹し、心中痞し、留気結ぼれて胸に在り、胸満し、脇下
逆して心を搶くは枳実薤白桂枝湯之を主る。人参湯また之を主る。

ばくもんどうとう
麦門冬湯

《出典》金匱要略（肺痿肺癰欬嗽上気病）

《原文》大逆上気し、咽喉利せざるに、逆を止め、気を下すは、麦
門冬湯之を主る。

はちみじおうがん
八味地黄丸

※『金匱要略』各原文におい
て、八味地黄丸は「崔氏八味
丸」、「八味腎氣丸」、「腎氣
丸」として記載されている。

《出典1》金匱要略（中風歷節病）

《原文》崔氏 八味丸（注）、脚気上りて少腹に入り、不仁するを治す。

（注）北宋代に林億らが『金匱要略』の再編にあたり、『崔氏纂要方』（唐代、崔知悌著）
中の「張仲景八味丸方」を「崔氏 八味丸」として『金匱要略』に収載したとされる。

《出典2》金匱要略（血痹虚労病）

《原文》虚労の腰痛、少腹拘急し、小便利せざるは、八味腎氣丸之
を主る。

《出典3》金匱要略（消渇小便利淋病）

《原文》男子の消渇、小便反って多く、以って一斗を飲み、小便一
斗するは、腎氣丸之を主る

はんげこうぼくとう
半夏厚朴湯

《出典》金匱要略（婦人雑病）

《原文》婦人咽中炙臠あるが如きは、半夏厚朴湯之を主る。

はんげしゃしんとう
半夏瀉心湯

《出典1》傷寒論 （太陽病下）

《原文》（前略）若し心下満して鞕痛するは、此結胸と為す也。大陥
胸湯之を主る。但満して痛まざるは、此痞と為す。柴胡之を與ふる
に中たらず。半夏瀉心湯に宜し。

《出典2》金匱要略（嘔吐噦下利病）

《原文》嘔して腸鳴して、心下痞するは、半夏瀉心湯之を主る。

附

出典・原文一覧

白虎加人参湯
（びゃっこ か にんじんとう）

《出典1》傷寒論（陽明病）
《原文》渇して水を飲まんと欲し、口乾き舌燥する者、白虎加人参湯之を主る。
《出典2》傷寒論（太陽病下）
《原文》傷寒若しくは吐し若しくは下した後、七八日して解せず、熱結ぼれて裏に在り、表裏倶に熱し、時々悪風し、大いに渇し、舌上乾燥して煩し、水数升飲まんと欲する者、白虎加人参湯之を主る。
《出典3》金匱要略（痙湿喝病）
《原文》太陽中熱の者、喝是也、汗出でて悪寒し、身熱して渇するは、白虎加人参湯之を主る。

茯苓飲
（ぶくりょういん）
※原文では「外台 茯苓飲」として記載されている。

《出典》金匱要略（痰飲欬嗽病）
《原文》心胸中に停痰宿水有り、自ずから水を吐出して後、心胸の間虚し、気満して食すること能わざるを治す、痰気を消し能く食せしむ。

平胃散
（へい い さん）

《出典》太平恵民和剤局方（一切気門）
《原文》脾胃和せず、飲食を思わず、心腹胸肋脹満して刺痛し、口苦くして味なく、胸満短気、嘔噦悪心、噫気吞酸、面色萎黄、肌體痩弱、怠惰して臥するを嗜み、體重く節痛し、常に自利多く、或は霍乱を発し、及び五噎八痞、膈気翻胃、並びて之を服すに宜し。

防已黄耆湯
（ぼう い おう ぎ とう）
※《出典2》原文では「外台 防已黄耆湯」として記載されている。

《出典1》金匱要略（痙湿喝病）
《原文》風湿脉浮、身重く汗出で悪風するは、防已黄耆湯之を主る。
《出典2》金匱要略（水気病）
《原文》風水を治す、脉浮は表に在りと為し、其の人或いは頭汗出で、表に他病無く、病者但下重く、腰より以上は和を為し、腰以下は当に腫れ陰に及び、屈伸以って難し。

防風通聖散
（ぼうふうつうしょうさん）

《出典》宣明論（風門）
《原文》腸胃燥熱し、結して便溺淋閉す、（中略）卒中久しく語るあたわず、（中略）面鼻に紫赤風刺癮疹を生ず、俗に呼びて肺風を為す者、或いは風癩と成り、（中略）或いは腸風痔漏併びに酒過熱毒を解し、（中略）傷寒未だ汗を発せずして、頭項身体疼痛する者、併せて両感の諸証を調理す。兼ねて産後血液損虚して、陰気衰残し、陽氣鬱すること甚だしく、諸熱の証を為すに致り、腹満して渋痛し、煩渇喘悶して、譫妄驚狂し、或いは熱極まりて風を生じ、熱し燥き鬱し、舌強ばりて口禁し、筋惕（きんてき）肉瞤する一切の風熱燥証を治す。（中略）大小瘡及び悪毒を消除し、（中略）熱結するに因りて大小便渋滞して通ぜず、或いは腰腹急痛し腹満喘悶する者を治す。

201

補中益気湯

《出典》内外傷弁惑論（巻中）、脾胃論（巻中）：原文は『脾胃論』による

《原文》経に曰く、労するは之を温め、損うも之を温める。また言う、温はよく大熱を除く。大いに苦寒を忌む。苦寒の薬は脾胃を損う。脾胃の証始めて得れば則ち熱中す。今、治（ち）を立つるに始めて之の証を得る。

麻黄湯

《出典》傷寒論（太陽病中）

《原文》太陽病、頭痛、発熱、身疼、腰痛、骨節疼痛、悪風し、無汗にして喘するは、麻黄湯之を主る。

麻黄附子細辛湯
※原文では「麻黄細辛附子湯」の名称で記載されている。

《出典》傷寒論（少陰病）

《原文》少陰病始めて之を得、反って発熱し、脈沈なるは、麻黄細辛附子湯之を主る。

麻杏甘石湯
※『傷寒論』中の原文は同一だが、処方名は、太陽病中では「麻黄杏仁甘草石膏湯」、太陽病下では「麻黄杏子甘草石膏湯」の名称で記載されている。

《出典》傷寒論（太陽病中・太陽病下）

《原文》発汗後、更に桂枝湯を行うべからず、汗出でて喘し、大熱無きは、麻黄杏仁（子※）甘草石膏湯を与うべし。

麻杏薏甘湯
※原文では、「麻黄杏仁薏苡甘草湯」の名称で記載されている。

《出典》金匱要略（痙湿暍病）

《原文》病者一身盡く疼き、発熱し、日晡所劇しき者は風湿と名づく。この病、汗出でて風に当るによりて傷られ、或いは久しく冷を取るによりて傷られ致す所なり。麻黄杏仁薏苡甘草湯を与うべし。

麻子仁丸

《出典》傷寒論（陽明病中）、金匱要略（五臓風寒積聚病）

《原文》趺陽の脉浮にして濇、浮は則ち胃気強く、濇は則ち小便数。浮濇相搏てば、大便則ち鞕（堅(注)）く、その脾約を為す。麻子仁丸之を主る。

（注）『傷寒論』、『金匱要略』とも原文は同じ。ただし『傷寒論』では「鞕」、『金匱要略』では「堅」の表記となっている。

抑肝散

《出典》保嬰撮要（急驚風門）

《原文》肝経の虚熱、搐を発し、或いは発熱咬牙、或は驚悸寒熱、或いは木土に乗じて嘔吐痰涎、腹脹して食少なく、睡臥不安を治す。

六味地黄丸
※原文では、「地黄丸」の名称で記載されている。

《出典》小児薬証直訣（下巻・諸方）

《原文》地黄丸：腎怯にして失音し、顖開いて合さず、神不足にして目中白睛多く、面色㿠白などを治する方。

附 出典・原文一覧

六君子湯
りっくんしとう

《出典》内科摘要
《原文》脾胃虚弱、飲食少しく思い、或いは久しく瘧痢を患うを治す。若し内熱を見し、或いは飲食化し難く酸を作るは、乃ち虚火に属す。須く炮姜を加うべし、其の功甚だ速し。

- -

苓姜朮甘湯
りょうきょうじゅつかんとう

※原文中、処方名としては「甘草乾姜茯苓白朮湯」の名称で記載されている。また、本文中では、「甘姜苓朮湯」の名称となっている。

《出典》金匱要略（五蔵風寒積聚病）
《原文》腎著の病は、その人身体重く、腰中冷ゆること、水中に坐するが如く、形水状の如くにして、反て渇せず、小便自利、飲食故の如し、病下焦に属す、身労し、汗出で、衣裏冷湿し、久久之を得れば、腰以下冷痛し、腰重きこと五千銭を帯ぶるが如し、甘姜苓朮湯之を主る。

- -

苓桂朮甘湯
りょうけいじゅつかんとう

※《出典1》原文では「茯苓桂枝白朮甘草湯」の名称で記載されている。

《出典1》傷寒論（太陽病中）
《原文》傷寒、若しくは吐し、若しくは下した後、心下逆満、気上って胸を衝き、起きて則ち頭眩し、脉沈緊、発汗すれば則ち経を動かし、身振振として揺を為すは、茯苓桂枝白朮甘草湯之を主る。
《出典2》金匱要略（痰飲欬嗽病）
《原文》心下に痰飲あり、胸脇支満、目眩するは、苓桂朮甘湯之主る。

203

漢方用語解説

あ

噯気（あいき）　胃から上逆して吐き出される空気。おくび、ゲップ。

安胎（あんたい）　妊娠中の胎児を安定させ、流産を予防すること。

い

胃気（いき）　胃の生理（消化）機能、胃の活動エネルギー、また生命力そのものも意味する。

胃気虚（いききょ）　胃の機能が低下した状態。消化不良、下痢、食欲不振、多痰、舌質淡白などを呈しやすい。甚だしいものを胃陽虚という。

胃虚（いきょ）　『傷寒論』『金匱要略』では、胃気虚をいう。→胃気虚

遺精（いせい）　精液が自然と漏れるものをいう。夢を見て遺精するものは特に「夢精」という。

溢飲（いついん）　水滞が全身の皮下組織や体表に及び、全身がだるく四肢がむくむもの。

噎膈（いつかく）　物を飲み込むことが難しくなる症状。

噎膈反胃（いつかくはんい）　物を飲み込むことが難しく、また飲み込んだとしても胃が受けつけず吐いてしまう症状。

胃内停水（いないていすい）　胃腸の水分代謝が悪くなった状態。心下部で振水音が聞こえ、咳嗽・吐き気・めまいなどの原因となる。

胃熱（いねつ）　胃中に熱がこもること、胃の炎症。

咽乾口燥（いんかんこうそう）　咽乾は咽喉が乾く、口燥は口がかわくこと。多くは飲食の不摂生、過労などによって脾胃が傷つけられ、津液が行らなくなって起こるか、温病により咽喉が津液不足となることによって起こる。

陰虚（いんきょ）　①『傷寒論』『金匱要略』では、陰病で虚証のものをいう（→陰病、虚証）。②中医学では、全身および各臓器、各器官、それぞれの場所における陰分（津液や血液など）の不足したものをいう。

陰虚内熱（いんきょないねつ）　→陰虚発熱

陰虚発熱（いんきょはつねつ）　中医学において、陰分（津液・血液など）の不足のために、身体が乾燥して熱症状を引き起こしたものをいう。主な症状に発熱、手足の煩熱、寝汗、口乾、舌紅、脈細数などがある。

咽喉不利（いんこうふり）　咽喉が痰や炎症により詰まり通じなくなること。またはそのために声が出にくくなること。

陰証（いんしょう）　①『傷寒論』『金匱要略』では、陰病と同じ。傷寒病が進行し体力が落ち、悪寒が強く発熱できなくなった状態。②八綱理論において裏証・寒証・虚証を総称した見方。→陽証

咽燥（いんそう）　→咽乾口燥

陰病（いんびょう）　『傷寒論』において、傷寒病が進行し体力が落ち、発熱症状がほとんどなく、寒症状が中心になった状態をいう。太陰病、少陰病、厥陰病がこれにあたる。

う

鬱熱（うつねつ）　熱が体内に蓄積して鬱々とした状態。

温瘧（うんぎゃく）　瘧で熱症状の強いもの。→瘧

温病（うんびょう）　①『傷寒論』『金匱要略』では、太陽病のうち悪寒はほとんどなく発熱のみの状態をいう。②温性の邪によって引き起こされる病。その病理理論はすでに『素問』にみられるが、中国の清代に「温病学説」として発達した。咽喉部での津液不足の状態があり、悪寒はほとんどなく発熱のみで、口渇・咽痛を伴うのが特徴である。病の進行の程度により衛分・気分・営分・血分と分類される。なお、営分・血分は高熱を伴う血液疾患の病変となる。

え

営気（えいき）　身体を栄養する気のこと。

営血（えいけつ）　身体を栄養する血のこと。営気を含めた意味でいう場合もある。

営分（えいぶん）　「温病理論」における用語。温病の第3期の病位（邪熱が血中に入り、夜間に発熱が悪化し、うわごとを言うようになる。舌質は暗い赤色を呈する。斑疹を呈することもあるという状態）。

瘿瘤（えいりゅう）　こぶのこと。

衛気（えき）　陽気の一部。表（皮膚）を防衛し、外邪に抵抗する免疫的作用を特徴とする。

益気（えきき）　補気ともいい、気を補い、気虚証を治療する方法。生命エネルギーを増強すること。

疫毒（えきどく）　高熱を伴う伝染性疾患。下痢、発疹などを伴う場合もある。

噦逆（えつぎゃく）　しゃっくり。吃逆ともいう。

越婢湯類（えっぴとうるい）　処方名に越婢湯の名称を含む方剤。越婢湯、越婢加朮湯など。

お

黄汗（おうかん）　湿熱により黄色の汗が出るもの。口渇、胸部の膨満感・悶え、四肢や顔のむくみ、発熱などを伴う。黄疸の場合も含む。

嘔逆（おうぎゃく）　突き上げるような吐き気。

黄水瘡（おうすいそう）　水疱瘡ともいう。初め紅斑を生じ、続いて粟米状の水疱となり、さらに膿疱を形成して痒み、痛みを伴い、つぶすと黄水を出し、最終的には痂を作って癒える病。小児の頭・顔・耳・項にできやすく、ひどい場合は全身に広がる。脾胃に湿熱のあるものが、風邪を感受したときに発する。

懊憹（おうのう）　胸膈や心下部に灼熱感や落ち着かない感じのあるもの。心中懊憹ともいう。

往来寒熱（おうらいかんねつ）　悪寒と発熱が一日のうちに午前と午後で一交代して現れる熱型。悪寒する時は熱がなく、発熱する時は悪寒がない。少陽病の主証。

悪寒（おかん）　風にあたらなくても、寒気を感じるもの。

瘀血（おけつ）　血流がうっ滞し、生理機能を十分に果たせなくなった状態にある血液、およびそれによって起こる諸症。血液や血流の障害および婦人科系の代謝不全によって起こる。症状としては、皮膚に艶がなくどす黒い、冷えのぼせ、紫斑や内出血によるあざができやすい、静脈瘤、頭痛、肩こり、痔、生理不順など。その他更年期障害にみられるような諸症状を呈す。

瘀熱（おねつ）　体内にうっ積した熱。長期にわたり、熱がうっ積している状態も指す。

悪風（おふう）　風にあたると寒気を感じるもの。

温補（おんぽ）　温め補う治法。体の冷えを除き、冷えにより機能低下をおこしている場合は、あわせて機能を回復させる。

か

外感（がいかん）　病因分類の一つ。六淫

（風・熱・暑・湿・燥・寒）や疫癘（強烈な伝染性があり大流行する疾病）などの外邪を感受すること。

外感病（がいかんびょう）　外邪を感受した病。→外感

咳逆上気（がいぎゃくじょうき）　こみ上げてくるような咳があり、のぼせるように気の上衝（じょうしょう）が激しい状態。

疥瘡（かいそう）　疥癬（かいせん）の類。風・湿・熱の邪が皮膚にうっ滞して起こり、接触感染する。

咳嗽（がいそう）　咳の総称。痰を伴うものも伴わないものもいう。

回陽（かいよう）　陽気を回復させ、回（めぐ）らせること。身体を温め、機能を回復させるという意味もある。→陽気

鵝口（がこう）　口中が白く爛（ただ）れる病、アフタ性口内炎など。

脚気衝心（かっけしょうしん）　脚気病で病邪が心胸を攻め、心悸亢進・呼吸困難・嘔吐などを起こすもの。

活血（かっけつ）　血流を活発にして、血がうっ滞しないようにすること。

肝（かん）　五臓の一つ。肝臓の機能を統括するとともに、血液の貯蔵・分布・解毒（つかさど）を主る。婦人科系の機能および中枢神経の活動にも影響をおよぼす。

寒（かん）　①冷えている状態を指す。②六淫（りく いん）の一つ。寒邪。体を冷やすことで発病する。陽気を損傷しやすい・気血を凝結させて流れにくくし疼痛症状を起こす・収斂性をもつなどの特徴がある。寒邪が侵入すると、体表では皮毛（皮膚）（ひもう）・腠理（皮毛と肌肉の境）（り）（にく）が収縮し、悪寒・無汗・発熱などの症状を起こす。経絡・筋脈が収縮すると、痛み・引きつれ・厥冷（けつ れい）を起こす。腹部では腹痛・下痢を起こす。

寒飲（かんいん）　水滞（痰飲）（たんいん）に冷えが加わったもの。→水滞、痰飲

乾嘔（かんおう）　空えずき。

緩下（かんげ）　下剤の作用の緩やかなもの。

乾血（かんけつ）　古くなって乾燥し涸れて固まった瘀血（おけつ）のこと。

寒湿（かんしつ）　寒と湿の邪が複合した病証。陽気の運行と血流が滞り、悪寒、冷感、筋肉痛、関節痛、皮膚寒冷感などの症状を呈する。

寒邪（かんじゃ）　→寒

疳積（かんせき）　小児において乳や食が不十分なことにより、胃腸虚弱や栄養不良を起こし、神経過敏になっている状態。

寒性（かんせい）　薬物の性質。冷やす作用の強いもの。清熱薬に用いられる。

寒疝（かんせん）　腹を冷やしたために腹部が引きつれて、臍の周囲が痛むもの。

肝風（かんぶう）　→肝風内動

肝風内動（かんぶうないどう）　体内の何らかの原因によって肝機能に失調をきたし、気が上衝（じょうしょう）し、めまい・耳鳴り・けいれんなど、頭部の症状を多く呈するもの。

き

気（き）　①広義には全ての活動エネルギーおよびその元。胃気、腎気などのように各臓器の名称を冠する場合は、各臓器の活動エネルギーを指している。気はたえず循環して、生命活動を支えている。気の流れが阻害されると、気逆・気滞・気虚などの変調が起きる。②狭義には精神の活動全てに関わる。精神の変調は全て気の変調ととらえる。

気逆（きぎゃく）　下部から気が衝き上げるもの。

気虚（ききょ）　陽気が虚した状態。活動力が鈍化し、疲れやすい、動く意欲がない、息切れ、自汗などの症状を示す。

気虚下陥（ききょげかん）　→中気下陥

気結（きけつ）　局部での気滞が進行して結滞となって、痛みを起こすもの。

気血両虚（きけつりょうきょ）　気と血がともに虚している状態。体力も衰えている状態。

気塞（きそく）　気滞がひどく局部で詰まるもの。胸部で起こると呼吸困難のような症状となる。

気滞（きたい）　気が体内で滞って流れない状態。うっ滞する部位により胸部気滞、胃気滞、肝気うっ結などと呼ぶ。治法は行気法を用いる。気滞が、はなはだしくなると気結や気塞を起こす。

肌肉（きにく）　皮膚と筋肉の間の組織。

瘧（ぎゃく）　マラリヤ様の寒熱（間歇性の悪寒戦慄・高熱を特徴とする）が交互に来る症状。おこり。

瘧母（ぎゃくぼ）　慢性マラリヤによる脾臓肥大のこと。

逆気（ぎゃっき）　→気逆

久咳（きゅうがい）　長引く咳嗽。

救逆（きゅうぎゃく）　厥逆を治す作用。→厥逆

救脱（きゅうだつ）　虚脱状態を治す作用。→虚脱

牛皮癬（ぎゅうひせん）　患部の皮膚が牛皮状に硬くなる皮膚疾患。

虚（きょ）　→虚証

驚癇（きょうかん）　体が硬直して反張すること。ヒステリー発作。ひきつけ。

驚悸（きょうき）　驚きやすく、心悸亢進しやすい状態。気の上衝による精神不安を伴う。

行気（ぎょうき）　咽喉や胸部など体の部分に停滞している気を行らし、改善させる作用。

胸脇苦満（きょうきょうくまん）　胸から季肋下および脇にかけて膨満し、圧迫感があって、苦しいもの。この部を按圧すると抵抗と圧痛を訴える。治療は柴胡剤を用いる。

強精（きょうせい）　精力増強をはかること。

強壮（きょうそう）　体を丈夫にして、元気をつけ、虚弱体質の改善を行うこと。また、精力増強をはかることもいう。

凝滞（ぎょうたい）　滞って通じない状態。

胸痞（きょうひ）　胸が痞えること。

胸痺（きょうひ）　胸が塞がれた感じがし、呼吸困難や胸痛のあるもの。狭心症なども含む。

虚寒（きょかん）　正気が虚して体力低下し、冷えのあるもの。

去寒（きょかん）　寒邪を除くこと。→寒

去湿（きょしつ）　湿邪を除くこと。→湿

虚証（きょしょう）　①『傷寒論』『金匱要略』では、外感病に侵襲された際、正気不足のために十分病邪に対抗できないでいる状態。症状は緩やかだが長引く。②中医学においては、人体の気・血・津液が不足している状態。

虚脱（きょだつ）　長期にわたる発熱・下痢・自汗・出血などの病気または大きなショックにより、正気が減少し生命力が弱っている状態。脈がかすかで弱く速い、多量の発汗・冷汗・体温降下・全身厥冷などのショック症状が起きる。

去痰利咽（きょたんりいん）　痰を除き咽喉の通りを改善すること。

虚熱（きょねつ）　①『傷寒論』『金匱要略』では、虚証の熱症状をいう。体力不足でカゼが治らず微熱が続くような状態や虚労による発熱のこと。②中医学では、陰虚発熱のことをいう（→陰虚発熱）。③体内の冷えが過度となった場合に、逆に体表に熱感を感じること。口渇、煩躁感、脈状はあふれるように大きいが力がないなどの仮熱の症状をもつが、他人が触れても熱を感じず、また、病人も温まることを喜ぶ状態。これを「真寒仮熱」という。中医学では、「陰盛格陽による熱状」ともいう。

虚煩（きょはん）　体力が衰えて、精神が不

安定となり、煩悶感を起こすこと。熱性病の後、余熱がひかないような場合や、心労過度の場合などにみられる。

去風（きょふう）　風邪を除くこと。→風

虚乏（きょぼう）　気・血・津液などが、虚して欠乏すること。疲れて体力も欠乏した状態。

虚労（きょろう）　過労のため、正気が虚して肉体が衰弱した状態。

く

駆瘀血（くおけつ）　瘀血を除くこと。→瘀血

苦寒薬（くかんやく）　裏熱を清熱するのに優れた薬物、充血性の炎症を鎮める効果も高い。味が苦、性が寒の性質を持つ。

け

桂枝湯類（けいしとうるい）　桂枝湯およびその変方（桂枝湯を基礎としてその薬味を変化させた処方）。

経脈（けいみゃく）　全身をめぐる気の運行通路。直行する主要な幹線を経脈、経脈から分かれて身体各部を網のように絡う支脈を絡脈という。なお経脈と絡脈をまとめて経絡という。

経絡（けいらく）　→経脈

下焦（げしょう）　五臓六腑を納めている体腔全体（三焦）のうち臍部から恥骨までを指し、大腸・小腸・膀胱・生殖器および肝腎などの機能を包括する。

血（けつ）　血液そのものだけでなく、栄養する作用も含めて血という。血は水穀の精微と大気によって造られ、身体各部を栄養する働きがある、また運動や疲労にも関係する。

結気（けっき）　→気結

厥逆（けつぎゃく）　四肢末端より冷えが上ってくる状態。四肢厥逆、厥冷ともいう。

血虚（けっきょ）　血液の不足および血の栄養作用の不足を意味する。症状としては、顔色・皮膚の色艶が悪く、爪がもろい、目がかすむ、めまい、動悸、全身倦怠、筋肉のけいれんなどがある。

結胸（けっきょう）　胸部に熱と水が結合して起こる病証、心下部が痛み、按ずると硬く充満しているのを特徴とする。

厥陰病（けっちんびょう）　『傷寒論』の三陰病の末期で最も死期に近い状態。熱症状と悪寒の症状が交錯して四肢厥逆の症状を伴う。→厥逆

血熱（けつねつ）　①瘀血がひどく、血の栄養・滋潤機能が十分果せなくなった場合に起こる、一種の熱症状。皮膚の枯燥、痒み、吹き出物などを起こしやすく、のぼせが強く、ヒステリー・精神不安などを起こしやすい。②貧血や出血に伴う発熱。③温病で病が血分に至った場合の症状（第4期にあたる）。血液疾患の重篤な状態で、高熱と出血反応が特徴となる。

血痺（けっぴ）　気血の虚弱によって、身体局部に麻痺・疼痛のある病症。主に、体がしびれる、遊走性のしびれや痛みがあるなどの特徴がある。

血分（けつぶん）　①婦人科全般の病。②温病の第4期で血液疾患の重篤な状態。

血脈（けつみゃく）　①全身の血管。②経脈のこと。または血管と経脈の総称。

血痢（けつり）　痢疾の一種で赤痢ともいい、血の混じった下痢をしたり下血したりするものをいう。

厥冷（けつれい）　→厥逆

懸飲（けんいん）　水滞が脇下にあるもの。症状としては、水が脇下に流れるような感じがあり、咳嗽の際、引きつれるように痛むもの。

元気（げんき）　原気ともいう。人体の活動エネルギーの元。先天の元気（生まれつきのエネルギーによるもの）と後天の元気（食物・大気などから取り入れるエネ

ルギーによるもの）がある。

建中湯類（けんちゅうとうるい）　胃腸を補い、機能を改善する方剤。処方名に建中湯の名称が含まれる。小建中湯、大建中湯など。桂枝湯の変方でもある。→桂枝湯類

痃癖（げんぺき）　腹部の臍の両側や胸肋部に結塊を生じるもの。飲食の不摂生や脾胃損傷により、寒痰が結し、気血がうっ滞して起こる。

こ

口渇（こうかつ）　口が渇き、水を欲しがるもの。

口乾（こうかん）　口が渇くが、水を欲しがらないもの。

降気（こうき）　気の治法の一つ。気の上逆、上衝を降ろすこと。下気ともいう。

口噤（こうきん）　けいれんによって、歯を食いしばって口が開けない症状。

口苦（こうく）　口が苦く感じること。少陽病の一症状。

硬結（こうけつ）　触診によって硬いしこりや固まりにふれるもの。

口瘡（こうそう）　口腔内のできもの。口内炎など。

項背（こうはい）　項と背中。この部分に強ばりが起こることは太陽病傷寒の一つの目安となる。

喉痺（こうひ）　一般に咽喉が腫痛する病の総称。

固腎（こじん）　腎虚や下焦の虚寒などによって、精液、小水などを保持する機能が衰え、漏れる場合（腎気不固）に腎の機能を高め、漏れを止め治療する作用。

枯燥（こそう）　血虚の皮膚の状態を示す。艶がなくガサガサと乾燥して、どす黒い状態。

誤治（ごち）　誤った治療を行って、病気を悪化させること。

骨蒸労熱（こつじょうろうねつ）　身体の深部からしみ出てくるような熱で、多くは寝汗を伴う。肺結核などにみられる。

さ

臍下悸（さいかき）　→せいかき

臍下丹田（さいかたんでん）　→せいかたんでん

柴胡剤（さいこざい）　→柴胡湯類

柴胡湯類（さいことうるい）　少陽病の清熱に用いる方剤。多くは、柴胡に黄芩が配合される。処方名に柴胡という名称が含まれることが多い。小柴胡湯、大柴胡湯、柴胡桂枝湯など。

催吐（さいと）　吐かせる作用。

催乳（さいにゅう）　乳汁の分泌を促進させる作用。

散寒（さんかん）　発散させて、寒邪を除くこと。

散結（さんけつ）　しこり、瘡腫、リンパ腫大などを消失させる方法。

し

支飲（しいん）　上焦部に水滞があり咳・呼吸困難・むくみなどを伴うもの。

滋陰（じいん）　津液や血を補うとともに、その補うための機能を回復させること。

止渇（しかつ）　口渇や咽の渇きを止めること。

自汗（じかん）　汗が出るべき状態でないのに自然発汗してしまうこと。

直中少陰（じきちゅうしょういん）　『傷寒論』における病症。日ごろから体力のないものがカゼをひいた場合、太陽病でなく、いきなり少陰病から発病するもの。治法としては、発表薬に温補薬を加味して用いる。

止逆（しぎゃく）　気の逆流を治す作用。具体的には気の上衝、咳、厥逆などを治すものが含まれる。

四逆湯類（しぎゃくとうるい）　厥陰病の主方剤。生附子を用い、強力に陽気を回らし、四

209

肢厥逆を治す。処方名に四逆湯の名称が含まれるもの。四逆湯、四逆加人参湯など。

衄血（じくけつ）　鼻血のこと。

梔子豉湯類（しししとうるい）　胸部煩悶を中心とする精神不安を治す山梔子や香豉の配合された方剤。処方名に、梔子豉の名称が含まれるもの。梔子豉湯、梔子甘草豉湯など。

止瀉（ししゃ）　下痢を止めること。

滋潤（じじゅん）　血や津液を補い、潤いを与えること。

湿（しつ）　①体内に滞留する水分の稀薄なものをいう。胃腸に発生した場合は、泥状便やしぶり腹、残便感、ガスの滞留などが起こる。体表に滞留した場合は、四肢倦怠、軽い浮腫、発熱、だるい痛みなどを伴う。胃腸の水分代謝が悪い場合や、湿度の高い環境にいることに起因する。なお、『傷寒論』『金匱要略』では、「胃腸の湿」という概念はまだない。②六淫の一つ。湿邪。体外の湿気の強さにより体表・筋肉・関節などが侵され、変調を起こす場合（外湿）と、脾の力が弱く、胃腸に湿気が停留し変調を起こす(内湿)がある。

湿邪（しつじゃ）　→湿

実証（じっしょう）　病邪が盛んで、また正気もある程度充実しているためにお互いに激しく戦っている状態。発熱、痛みなどの症状は激しくなる。呈する症状は、三陰三陽病それぞれにおいて異なる。なお、『傷寒論』『金匱要略』では、体格は虚実に無関係である。

湿熱（しつねつ）　湿邪と熱邪が結びついた病症。侵される部位により、持続性の発熱、食欲不振、悪心、腹部膨満感、口苦、口乾、尿利減少、皮膚の炎症、湿疹、掻痒感、筋・関節痛、倦怠感などの症状を伴う。黄疸の原因となる。

実熱（じつねつ）　病邪が体内に侵入し、実証の発熱・炎症症状を起こすもの。病邪が盛んで、なおかつ正気も十分にある時に現れる。多くは、胃腸、肝、胆の病証にみられる。高熱・煩渇・便秘・腹痛して触られるのも嫌がる・尿色黄赤・舌苔黄乾・脈状はあふれるようで速いなどの症状を伴う。

実熱便秘（じつねつべんぴ）　実熱性の便秘。→実熱

湿痺（しっぴ）　湿邪によって起こる痺。→痺

実満（じつまん）　腹満（腹部膨満）の一種で、充実して硬く抵抗感・圧痛感のあるもの。多くは便秘を伴う。ガスによる膨満感は、実満に含まれない。

嗜眠（しみん）　眠ることを好む症状。

邪（じゃ）　病気の原因となるもの。正気と相対する概念。病邪ともいう。

邪気（じゃき）　→邪

積聚（しゃくじゅ）　腹内に結塊があり、腫れや痛みを伴う病証。結塊が明瞭で腫れ痛みが固定したものを積、結塊が不明瞭で押すと移動し、痛みが固定しないものを聚という。

瀉下（しゃげ）　排便を促し、便秘・食滞・水滞などを治すこと。

瀉心湯類（しゃしんとうるい）　心下痞を治す方剤で、処方名に瀉心湯の名称が含まれるもの。半夏瀉心湯、生姜瀉心湯など。

瀉す（しゃす）　「瀉」は「通」の意味があり、体内に停滞している便・小水・水滞（痰飲）などを、薬物によって、吐かせたり、下したりして排出させること。

瀉肺（しゃはい）　肺にこもった熱を鎮める治療法、または、胸や気管や肺など胸部の水滞を排出する治療法をいう。

修治（しゅうじ）　薬物の調整加工法。

収渋（しゅうじゅう）　各器官をひきしめ、漏れを防ぐことにより、自汗、長引く下痢、

長引く咳、遺精、不正出血、帯下(たいげ)などを改善する作用。

渋精(じゅうせい)　精液の漏れるもの(遺精)を止め、治療する作用。

重舌(じゅうぜつ)　舌下の血脈が腫れて小さな舌ができたようになる病状で、子舌、重舌風(じゅうぜつふう)、蓮花舌(れんかぜつ)ともいう。

収斂(しゅうれん)　ひきしめること。

宿食(しゅくしょく)　食べ物が不消化のまま胃腸に滞留していること。

宿水(しゅくすい)　長期間体内に溜まった水滞。

縮尿(しゅくにょう)　小水の漏れるもの（淋瀝(りんれき)）を止め、治す作用。

酒皶鼻(しゅさび)　脾胃の湿熱が上昇し、瘀血(おけつ)が凝結することによって起こる病証。鼻頭が発赤し、ひどくなると紫紅色を呈し、皮膚が肥厚し、いぼ状に隆起する。赤鼻ともいう。

主薬(しゅやく)　処方中で中心的な働きをする薬物。

峻下(しゅんげ)　強力な瀉下(しゃげ)作用を用いて、便や水滞を下す作用。

峻下薬(しゅんげやく)　峻下作用をもつ薬物。正気(せいき)がまだ衰えていない状態のものに用いる。

潤燥(じゅんそう)　補津薬(ほしん)を用いて津液(しんえき)を補い、身体各部を潤すこと。津液不足に用いる。

潤腸(じゅんちょう)　腸の津液(しんえき)を補うこと。または、油分のある薬物によって腸の潤滑性を高め便の排出を容易にすること。

峻薬(しゅんやく)　作用の激しい薬物。

証(しょう)　漢方における薬方決定の決め手となる一群の症候。体内における病邪と正気(せいき)の抗争状態を、身体に現れている症状（症候群）から推察し、その本質を把握すること。『傷寒論』『金匱要略』の実証主義を重視する古方派の立場では、証の決定は（1）三陰三陽の病位の判定、

（2）各病位における虚実の判定、（3）気血水の変調の考慮、（4）薬剤の選定、といったようなプロセスで行われる。

少陰病(しょういんびょう)　『傷寒論』における三陰病の一つ。腎膀胱系を中心に体が冷え、熱は出ず、疲れてただ寝ていたいという状態。治法は、炮附子などの温補薬(おんぼ)により陽気回復を行う。

消渇(しょうかち)　甚だしい口渇を伴う病証。高熱による津液(しんえき)不足の状態や、糖尿病などをいう。

傷寒(しょうかん)　①『傷寒論』において、寒邪の侵襲によって起こる。悪寒を伴う急性熱性病の総称。具体的な病証では、狭義の傷寒と中風に分類される。②『傷寒論』の狭義の傷寒のこと。多くは実証で症状は激しく、太陽病においては無汗と全身痛を特徴とする。治法としては、強力な発汗発表薬を用いる。

少気(しょうき)　話す言葉に力がなく、呼吸が弱々しく短いもの。

上気(じょうき)　→上衝(じょうしょう)

承気湯類(じょうきとうるい)　陽明病に用いる瀉下剤(しゃげ)のうち、処方名に承気湯の名称の含まれるもの、大承気湯、小承気湯など。

上逆(じょうぎゃく)　咽喉部や頭部に気が衝(つ)き上げてくること。胃から衝き上げることが多い。咳・嘔吐・ゲップなどの症状を伴う。

小結胸(しょうけっきょう)　結胸の範囲の狭いもの。胸の中心部に起こる。→結胸

消腫(しょうしゅ)　腫れを消退させる作用。

上衝(じょうしょう)　気がのぼること。下方に納まるべき気が病的に上部に衝(つ)き上げ、精神不安を感じる状態。

上焦(じょうしょう)　五臓六腑を納めている体腔全体（三焦）のうち横隔膜より上部を指す。また、心・肺の機能および頭部・顔面を含む。

生津（しょうしん）　津液を生じさせること。補津に同じ。

升提（しょうてい）　下部に沈滞した気を引き上げること。胃下垂・子宮下垂・脱肛・脱腸などを治す作用である。

少腹（しょうふく）　下腹部の左右。

少腹急結（しょうふくきゅうけつ）　下腹部の左右が、引きつれるように痛むもの。

小便頻数（しょうべんひんさく）　小水の回数が多く頻繁にあること。

小便不利（しょうべんふり）　小水の量が減少する、排尿困難であるなど、小水が出にくいものの総称。

小便淋瀝（しょうべんりんれき）　→淋瀝

消耗性疾患（しょうもうせいしっかん）　疲労感と体力損耗をともなう疾患。結核、慢性の胃腸虚弱、肝疾患などが含まれる。

生薬（しょうやく）　天然に存在する植物・動物・鉱物などをそのまま、または簡単な処理を施して薬用に供するもの。西欧生薬・和漢薬・民間薬などに分けられる。単独で用いられることも多いが、漢方処方を構成する薬物となる。なお、漢方処方を構成する薬物の場合、1味、2味という数え方をする。なお、日本薬局方では「動植物の薬用とする部分、細胞内容物、分泌物、抽出物または鉱物」と定義されている。

少陽病（しょうようびょう）　『傷寒論』における三陽病の一つ。肺や気管支、横隔膜、みぞおちなど胸腹部を主とした半表半裏の部分を中心とした病変で、微熱、往来寒熱、胸脇苦満、心下痞鞕、白苔、口苦、食欲不振、めまいなどの諸症状を特徴とする。治法は、柴胡剤を中心として用いる。

食物積滞（しょくもつせきたい）　食積ともいう。宿食のこと。→宿食

除煩（じょはん）　煩悶感を除くこと。

心（しん）　五臓中最も大切な臓器であり、循環器系および中枢神経系（精神・意識・思惟）の活動を主る。

腎（じん）　五臓の一つ。泌尿器系と生殖器系を主る。その働きは、①成長・発育・生殖の機能を抱括する、②体内の全ての水（津液）を統括する、③脳・骨髄・歯・髪・耳・尿道・肛門などを統括する、などがある。

腎陰虚（じんいんきょ）　腎を栄養し潤滑する血液や体液が不足している状態。発熱しやすく、腎炎、のぼせ、めまい、腰膝のだるさ、耳鳴り、めまい、遺精、不眠、寝汗、咽乾などを起こしやすい。

津液（しんえき）　体内の活性のある正常な体液。唾液・涙・汗・尿なども含まれる。

津液不足（しんえきぶそく）　体内の一部または全体において、正常な体液が不足した状態。症状としては、鼻・咽喉の乾燥、口渇、声枯れ、毛髪・皮膚の枯燥、煩躁、尿量の減少、便秘、舌苔の乾燥などを伴う。また、しばしば熱感を伴う場合がある。

辛温（しんおん）　薬物の性質で、味が辛く温める力の強い薬物のこと。この性質の薬物は、発汗薬として用いられることが多い。

辛温発表薬（しんおんはっぴょうやく）　性味が辛温で、風邪・寒邪を発散させる発汗力の強い薬物のこと。

心下（しんか）　みぞおちのあたり。

心下痞（しんかひ）　みぞおちの痞え。心下痞鞕は、みぞおちの固まりに手を触れて圧痛のあるもの。

腎気不固（じんきふこ）　腎気が固まらない（腎の機能が十分でなく、精液や小水を保持する機能が衰えること）ために、遺精・早漏・夜間頻尿・小便失禁などの症状をあらわすこと。

心気不足（しんきふそく）　心の陽気が不足したもの。循環障害や中枢神経興奮低下に

よる衰弱がある。心臓神経症、神経衰弱、冠状動脈不全、心臓弁膜症、健忘症などが含まれる。

腎虚（じんきょ）　腎陰虚と腎陽虚に分かれる。日本で俗にいう腎虚とは、腎陽虚を意味する。→腎陰虚、腎陽虚

心懸痛（しんけんつう）　胸にひっかかるような痛み。

神昏（しんこん）　精神が昏迷してはっきりしないこと。

心中（しんちゅう）　胸の中心を指す。

心痛（しんつう）　①心部の発作性の絞るような痛み、心胸の息苦しさを伴う。狭心症の類。②心下部の痛み。

心寧（しんねい）　精神を安らかにすること。虚証実証を問わず精神が安定しない時に用いる。

身熱（しんねつ）　全身の発熱症状、悪寒および発汗はなく、体の奥からわきあがるような熱状をもつ。

心煩（しんぱん）　胸部に煩悶感のあるもの。

心煩喜嘔（しんぱんきおう）　胸部に煩悶感があり、しばしば吐くこと

腎陽虚（じんようきょ）　腎の陽気が虚衰すること。命門火衰ともいう。全体に機能が衰え、冷えて活気がなくなった状態。インポテンツ・身体の冷え・頻尿・腰膝のだるさ・慢性腎炎などを起こしやすい。泌尿器系が虚した場合は、下半身が冷え、むくみ、頻尿、夜間排尿が多くなり、時に失禁するようになる。

辛涼発表薬（しんりょうはっぴょうやく）　熱病の初期で津液不足の状態がある場合は、発汗力の強い辛温発表薬を用いることができないため、発汗力の比較的弱い薬物を用いる。その薬物を、辛温に対して辛涼発表薬という。

す

水（すい）　水は、さまざまな名称で呼ばれるが、体内の正常な水分（体液）を指す場合は津液という。津液には、滋潤・滋養作用があり、皮膚・関節・臓器など身体のあらゆる場所に循環している。水が変調を起こした場合は、水滞・痰飲・水毒・湿などという。→津液、水滞、痰飲、湿

水腫（すいしゅ）　体内に貯留した水液のこと。腹水や足の浮腫や関節の浮腫など、貯留があきらかなものをいう。

水滞（すいたい）　津液が活性を失って体内に貯留している状態。症状としては、倦怠感、頭重、立ちくらみ、めまい、動悸、吐き気、食欲不振、小便不利、むくみなどがある。

水毒（すいどく）　日本漢方でいう、水分代謝が低下し、体内に余分な水分が停留している状態およびその病症。水滞の概念を包括する。

頭冒感（ずぼうかん）　頭が輪で締め付けられているような感覚を起こすもの。

せ

臍下悸（せいかき）　臍の少し下（下腹部）で動悸するもの。

臍下丹田（せいかたんでん）　臍の３寸下あたりを指す。気が納まるところとされる。現在の経穴では、通常、関元穴を指す。

正気（せいき）　真気・元気ともいう。生命エネルギーの総称であり、通常は、邪気と対立させて表現し、人体の病気に対する抵抗能力を指す。

清熱（せいねつ）　一般に性質が寒涼の薬物を用いて熱邪（発熱・熱感・炎症）を鎮めること。

清熱解毒（せいねつげどく）　寒涼の薬物を用いて高熱を鎮めること。清熱よりも熱症状の強いものを治療することを意味する。毒とは多く高熱の状態をいう。

舌燥（ぜつそう）　舌が乾燥すること。津液

213

不足や、肺の炎症の強い場合に起こる。

疝瘕（せんか）　下腹部がしこり、痛むもの。

疝気（せんき）　元来は腹の痛む病気のこと。その後様々な概念に発達した。以下のようなものが含まれる。①ヘルニアの類、②生殖器・睾丸・陰嚢部の病証、③腹部が激痛し、これに大便と小便の不通を伴う病証。

疝痛（せんつう）　突然または発作的に来る、さし込むような腹部の痛み。

喘満（ぜんまん）　喘症状があり、胸部膨満感のあるもの。

喘鳴（ぜんめい）　ぜいぜい、ひゅうひゅうという呼吸音。炎症・異物・痰などにより気道がせばめられた時に起こる。

そ

燥（そう）　六淫の一つ。燥邪。乾燥による障害。津液を消耗しやすく、口渇、目・口・鼻の乾燥などを起こしやすい、また呼吸器系の粘膜は乾燥に弱く、感染しやすくなるため、肺を損傷しやすく、乾咳（乾いた咳）、血痰、胸痛などの症状も起こりやすい。

瘡癤（そうせつ）　小さな化膿性皮膚炎。

疏肝（そかん）　肝風内動の治療法。肝の機能を調えることによって、その病症を治療する治療法。→肝風内動

た

太陰病（たいいんびょう）　『傷寒論』における三陰病の一つ。体力が低下して胃腸系が冷え、腹痛・下痢を起こす病症が多い。また虚証が多い。治法は、胃腸系を中心に温補法を用いる。

帯下（たいげ）　おりもののこと。その色によって白帯下、赤帯下などという。

大結胸（だいけっきょう）　結胸の範囲の広いもの。胸部から上腹部にかけて起こる。→結胸

大熱薬（たいねつやく）　→熱薬

太陽病（たいようびょう）　『傷寒論』における三陽病の一つ。急性熱性病を発病した始めの段階。頭、項背、筋肉、関節、鼻、咽喉における病変であるので表証ともいう。脈浮、悪寒、発熱、頭や項のこわばりなどが特徴である。病邪の種類により、中風、傷寒、温病に分けられる。

多夢（たむ）　夢が多く眠りの浅いもの。

痰飲（たんいん）　①広義には水滞に同じ。②狭義には、体内の部分的水滞・水毒をいい、水滞の部位および状態により支飲、溢飲など種々の名称がある。また、胃腸の水滞を指す場合もある。

痰飲癖積（たんいんへきせき）　痰飲が停結、凝滞し、さらに食物積滞があり、寒熱の邪気が結して起こる。症状としては、脇肋下がつって硬い固まり状のものがあり、脹って痛み、あるいは刺痛し、あるいは呼吸困難や息切れを伴う。

短気（たんき）　短い呼吸。息切れ、呼吸促迫のこと。

瘅瘧（たんぎゃく）　瘧疾（間歇性の悪寒戦慄・高熱を特徴とする疾患）の一つ。温瘧に同じ。

丹毒（たんどく）　皮膚の一部が朱を塗ったように紅く、火で灼いたように熱くなる疾病。

ち

逐水（ちくすい）　駆水作用の峻烈な薬物を用いて、大量の水分を下すこと。多くは、利尿作用によるが、瀉下作用が加わることもある。

治瘡（ちそう）　外傷やできものを治す作用。

血の道症（ちのみちしょう）　婦人病の総称。婦人科系の瘀血が原因となり、のぼせ、倦怠感、悪心、めまい、ヒステリー症状などを起こすもの。現在の更年期障害や自律神経失調症なども含まれる。

漢方用語解説

中気下陥（ちゅうきげかん）　脾気が虚して中焦の陽気が不足し、内臓下垂を起こす状態。脱肛・久瀉・子宮下垂などの原因となる。

中焦（ちゅうしょう）　五臓六腑を納めている体腔全体（三焦）のうち横隔膜から臍部までを指し、脾胃の機能を包括する。

中風（ちゅうふう）　①太陽病の初期の軽い感冒のようなもの。進行すると激しい症状となる場合もある。自汗を特徴とする。②脳卒中のこと。

癥瘕（ちょうか）　腹中の瘀血性の硬結。

疔瘡（ちょうそう）　小さく硬い根の深い化膿性のできもの。初期は粟粒状で、悪化すると広がり、腫れ、疼痛、熱感がひどくなり、発熱を伴う。

疔毒（ちょうどく）　疔瘡の悪化したもの。

腸風（ちょうふう）　風邪による腸炎。腹脹り、下痢、腹痛、しぶり腹などの症状を伴う。

腸鳴（ちょうめい）　腸の蠕動亢進により、腹部で音のするもの。腹鳴ともいう。

腸癰（ちょうよう）　腹内の化膿性病変の総称。特に虫垂炎を指すことがある。

つ

通経（つうけい）　月経不通を通じさせる治療法。

通脈（つうみゃく）　気および血の行りをよくし、血脈および経絡の流通をはかること。

通利（つうり）　病邪の留滞を除き、通じさせること。咽喉の場合は咽喉の通りを改善し、声が出るようにする。小水の場合は、よく利尿するなどである。

と

盗汗（とうかん）　寝汗。

透疹（とうしん）　はしかやジンマシンなどの初期に、発疹を促し、それにより毒素を対外に排泄すること。

禿瘡（とくそう）　頭皮白癬により膿疱等を生じ脱毛すること。

な

内熱（ないねつ）　体内に熱がこもること。①陰虚内熱による場合と、②裏熱証による場合がある。→陰虚内熱、裏熱

軟堅（なんけん）　散結の類語。しこり、できもの、はれものなど堅くふくらんだ状態のものを軟らかくすること。

ね

熱（ねつ）　①発熱・炎症状態を指す。②六淫の一つ、熱邪。熱による障害をいう。気と津液を損耗しやすく、頭部・顔面の熱症状、心煩・不眠などの精神症状、高熱による昏迷やけいれん症状、出血・化膿症状などを起こしやすい。

熱瘡（ねつそう）　熱病や胃腸の炎症によって上唇や口角・鼻孔の周囲に起こる疱疹。

熱痰（ねったん）　平素より痰飲があるものが、辛性・熱性のものの食べ過ぎや暑い環境に居ることで、湿邪が熱化し、脾胃を損傷して生じる病証。症状は顔面紅潮・煩熱・心痛・口や唇が乾くなどをあらわし、痰は硬い塊となる。

熱薬（ねつやく）　温補薬の中でも温める作用の強い薬物。特に作用の強いものを大熱薬という。

の

膿疱瘡（のうほうそう）　疥癬の一種。

は

肺（はい）　五臓の一つ。呼吸器の中枢である。全身の気の流れを統括するが、水や血の運行および皮膚の抵抗力などにも関与する。

肺痿（はいい）　肺虚による慢性衰弱疾患。肺結核またはその類似の状態で、慢性気管支炎や気管支拡張症などを含む。

肺陰虚（はいいんきょ）　肺の津液不足の状態。口乾・咽乾・乾咳・無痰・寝汗・舌質紅色・発熱などの諸症状を伴う。

梅核気（ばいかくき）　咽喉部のひっかかるような違和感。梅の種があるような感じに似ているところからこの名がある。咽中炙臠ともいう。

肺気虚（はいききょ）　肺の衛気不足により体表に外感の邪気を受けやすい状態をいう。カゼをひきやすい・自汗・悪風・息切れ・疲れやすい・薄い痰などの諸症状を伴う。気虚の甚だしいものを肺陽虚という。

肺虚（はいきょ）　『傷寒論』『金匱要略』では、一般的に肺気虚をいう。→肺気虚

肺燥咳血（はいそうがいけつ）　肺に炎症があり、津液不足を起こして、喀血するもの。

排膿（はいのう）　膿を排出または吸収して除くこと。

肺癰（はいよう）　肺の化膿性疾患。膿血を含んだ痰や唾を出すもの。肺膿瘍、肺壊疽など。

肺陽虚（はいようきょ）　肺気虚の甚だしいもの。→肺気虚

白苔（はくたい）　白色の舌苔をいう。主に少陽病を示す証候のひとつである。

白帯下（はくたいげ）　→帯下

破血（はけつ）　強力な駆瘀血作用のこと。→駆瘀血

発汗（はっかん）　薬物などを用いて汗を出させること。

発斑（はっぱん）　皮膚に斑紋状もしくは地図状に紅斑・紫斑などがあらわれること。皮膚面から隆起しないものを斑といい、隆起する場合は、疹（発疹）という。

発表（はっぴょう）　発汗により、表にある邪を排除すること。

煩（はん）　落ち着かない状態。いらいらとして、起きても寝ても不安な状態にあること。

反胃（はんい）　①胃の機能が弱り、食物を食べるとすぐに腹が膨満し、嘔吐してしまうこと。②朝食べたものを夕方に、夕に食べたものを朝に未消化のまま吐いてしまうこと。

煩渇（はんかつ）　煩悶感を伴う強い口渇。

半産漏下（はんざんろうげ）　流産後の子宮出血が止まず、長引くもの。

斑疹不透（はんしんふとう）　はしかや蕁麻疹などで発疹が進まず、熱とともに体内に毒素が残っている状態。

煩躁（はんそう）　熱証による煩悶感。胸部だけでなく手足も含め全体におよび、手足をばたつかせる（躁）ような感じがある。

煩熱（はんねつ）　胸苦しさを伴う熱感および発熱。

煩悶感（はんもんかん）　落ち着かず、悶えるような感覚。

ひ

痞（ひ）　胸中から心下部に至るまでの部位で痞えているように感じること。

痺（ひ）　関節や筋肉が風・湿・寒の邪に侵されることによって起こるだるさ、痛み、しびれ、麻痺などの病変。

脾（ひ）　五臓の一つ。後漢『難経』のころまでは、膵臓を指し、明代以降は現代の脾臓を指すが、機能の認識については変わっていない。脾の機能は以下の通りである。①「後天の本」と呼ばれ、食物を消化し、大気と結合させた後、人体各部にその気血のエネルギーを運ぶ（運化機能）。②血液の循環と運行を統括する。③胃の消化活動を盛んにし、体内の気を益す。④水湿を運搬する。

脾胃（ひい）　脾と胃。消化器系全体を指す。なお、脾胃虚証は消化器系全体の働きが弱っている状態。体力もなくなる。

脾気虚（ひききょ）　→脾虚

脾虚（ひきょ）　『傷寒論』『金匱要略』では、脾虚は、一般に脾気虚をいう。脾の機能が衰えることにより、消化活動が弱り、腹部膨満・腸鳴・下痢・しゃっくり・げっぷなどの症状を起こすこと。また、気血水などの運搬能力も落ちるので、手足の倦怠や浮腫を引き起こしやすい。精神症状も伴いやすくなる。甚だしいものを、脾陽虚という。

痞鞕（ひこう）　触診して、固まりに手を触れて圧痛のあるもの。→心下痞

皮水（ひすい）　風水よりやや奥の皮下の水滞によって起こる病証。体がむくみ、手足が重く麻痺や軽いけいれんを伴う。

痺痛（ひつう）　麻痺疼痛すること。

痞痛（ひつう）　痞えて痛むこと。

痞満（ひまん）　痞えて膨満感のあるもの。

百合湯類（びゃくごうとうるい）　百合病に用いる方剤。処方名に百合の名称を含む。百合知母湯、百合地黄湯など。

百合病（びゃくごうびょう）　熱病の予後に精神不安となる病。

白虎湯類（びゃっことうるい）　陽明病の清熱に用いる主方剤。石膏が配合され、処方名に白虎の名称が含まれる。白虎湯、白虎加人参湯など。

表（ひょう）　人体の体表。皮膚・肌肉・筋肉・経絡・関節・頭・項背・鼻・咽喉・気管浅部などをいう。

脾陽虚（ひようきょ）　脾気虚の甚だしいもの。→脾気虚

表虚（ひょうきょ）　表証（外感病において病邪が侵入し、表部において正気と戦っている状態）の一つ。表虚は正気が病邪に圧倒されている状態。症状は緩やかになる。自汗を伴う。

表虚証（ひょうきょしょう）　→表虚

表湿（ひょうしつ）　湿邪により体表・筋肉・関節の気の流通が阻害され、四肢倦怠感、全身倦怠感、筋肉・関節の疼痛を起こすもの。

病邪（びょうじゃ）　→邪

表証（ひょうしょう）　外感病において病邪が侵入し、表部において正気と戦っている状態をいう。

表水（ひょうすい）　表湿よりやや深く、皮下に水滞を起こすこと。→表湿

表裏（ひょうり）　①人体上の区別。表は体表、裏は胃腸を中心とする体内深部。②病証上の分類。病が体表にあり比較的軽く浅い病変を表、病が胃腸から他の臓腑に及び、重く深い病変を裏とする。③表裏の関係。

ふ

風（ふう）　風邪。六淫の一つ。陽邪に属し、外感病の先導となる。いわゆるカゼは風邪の範疇である。①皮下のごく浅い部分に侵入し、上行しやすく、悪風、発熱、頭痛、鼻づまり、咽喉の痒みなどの症状を起こしやすい、②遊走性がある、③他の病邪と合併しやすい、④麻痺やけいれんの症状を起こしやすい、などの特徴がある。→中風

風寒（ふうかん）　風と寒、2種類の病邪が結合して起こる病証。悪寒、発熱、頭痛、鼻づまり、くしゃみ、全身倦怠などの症状を起こす。

風寒湿痺（ふうかんしっぴ）　風・寒・湿の3邪気が結合する病変。関節痛・筋肉痛・腰痛麻痺感・屈伸不利などを伴うが、痛みが強いのが特徴である。風・寒・湿のいずれか、または2邪が結合する痺証もある。

風湿（ふうしつ）　風と湿、2種類の病邪が結合して起こる病証。発熱、悪寒、自汗のほかに種々の関節痛や筋肉痛、腰痛、全身倦怠などの症状を起こす。

風邪（ふうじゃ）　→風

風水（ふうすい）　→風痰

風痰（ふうたん）　風邪と水滞（痰飲）が結合した病証。平素より痰飲のあるものが、カゼを契機として起こす病変。多くは、発熱、めまい、顔のむくみ、咳嗽などを伴う。

風熱（ふうねつ）　風と熱が結合した病証。大半は咽喉部から始まる。悪風や悪寒はほとんどなく、発熱、熱感、口渇、舌先が紅い、咽痛などの症状を起こす。

風痺（ふうひ）　風邪によって起こる痺。→痺

腹満（ふくまん）　腹部の膨満。

へ

便毒（べんどく）　横痃ともいう。各種の性病に伴う鼠径リンパ腺の腫脹を指す。

ほ

補（ほ）　人体の気血津液の不足、および陰病の場合は陽気を補い、各種の虚証を治療すること。

亡陽（ぼうよう）　陽気（活動エネルギー）を失った状態。症状は、流れるような汗・寒がる・倦怠感・四肢厥逆・精神衰弱・顔色蒼白・呼吸微弱・渇して熱い飲み物を欲する・脈状は微弱で絶えそうになり、あるいは浮いて速く空虚となるなどをあらわす。

補益（ほえき）　→補

補気（ほき）　気虚の証を治療する補法の一つ。益気ともいう。

補虚（ほきょ）　正気を補い、虚証を改善すること。

補血（ほけつ）　血虚の証を治療する補法の一つ。養血ともいう。

補津（ほしん）　津液を補うこと。生津ともいう。

補陽（ほよう）　陽気を補い、陽虚証を改善すること。

奔豚（ほんとん）　賁豚。ヒステリー発作。

臍下から胸腔部への突き上げるような動悸を伴う。

ま

麻黄剤（まおうざい）　麻黄が配合された方剤。麻黄湯、麻黄附子細辛湯、麻黄加朮湯、麻杏薏甘湯など。

み

脈状微（みゃくじょうび）　脈が微かに触れるもの。

脈細数（みゃくさいさく）　脈が細く速いもの。

む

夢交（むこう）　夢の中で性行為をすること。

夢精（むせい）　夢の中で性行為をして精を洩らすこと。

め

明目（めいもく）　よく見えるようにすること。

面疔（めんちょう）　疔瘡の一つ。面部（特に頬骨・額・頬・鼻など）に生ずる。→疔瘡

も

目翳（もくえい）　眼の角膜に白斑を生じるもの、目のくもり、かすみ、そこひ。

や

薬味（やくみ）　処方を構成する薬物。

よ

陽気（ようき）　生命の活動エネルギーを指す。臓器や身体各部を温め、その機能を活性化させる働きをする。→回陽

陽虚証（ようきょしょう）　陽気（生命活動エネルギー）の不足、あるいは機能の衰退した証候。気虚証の程度の甚だしく、結果として冷えが加わったもの。→気虚

陽証（ようしょう）　①陽病と同じ（→陽病）。

②八綱理論において表証・熱証・実証を総括した見方。→陰証

陽病（ようびょう）　傷寒病の初期〜中期で熱症状中心の状態。太陽病、陽明病、少陽病がこれにあたる。

陽明病（ようめいびょう）　『傷寒論』における三陽病の一つ。胃腸を中心として裏に熱がこもる実証の病。症状としては、次の２種がある。①裏熱がはなはだしく便秘と高熱を呈し、多くは自汗、譫語（うわごと）を伴う。瀉下薬を中心として用いる。②裏熱と津液不足により口渇と高熱を呈し、通常便秘は伴わない。清熱薬を中心に用いる。

余熱（よねつ）　熱病などで、病気の大半が治癒した後に残留する熱のこと。

り

裏（り）　多くは胃腸系を指す。他に、臓腑、血脈、骨髄などの体内深部を指す。

利咽（りいん）　炎症・痰などによって咽喉が通じなくなっている場合に、それらの原因を除き、咽喉を通利し、声がよく出るようにすること。

裏急後重（りきゅうこうじゅう）　頻繁に便意を催し、その際待ちきれないように急迫した状態となる。しかし、便自体はすっきり出ず、排便後も残便感があり、またすぐに便意を催す、いわゆるしぶり腹の状態。

六淫（りくいん）　外感病を引き起こす発病因子となるもの。風・寒・暑・湿・燥・熱（火）がこれにあたる。六淫による疾病は、季節や時期・気候と関係が深い。六淫は、単独で疾病を引き起こす場合もあるが、いくつかが連動して、疾病を引き起こす場合もある。

痢疾（りしつ）　伝染性腸炎のこと。腹痛、粘液膿血様の便を下す、裏急後重などを主症とする。

利湿（りしつ）　湿邪を除くこと。

裏証（りしょう）　病邪が、表部で処理できず体内深部、（特に胃腸系）におよんできた場合をいう。

利水（りすい）　利尿により、水滞を除くこと。

利胆（りたん）　胆汁の分泌・貯蔵・排泄機能を調える治法。黄疸や胆石に用いる。

裏熱（りねつ）　胃腸や肝胆、肺などの内臓に生じた熱および炎症症状のこと。顔面の紅潮、心煩、発熱、口渇、精神昏迷、うわごと、便秘、小便不利、血尿、紅舌、舌苔黄などの症状を伴う。

留飲（りゅういん）　痰飲病の一種。局部の水滞が長い間止まって去らないもの。

涼血（りょうけつ）　血熱を清熱・鎮静する作用。

淋濁（りんだく）　尿が出渋り、濁るもの。

淋瀝（りんれき）　尿が出渋り、すっきりと出ず、また、垂れるように出つづけ、切れないこと。

る

るいそう（るいそう）　病的にやせ衰えること。

瘰癧（るいれき）　頸部リンパ節の結核。

漏下（ろうげ）　不正子宮出血。

れ

斂肺（れんぱい）　肺気が弱く、自汗・喘咳するものに用いる治法。肺気を収斂して病状を改善する。

ろ

労嗽骨蒸（ろうそうこつじょう）　過労や酒色過度により内臓が損傷されて起こる咳嗽、および身体の深部からしみ出してくるような熱状。寝汗を伴うことが多い。肺結核などにみられる。

処方名索引

太字は見出しページを示す。

あ

安中散 (あんちゅうさん) 69, 145, **146**, 147, 151, 159

茵陳蒿湯 (いんちんこうとう) 73

茵陳五苓散 (いんちんごれいさん) 73

温清飲 (うんせいいん) 63, 67, 113, **114**, 115, 117, 125, 127

越婢加朮湯 (えっぴかじゅつとう) 63, 67, 177, 181, 183, 185

黄耆建中湯 (おうぎけんちゅうとう) 157

黄連解毒湯 (おうれんげどくとう) 57, **68**, 69, 79, 105, 127, 141, 143, 145, 147, 153, 171

乙字湯 (おつじとう) **84**, 85

か

葛根湯 (かっこんとう) 47, **48**, 49, 53, 93, 141, 177

葛根湯加川芎辛夷 (かっこんとうかせんきゅうしんい) 55, 57, 61

葛根湯合小柴胡湯 (かっこんとうごうしょうさいことう) 75

加味帰脾湯 (かみきひとう) 119, **120**, 121

加味逍遥散 (かみしょうようさん) 47, 73, 97, 99, 101, 103, 105, 107, **122**, 123, 173

冠心Ⅱ号方 (かんしんにごうほう) 71

甘麦大棗湯 (かんばくたいそうとう) 97, **100**, 101, 105, 109, 123, 173

芎帰膠艾湯 (きゅうききょうがいとう) 85, 113, **116**, 117, 119, 125

銀翹散 (ぎんぎょうさん) 49, 59, 171

駆風解毒湯 (くふうげどくとう) **58**, 59, 93, 171

桂枝加朮附湯 (けいしかじゅつぶとう) 75, 177, **178**, 179, 181, 183, 185, 187

桂枝加竜骨牡蛎湯 (けいしかりゅうこつぼれいとう) 103, **104**, 105, 107, 109

桂枝加苓朮附湯 (けいしかりょうじゅつぶとう) 179

桂枝湯 (けいしとう) **46**, 47, 49, 93

桂枝茯苓丸 (けいしぶくりょうがん) 47, 79, 97, 99, 101, 107, 113, 115, 121, 123, **124**, 125, 127

桂枝茯苓丸合小柴胡湯 (けいしぶくりょうがんごうしょうさいことう) 127

桂芍知母湯 (けいしゃくちもとう) 179, 187

杞菊地黄丸 (こぎくじおうがん) **162**, 163

五積散 (ごしゃくさん) 181, **182**, 183

牛車腎気丸 (ごしゃじんきがん) **163**

呉茱萸湯 (ごしゅゆとう) 143

五淋散 (ごりんさん) 133, **134**, 135, 165

五苓散 (ごれいさん) 89, 99, **130**, 131, 133, 135, 137, 141, 143, 171

さ

柴胡加竜骨牡蛎湯 (さいこかりゅうこつぼれいとう) 73, 101, **102**, 103, 105, 107, 109

柴胡桂枝乾姜湯 (さいこけいしかんきょうとう) 91, **92**, 93

柴胡桂枝湯 (さいこけいしとう) 73, **74**, 75

柴朴湯 (さいぼくとう) 51, 71, 169, **172**, 173

柴苓湯 (さいれいとう) 71, **136**, 137, 161

三黄瀉心湯 (さんおうしゃしんとう) 69, **78**, 79, 81, 83, 107

酸棗仁湯 (さんそうにんとう) 105

四物湯 (しもつとう) 125

芍薬甘草湯 (しゃくやくかんぞうとう) 133, 177, **180**, 181

芍薬甘草附子湯 (しゃくやくかんぞうぶしとう) 183

十全大補湯 (じゅうぜんたいほとう) 91, 113, 117, **118**, 119, 125, 155, 157

十味敗毒湯 (じゅうみはいどくとう) 55, **56**, 57, 61, 63, 67, 85, 127

小建中湯 (しょうけんちゅうとう) 83, 85, 109, 155,

156, 157, 159

小柴胡湯（しょうさいことう）49, 53, 61, **70**, 71, 73

小柴胡湯合当帰芍薬散（しょうさいことうごうとうきしゃくやくさん）71

小青竜湯（しょうせいりゅうとう）49, **50**, 51, 53, 55, 57, 61, 169

小半夏加茯苓湯（しょうはんげかぶくりょうとう）143

消風散（しょうふうさん）**62**, 63, 67

辛夷清肺湯（しんいせいはいとう）55, **60**, 61

真武湯（しんぶとう）71, **88**, 89, 93, 99, 103, 131, 137, 141

清心蓮子飲（せいしんれんしいん）135, **164**, 165

続命湯（ぞくめいとう）187

疎経活血湯（そけいかっけつとう）181, **186**, 187

た

大黄甘草湯（だいおうかんぞうとう）83

大建中湯（だいけんちゅうとう）**158**, 159

大柴胡湯（だいさいことう）**72**, 73, 75

沢瀉湯（たくしゃとう）99

竹葉石膏湯（ちくようせっこうとう）53

釣藤散（ちょうとうさん）**106**, 107, 109

猪苓湯（ちょれいとう）89, **132**, 133, 135, 137, 165

桃核承気湯（とうかくじょうきとう）47, 79, 81, 83, 85, 107, 115, 123, 125, **126**, 127

当帰芍薬散（とうきしゃくやくさん）89, 91, 99, **112**, 113, 115, 117, 119, 125, 131, 137, 165

な

人参湯（にんじんとう）69, 91, 119, 141, 145, **150**, 151, 153, 155, 157

は

麦門冬湯（ばくもんどうとう）51, 59, 169, **170**, 171

八味地黄丸（はちみじおうがん）89, 107, 121, 131, 133, 135, 137, **160**, 161, 165, 179

半夏厚朴湯（はんげこうぼくとう）59, **96**, 97, 101,

123, 169, 173

半夏瀉心湯（はんげしゃしんとう）69, 83, **140**, 141, 143, 145, 147, 151, 153, 159

白虎加人参湯（びゃっこかにんじんとう）**66**, 67, 89, 137, 161, 171

白虎湯（びゃっことう）63

茯苓飲（ぶくりょういん）**142**, 143

附子人参湯（ぶしにんじんとう）91

平胃散（へいいさん）**144**, 145, 147, 151, 159

防已黄耆湯（ぼういおうぎとう）81, 131, 177, 181, **184**, 185

防風通聖散（ぼうふうつうしょうさん）79, **80**, 81, 83, 161

補中益気湯（ほちゅうえっきとう）85, 93, 119, **154**, 155, 157

ま

麻黄湯（まおうとう）49, **52**, 53, 185

麻黄附子細辛湯（まおうぶしさいしんとう）49, 51, 53, **54**, 55, 57, 93, 169

麻杏甘石湯（まきょうかんせきとう）51, 53, 59, **168**, 169

麻杏薏甘湯（まきょうよくかんとう）81, 131, **176**, 177, 179, 181, 183, 185, 187

麻子仁丸（ましにんがん）**82**, 83

や

薏苡仁湯（よくいにんとう）187

抑肝散（よくかんさん）97, 101, 103, 105, **108**, 109

ら

六君子湯（りっくんしとう）141, 143, 151, **152**, 153, 157, 155

竜胆瀉肝湯（りゅうたんしゃかんとう）165

苓姜朮甘湯（りょうきょうじゅつかんとう）**90**, 91, 135, 179

苓桂朮甘湯（りょうけいじゅつかんとう）47, **98**, 99, 103, 151

六味地黄丸（ろくみじおうがん）157, **162**, 179

適用疾患索引

太字は「主な疾患と他の処方との証の鑑別」に収載したページを示す。

あ

あかぎれ　56
あくび　100
あざ　124, 126
足腰の倦怠感　176
足のつり　**181**, 182, 184
あせも　62
アトピー性咳嗽（あとぴーせいがいそう）170
アトピー性皮膚炎　56, 62, 66, **67**, 114
アレルギー性結膜炎　50, 54
アレルギー性鼻炎　50
アレルギー性皮膚炎　56
胃・十二指腸潰瘍　68, 74, 78
胃・十二指腸潰瘍による出血　116
胃アトニー　142, 144, 150, 152
胃炎　68
胃潰瘍　140, 146
胃拡張　142
胃下垂　140, 142, 152, 154, 158
息切れ　92, 98
胃痙攣（いけいれん）100, 180
胃酸過多症　80, 140, 146
遺精（いせい）104, 160, 162, 164
胃腸炎　68, **69**, 78
胃腸虚弱　88, 150, 152, 154
胃腸虚弱の体質改善　140
胃腸障害　140, 150, 152
胃痛　68, 144, 146, **147**
胃内停水（いないていすい）98
遺尿症（いにょうしょう）90, 160, 162
胃部不快感　**145**
胃部膨満感（いぶぼうまんかん）142
胃もたれ　144, **145**, 146, 150
イライラ　68, 78, 108, 122, 124, 126
咽喉結核（いんこうけっかく）170

（右列）

陰部そう痒症　56, 84
インフルエンザ　48, 52, **53**, 54
インポテンツ　104, 154, 160
打ち身　124, 126
円形脱毛　104
炎症性の眼疾患　68
嘔吐　68, 130, 140, 142, **143**, 150, 152
嘔吐を伴う胃炎　136
往来寒熱（おうらいかんねつ）70, 72, 74
悪寒（おかん）48, 50, 52, 54
悪心（おしん）140
悪風（おふう）46, 48, 50, 52

か

咳嗽（がいそう）170
顔のほてり　124
顔や手足のほてり　122
過換気症候群　96, 122, 172, **173**
下肢の麻痺・しびれ・痛み　186
ガス腹　144
かすみ目　162
かぜ　46, 48, **49**, 50, 52, 54, 70, 72, 74, 154
かぜ予防　92, **93**
過多月経　114, 116
肩こり　48, 72, 78, 80, 106, 112, 124, 126
脚気　160
喀血　78
化膿性皮膚疾患　56
下半身のむくみ　184
下半身の痛み　162
過敏性腸症候群　140
花粉症　50, 54, 56, **57**, 60
花粉症の眼症状　68
肝機能障害　72
眼疾患　80

眼精疲労　98, 104, 162

関節水腫　176, 184

関節痛　52, 176, **177**, 180, 182, 184

関節リウマチ　52, 176, 178, 184, **185**, 186

感染性鼻炎　48

肝胆疾患　70, **73**, 74

疳の虫症（かんのむししょう）108

顔面神経麻痺　48, 178

気管支炎　50, 54, 70, 168, 170, 172

気管支拡張症　50, 54, 70

気管支喘息　50, 54, 168, 170, 172

ギックリ腰　176

逆流性食道炎　146

嗅覚異常　60

球後視神経炎　162

急性・慢性関節炎　178

急性胃炎　146

急性胃腸炎　130, 136, 140, 144, 150

狭心症　92, 102

胸膜炎　50, 92

虚弱体質　118, 150, 152, 154

緊張症　104

筋肉・関節痛　**177**, 178

筋肉痛　52, 176, 180, 182, 186

くしゃみ　50

口・のどの乾燥感　58

口の周りのできもの　68

車酔い　152

頸肩腕症候群（けいけんわんしょうこうぐん）178

頸肩腕痛（けいけんわんつう）48

下血（げけつ）78, 116

月経痛　112, 114, 116, 118, 122, 124, **125**,
　126, 146, 180, 182

月経不順　112, 114, 116, 118, 122, 124, **125**,
　126

血尿　132, 134

げっぷ　140, 142, 144

結膜炎　48, 68

下痢　48, 68, 88, 132, 140, **141**, 144, 150,
　152

下痢と便秘が交互にくるもの　140

牽引性疼痛　146

倦怠感　130, 178

肩背痛（けんぱいつう）48

健忘症　104, 120, 160

口渇（こうかつ）66, 130, 132, 136

口乾（こうかん）68, 92, 164, 170

抗ガン剤や放射線後の免疫力低下　118

口苦（こうく）70

高血圧症　68, 72, 78, 80, 102, 104, 106,
　107, 122, 124, 126, 160, 162, 186

高脂血症　70, 72

口臭　144

口中の不快感　70, 72

口内炎　58, 68, 78, 140

高熱　52, 66

更年期障害　112, 114, 122, **123**, 124, 126

更年期神経症　102

肛門出血　84

肛門脱　112

肛門の痒み　84

声枯れ　58, **59**, 170

呼吸器系が弱いものの体質改善　154

腰の重だるさ　90

腰膝の痛み・麻痺　160

腰膝のだるさ　162

五十肩　48

骨折などの予後　178

こむら返り　180, **181**, 186

さ

臍部周辺の動悸　100

坐骨神経痛　90, 160, 176, **179**, 186

産後悪露（さんごおろ）124

産後血栓性疼痛　186

産後の出血　116

残尿感　132, 134, 164

シェーグレン症候群　170

痔核　78, 82, 84, 112, 116, 126

耳下腺炎　58

子宮下垂　112

子宮筋腫　112, 114, **115**, 124, 126

子宮痙攣（しきゅうけいれん）100

子宮脱　154

子宮内膜症　112, 114, **115**, 124, 126

痔疾　56, 68, 80, **85**, 114

歯周囲炎　78

歯周炎　68

痔出血　116

視神経萎縮　162

湿疹　56, 62, **63**, 66, 72, 80, 82, 114

湿性の湿疹　184

膝痛　176, 184

しびれ　163, 178, 186, **187**

脂肪肝　72

しみ　112

しもやけ　56, 112

十二指腸潰瘍　140, 146

手掌角化症（しゅしょうかくかしょう）56

出血に伴う貧血　120

消化不良　68, 140, 144, 150, 152, **153**

掌蹠角化症（しょうせきかくかしょう）176

掌蹠膿疱症（しょうせきのうほうしょう）56

小児虚弱体質　156, **157**

小児神経症　108

小児喘息　172

小児の鼻血　156

小児の夜泣き　100, 102, 104, 108

小児の夜尿症　104, 156

上腹部の脹り　70, 72

小便不利（しょうべんふり）80, 88, 112, 130, 132, 134, 136

静脈瘤　114

暑気あたり　66, 130

初期軽症の脱肛　84

食後の嗜眠　152

食中毒　140

食欲不振　70, 72, 82, 96, 98, 118, 140, 142, 144, 146, 150, **151**, 152, 154, 156, 172

視力減退　160, 162

痔ろう　118

腎盂炎（じんうえん）134

腎炎　66, 88, 112, 130, 132, **137**, 160, 162

心下部痛（しんかぶつう）140

心悸亢進（しんきこうしん）68, 78, 80

腎機能低下　88, **89**, 130, 132

神経過敏　104

神経質　104, 156

神経症　96, 100, **101**, 102, 104, 108, 112, 124, 126

神経衰弱　120, 154

神経性胃炎　96, 140, 146, 172

神経性斜頸（しんけいせいしゃけい）108

神経痛　176, 178, 182

腎結核　164

腎結石　132, 134

滲出性中耳炎　136

尋常性乾癬（じんじょうせいかんせん）114

心臓疾患　70, **71**, 72, 88, 136

心臓神経症　172

心臓弁膜症　88, 112

身体痛　52, 74

心不全　88

じんま疹　56, 62, 66, 114

水瀉性下痢　130, 136

頭汗（ずかん）92

頭重感（ずじゅうかん）46, 78, 82, 98, 112, 130, 162

頭痛　46, **47**, 48, 52, 54, 72, 74, 78, 80, 88, 98, 106, 112, 122, 124, 126, 130

ストレス性の下痢　152

頭冒感（ずぼうかん）98

精神的緊張による咳・痰　96

精神疲労　106, 122

精神不安　78, 96, 100, 102, 104, 106, 108, 120, 122, 124, 126, 172

精力減退　118, 156, 160

咳　50, 52, 54, 70, 72, 168, **169**, 170, 172

咳喘息　168, 170

喘息 **51**
喘鳴 (ぜんめい) 168
泉門癒合不全 162
前立腺疾患 160
前立腺肥大 132
早漏 160, 162

た

帯下 (たいげ) 114, 164
体力低下 120, 150, 152
唾液過多 58
唾液不足 58, **171**
多汗症 154, 184
立ちくらみ 118
脱肛 154, 156
脱力感 162
打撲傷 186
多夢 104
痰 70, 72
胆石・腎結石の疼痛 180
胆石症 72
胆石痛 158
胆のう炎 72
チック症 100, 108
中耳炎 48, 56
中心性網膜症 162
腸狭窄症 (ちょうきょうさくしょう) 158
腸弛緩症 158
腸内異常醗酵 82
腸ねん転 158
腸閉塞 156, 158
痛風 186
つわり 96, 140, 142, **143**, 150, 152
手足のこわばり 178
手足のしびれ 176
手足の冷え 150, 152, 158
手足のひきつれ 178
手足のほてり 156, 160
低血圧症 112, 118, 154
癲癇 (てんかん) 100

動悸 88, 92, 98, 102, **103**, 104, 106, 108,
　112, 120, 122, 150, 156, 172
糖尿病 66, 80, 130, 160, **161**, 162
糖尿病性網膜症 162
動脈硬化症 102, 126, 160
吐血 78, 116

な

内耳疾患 88
内出血 116
夏かぜ 136
夏バテ 154, 156
夏やせ 154
涙目 50
難聴 88, 160, 162
軟便 140, 144
にきび 56, 82, 114, 124, 126, **127**
乳汁分泌不全 48
乳腺炎 56
尿管結石 132, 134
尿混濁 132, 134, 164
尿道炎 132, 134, 164
尿道結石 132, 134
尿閉 (にょうへい) 162
尿崩症 (にょうほうしょう) 162
尿路結石 130, **133**, 160
妊娠腎 112
妊娠中毒症 112
妊娠中の出血・腹痛 116
認知症周辺症状 100, 102, 104, 108, **109**
認知症予防 **121**
寝汗 46, 74, 92, 118, 154, 162, 184
熱中症 66
ネフローゼ症候群 88, 112, 130, 136, **137**,
　160, 162, 184
脳血管障害後遺症 186
脳卒中およびその予防 68, 72, 78, 80, 124,
　126
脳卒中後の半身不随 178
脳卒中の後遺症 108

脳卒中予防　**79**

脳動脈硬化症　106

のどかぜ　58

のどから胸にかけての違和感　172

のど・口の乾燥感　**171**

のどの痛み　54, 58, **59**, 168, 170

のぼせ　68, 78, 80, 82, 102, 106, 114

乗り物酔い　130

は

肺炎　50, 54, 74, 92, 168, 170

梅核気（ばいかくき）96, 172

肺結核　74, 92, 154

排尿障害　132, 134, 162, 164, **165**

排尿痛　132, 134, 164

背部痛　72

吐き下し　130

吐き気　96, 130, 140, 142, 150, 152

歯ぎしり　108

白内障　160, 162

白血病　118, 120

発熱　48, 52, 66

発熱に伴う鼻血　52

鼻茸（はなたけ）60

鼻血　68, 78, 116, 126

鼻水　50

パニック障害　96

煩悶感　122

冷え症　90, **91**, 92, 112, 116, 118, 160, 178, 182

冷えのぼせ　122, 124, 126

鼻炎　46, 48, 50, 54, **55**, 56

微悪寒（びおかん）74

皮下出血　124

ひきつけ　100, 108

ヒステリー　96, 100, 108, 120, 122

微熱　46, 54, 70, 72, 74, 92

皮膚炎　82

皮膚枯燥　114

皮膚疾患　66, 68

皮膚そう痒症　62, 68, 114, 162

飛蚊症（ひぶんしょう）98

鼻閉（びへい）48, 52, 60

肥満症　72, 78, 80, **81**, 126, 176, 184

百日咳　50, 168, 170

病後・術後・産後の体力低下　118, 154, 156

疲労倦怠　92, 104, 112, 118, 120, 150, 152, 154, **155**, 156, 158, 160, 162

貧血　112, 114, 116, 118, **119**, 150, 152, 154

頻尿　90, 112, 134, 162, 164

不安焦燥感　68

ふきでもの　56, 78, 80, 82, 114, 124, 126, **127**

腹痛　74, 88, 140, 144, 146, 150, 156, 158, **159**, 180

腹部膨満感（ふくぶぼうまんかん）72, 82, 144, 156, 158

腹部冷感　150, 158

腹鳴（ふくめい）140, 144

浮腫（ふしゅ）80, 130, 132, 136, 162, 176, 178

不正出血　114, 116, **117**, 124

二日酔い　68, 130, 140

不定愁訴　92, 122

ぶどう膜炎　136

不妊症　112, **113**, 114, 116, 118, 124, 126

不眠症　68, 72, 78, 96, 100, 102, 104, **105**, 106, 108, 120, 122, 132, 172

ふらつき　162

変形性関節炎　176, 184, 186

片頭痛　48, 88

扁桃炎　70

扁桃腺炎　58

便秘症　72, 78, 80, 82, **83**, 102, 126, 156

蜂窩織炎（ほうかしきえん）72

膀胱炎　90, 112, 130, 132, 134, **135**, 162, 164

膀胱結石　132, 134

膀胱神経症　164

ほてり　66, 162

ま

麻痺　**187**

慢性胃炎　70, 142, 146, 152

慢性胃腸炎　140, 144, 150, 152, 156

慢性化したかぜ　92

慢性肝炎　122, 136, 154

慢性腎盂炎（まんせいじんうえん）164

慢性腎炎　136, 184

慢性心不全　112

慢性前立腺炎　164

慢性鼻炎　60

慢性副鼻腔炎　48, 50, 56, 60, **61**, 70

慢性腰痛　182

慢性淋疾（まんせいりんしつ）164

味覚障害　58

水イボ　176

水虫　56, 62

耳鳴り　72, 78, 88, 98, 106, 160, 162

むくみ　90, 112, **131**

夢精　104

むちうち症　48, 124, 126

胸やけ　140, 142, 146

メニエール症候群　88, 130, 136

目の乾燥感　162

眼の下のくま　112

目の充血　68, 78, 126

めまい　80, 88, 98, **99**, 104, 106, 108, 112,
　118, 122, 124, 130, 150, 162

免疫力低下　150

や

夜間頻尿　90, 160

夜驚症（やきょうしょう）　102, 104, 108, 156

やけどによる炎症　66

夜尿症　74, 88, 90, 108, 162

幼児・小児の発育不良　162

幼児の唾液分泌過多　130, 152

腰痛　52, 72, 90, 112, 126, 176, 178, 180,

182, **183**, 184, 186

抑うつ症状　96, **97**, 100, 108, 122, 124, 126,
　172

よだれ過多　150

夜泣き　**109**

ら

卵巣のう腫　124, 126

流産予防　112

流産癖　116

緑内障　136, 160, 162

淋疾（りんしつ）132, 134

リンパ腺炎　56

冷房病　54

裂肛　84

老人性皮膚そう痒症　160

肋膜炎　154

肋間神経痛　72, 74, **75**

あとがき

　今回の『漢方重要処方60』は、まえがきにも書かれていたように、当時、厚生労働省医薬食品局の企画官であった山本史氏や中井清人氏に、「幅広い薬局が漢方薬を扱えるようにするためのガイドラインのようなものが必要ではないか」との提案を受けたことに始まっている。

　そして、その際に「漢方薬を扱う者は、漢方重要処方の30方程度は使いこなせるべき」との話が上がったことから、処方の選定にあたっては、まず、運用上重要と考えられる30処方を選び、更に知っておくべき重要度の高い30処方を追加した。この選定には、昨年、横浜薬科大学漢方和漢薬調査研究センターおよび(社)日本漢方連盟において行った『漢方薬繁用処方実態調査』を参考とした。そして、医療機関や漢方の専門薬局で用いられる漢方処方だけでなく、ドラッグストアなど一般の薬局で多用されている漢方処方についても理解が進むよう配慮した。なお、編集に当たっては医系・薬系を問わず、漢方の初学者にその運用法を理解してもらうということを念頭に置いた。

　本書で特に留意したのは、漢方処方がどのような理論に基づいて作られているのかを明確にした点である。漢方処方の運用を理解する指標となるものであり、今までの処方解説書にはない手法である。さらにできる限り図やイラストを用いて、初学者でも見やすい構成を心掛けた。

　なお、漢方薬の運用には様々な理論体系が併存しており、そのことが初学者のつまずきやすい点ともなっているのだが、冒頭の「漢方を学ぶ上で、初学者に知ってほしいこと」の中で、その点について触れ、理論体系の整理を行っている。

　西洋医学においては、漢方の証という概念が難解であるため、病名と科学的エビデンスだけで運用される傾向があるが、各処方の証を正しく捉えていただければ、より広い臨床応用が可能となると考え、本書では、証に基づいた処方運用のポイントを少しでもわかりやすく解説したつもりである。

　なお、本書は、多くの方々のお力添えにより編集されました。編集・執筆にご協力いただきました方々はもちろんのこと、資料提供等にご協力いただきました漢方メーカー各社の皆様に心より御礼申し上げます。
本書が、漢方を学ぶ人々の一助とならんことを祈念しています。

平成26年3月

横浜薬科大学客員教授　　　（社）日本漢方連盟理事　　大石雅子
横浜薬科大学客員教授　　　（社）日本漢方連盟理事　　西島啓晃
日本小児東洋医学会評議員　（社）日本漢方連盟顧問　　川嶋浩一郎

参考文献一覧

＜方剤・生薬＞

『傷寒雑病論（「傷寒論」「金匱要略」）』日本漢方協会学術部編著　東洋学術出版社（1990）

『元・鄧珍本「金匱要略」』北里研究所附属東洋医学総合研究所／医史文献研究室編　燎原書店（1988）

『金匱要略論註　外四種』（1991）（「肘後備急方」は上記書籍収載のもの）

『外臺秘要方(一、二)』（唐）王燾撰　（宋）林億　孫兆等校正　四庫医学叢書　上海古籍出版社（1991）

『太平恵民和剤局方』中国中医薬出版社（1996）

『訓註　和剤局方』陳師文編纂　吉富兵衛訓註　緑書房（1992）

『小児薬証直決』銭乙著　遼寧科学技術出版社（1997）

『普濟本事方』許叔微著　笈成資料庫データベースによる

『普済方精華本』朱橚等原著　金瀛鰲　林菁等編選　科学出版社（1997）

『劉完素医学全書』宋乃光主編　中国中医薬出版社（2006）

『東垣十種醫書』李東垣他著　五洲出版社（1969）

『厳氏済生方』厳著　甲賀通元訓点　早稲田大学図書館古典籍総合データベース（天名元年）

『新刊仁斎直指附遺方論』楊士瀛編撰　朱崇正附遺　早稲田大学図書館古典籍総合データベース（出版年不明）

『世医得効方』（元）危亦林編　京都大学附属図書館所蔵（出版年不明）

『薛氏医案一・二』薛己撰　四庫医学叢書　上海古籍出版社（1991）（「口歯類要」「内科摘要」「保嬰撮要」は上記書籍収載のもの）

『丹渓心法附餘』朱震亨著　徐大椿等編　五洲出版社（中華民国58年）

『増補　万病回春』龔廷賢編著　実用書局出版（出版年不明）

『和訓　万病回春』龔廷賢編著　吉富兵衛訓註　山内薬局（1986）

『証治準縄』（明）王肯堂著　呉唯等校註　中国中医薬出版社（1997）

『外科正宗』陳実功著　遼寧科学技術出版社（1997）

『医級』（清）董魏如纂述　文苑堂蔵版（1777）

『和訓　古今方彙』甲賀通元編　吉富兵衛訓註　緑書房（1984）

『近世漢方医学書集成18〜20　原南陽』名著出版（1980）（「叢桂亭医事小言」は上記書籍収載のもの）

『近世漢方医学書集成30　華岡青洲』名著出版（1983）（「瘍科方筌」は上記書籍収載のもの）

『和訓類聚方広義　重校薬徴』吉益東洞原著　尾台榕堂校註　西山英雄訓訳　創元社（1978）（「方機」は上記書籍収載のもの）

『類聚方広義』尾台榕堂著　大安（1962）

『蕉窓方意解』和田東郭著　漢方珍書頒布会（1937）

『浅田宗伯處方全集　前編・後編』浅田龍雄編集　安井泰山堂書店（1936）（「勿誤薬室方函」は上記書籍収載のもの）

『勿誤薬室「方函」「口訣」釈義』長谷川弥人著　創元社（1994）

『皇漢医学』湯本求真著　大安（1964）

『歴代漢方医書大成電子版』松岡榮志監修　新樹社書林（2008）

『温病の研究』楊日超著　根本幸夫訳　出版科学総合研究所（1978）

『漢方医学テキスト　治療編』日本漢方医学研究所監修　杵渕彰・佐藤弘・稲木一元・花輪壽彦編　医学書院（1995）

『漢方――春夏秋冬 季節の病気と漢方療法』根本幸夫著　薬局新聞社（1995）

『漢方処方大成』矢数圭堂監修　自然社（1988）

『漢方診断ノート』中村謙介著　丸善（1998）

『漢方診療医典　第5版』大塚敬節・矢数道明・清水藤太郎著　南山堂（1994）

『漢方治療のレッスン』花輪壽彦著　金原出版（2003）

『漢方210処方 生薬解説――その基礎から運用まで――』昭和漢方生薬ハーブ研究会編　じほう（2003）

『漢方294処方生薬解説――その基礎から運用まで――』根本幸夫監修　じほう（2016）

『漢方のくすりの事典――生薬・ハーブ・民間薬――』米田該典監修　鈴木洋著　医歯薬出版（1996）

『漢方方意ノート』千葉古方研究会著　丸善（1993）

『漢方薬膳学』横浜薬科大学編　伊田喜光・根本幸夫監修　万来舎（2012）

『基礎からの漢方薬――医療用漢方製剤・構成生薬解説』（第二版）金成俊著　薬事日報社（2009）

『健康保険が使える漢方薬――処方と使い方』木下繁太朗著　新星出版社（1990）

『JAPIC　漢方医薬品集』日本医薬情報センター編　丸善出版（2011）

『傷寒論の謎―二味の薬徴』田畑隆一郎著　源草社（2002）

『傷寒・金匱薬物事典』伊田喜光総監修　根本幸夫・鳥居塚和夫監修　万来舎（2006）

『専門医のための漢方医学テキスト』日本東洋医学会学術教育委員会編　日本東洋医学会（2010）

『増補改訂版　重要漢方処方解説口訣集』中日漢方研究会編集発行（1971）

『第十六改正日本薬局方・解説書』廣川書店（2011）

『中医処方解説』神戸中医学研究会編著　医歯薬出版（1993）

『中醫方劑學講義』南京中醫學院主編　醫藥衛生出版社（1973）

『中医方剤大辞典』南京中医学院主編単位　彭怀仁主編　人民衛生出版社（1997）

『中医臨床のための中薬学』神戸中医学研究会編　医歯薬出版（2002）

『東洋医学選書　増補改訂版　臨床応用漢方処方解説』矢数道明著　創元社（1981）

『病態からみた漢方薬物ガイドライン』岡村信幸著　京都廣川書店（2009）

『腹証図解　漢方常用処方解説（改訂版）』高山宏世編著　三考塾叢刊　泰晋堂（1989）

『臨床応用漢方処方解説〔増補改訂版〕』矢数道明著　創元社（1989）

『和漢薬方意辞典』中村謙介著　緑書房（2004）

「一般用漢方製剤承認基準」厚生労働省医薬食品局（2012）

『新　一般用漢方処方の手引き』合田幸広・袴塚高志監修　日本漢方生薬製剤協会編　じほう（2013）

「医薬品・医療機器等安全性情報」厚生労働省医薬・生活衛生局（1997.9～ 2019.2）：独立行政法人医薬品医療機器統合機構ホームページによる

「医薬品副作用情報」厚生省薬務局　大学病院医療情報ネットワークホームページ（1991～1997）

「漢方トゥディ　薬剤師が知っておきたい漢方薬のDrug Information」赤瀬朋秀　ラジオNIKKEI（2011～2012）

「漢方薬の長期服用歴を認めた腸間膜静脈硬化症の4例」吉井新二・塚越洋元・久須美貴哉・

鈴木康弘　日本大腸肛門学会誌63（2010）

「漢方薬繁用処方実態調査」横浜薬科大学漢方和漢薬調査研究センター編（2013）

「八味地黄丸と防風通聖散―証の変遷と現代の問題点―」根本幸夫・西島啓晃　漢方と最新治療第18巻第3号　世論時報社（2009）

「薬剤師のための漢方薬の副作用」星野惠津夫監修　協和企画（2012）

「やさしい漢方ハンドブック」総合漢方研究会編　平和堂（2002）

＜漢方理論・用語・歴史＞

『陰陽五行説――その発生と展開――』根本光人監修　根本幸夫・根井養智著　薬業時報社（1998）

『漢方概論』藤平健・小倉重成著　創元社（1979）

『漢方用語大辞典』創医学術部主編　燎原（1984）

『中醫學概論』南京中醫學院編著　醫藥衛生出版社（1971）

『中医学の基礎』平馬直樹・兵頭明・路京華・劉公望監修　東洋学術出版社（1997）

『中国医学の歴史』傅維康著　川井正久編訳　東洋学術出版社（1997）

『中国漢方医語辞典』成都中医学院・中医研究院・広東中医学院編　中医学基本用語邦訳委員会訳編　中国漢方（1987）

『東洋医学概説』長濱善夫著　創元社（1993）

監修・編集・執筆者一覧

監　　修　　**伊田喜光**：横浜薬科大学漢方和漢薬調査研究センター長、教授。
　　　　　　　根本幸夫：横浜薬科大学漢方和漢薬調査研究センター教授。

企画・編集・執筆

大石雅子：横浜薬科大学客員教授。同漢方和漢薬調査研究センター研究員。(社)日本漢方連盟理事、同漢方委員。漢方和漢薬調査研究審議会理事。総合漢方研究会主任研究員。

西島啓晃：横浜薬科大学客員教授。同漢方和漢薬調査研究センター研究員。慶應義塾大学薬学部非常勤講師。(社)日本漢方連盟理事、同漢方委員。漢方和漢薬調査研究審議会理事。総合漢方研究会主任研究員。

川嶋浩一郎：(社)日本漢方連盟医師顧問。第43回日本小児東洋医学会学術集会会頭。日本小児東洋医学会評議員。漢方和漢薬調査研究審議会評議員。日本東洋医学会認定漢方専門医。小児科専門医。小児神経専門医。つちうら東口クリニック院長。

編集委員　　■横浜薬科大学　　　　　　　　　　　　　　　　　　　　　　　　（五十音順で記載）

秋野公造：客員教授。長崎大学客員教授。医師・参議院議員。元厚生労働省職員。医学博士。

伊田喜光：漢方和漢薬調査研究センター長、教授。昭和大学名誉教授。漢方和漢薬調査研究審議会評議員会議長。(社)日本漢方連盟顧問。薬学博士。

右近　保：漢方和漢薬調査研究センター研究員。漢方和漢薬調査研究審議会理事。(社)日本配置販売業協会会長。(株)新日配薬品代表取締役。

小松　一：漢方和漢薬調査研究センター准教授。同ニュージーランド漢方ヘルスセンター長。(社)日本漢方連盟顧問。漢方和漢薬調査研究審議会評議員。薬学博士。

都築繁利：教授。日本経済大学副学長。漢方和漢薬調査研究審議会理事。

根本幸夫：漢方和漢薬調査研究センター教授。(社)日本漢方連盟理事長。漢方和漢薬調査研究審議会理事長。昭和大学薬学部兼任講師。洗足音楽大学邦楽研究所講師。漢方平和堂薬局代表取締役。薬学博士。

■一般社団法人日本漢方連盟

譚　定長：理事、漢方委員。漢方和漢薬調査研究審議会評議員。中国漢方薬寿堂店主。

羽田紀康：顧問。慶應義塾大学薬学部准教授。漢方和漢薬調査研究審議会評議員。薬学博士。(編集・執筆)

馬場正人：理事、漢方委員。漢方和漢薬調査研究審議会理事。馬場薬局代表取締役。

松江一彦：理事、漢方委員。漢方和漢薬調査研究審議会評議員。松江堂薬局店主。

■公益社団法人日本薬剤師会

生出泉太郎：副会長、一般用医薬品委員会担当副会長。おいで薬局代表取締役。

清水良夫：薬局製剤・漢方委員会副委員長。平安堂薬局代表取締役。

233

東洋彰宏：前常務理事、前薬局製剤・漢方委員会主担当理事。北海道薬剤師会会長。東洋薬局代表取締役。

藤原英憲：常務理事、薬局製剤・漢方委員会主担当理事、一般用医薬品委員会主担当理事。つちばし薬局代表取締役。医学博士。

前田泰則：前副会長、前薬局製剤・漢方委員会担当副会長。広島県薬剤師会会長。マエダ方術薬局店主。

■日本大学医学部

木下優子：附属板橋病院東洋医学科外来医長、緩和ケア室室長。同医学部内科学系統合和漢医薬学分野助教。(社)日本漢方連盟顧問。医学博士。

矢久保修嗣：附属板橋病院東洋医学科科長。同医学部内科学系統合和漢医薬学分野准教授。医学博士。

■一般社団法人日本漢方連盟 医師顧問団

青木浩義：顧問。医療法人社団竹山会理事長。漢方和漢薬調査研究審議会評議員。医学博士。(編集・執筆)

安藝竜彦：顧問。医療法人山口病院。日本東洋医学会認定漢方専門医。日本精神神経学会認定精神科専門医指導医。(編集・執筆)

奥平智之：顧問。医療法人山口病院医局長。日本大学医学部附属板橋病院東洋医学科。日本東洋医学会認定漢方専門医。認知症専門医指導医。日本心身医学会代議員。(編集・執筆)

根本安人：顧問。日本大学医学部附属板橋病院精神神経科、同東洋医学科。日本精神神経学会認定精神科専門医指導医。漢方和漢薬調査研究審議会評議員。医学博士。(編集・執筆)

降籏隆二：顧問。日本大学医学部精神医学系。日本精神神経学会認定精神科専門医指導医。漢方和漢薬調査研究審議会評議員。医学博士。(編集・執筆)

● 分担執筆　**青木　満**：総合漢方研究会学術研究員。

　　　　　川本寿則：総合漢方研究会学術研究員。

　　　　　阪田泰子：総合漢方研究会学術研究員。漢方和漢薬調査研究審議会評議員。薬学博士。

　　　　　鈴木信弘：総合漢方研究会学術研究員。

　　　　　山田智裕：総合漢方研究会学術研究員。

● 執筆協力　**天野　恵**：総合漢方研究会学術研究員。

　　　　　外郎　武：横浜薬科大学客員教授。

　　　　　木村喜美代：総合漢方研究会学術研究員。

　　　　　澤田　博：漢方和漢薬調査研究審議会理事。(社)日本漢方連盟漢方委員。

　　　　　吉田健吾：漢方和漢薬調査研究審議会評議員。(社)日本漢方連盟漢方委員。

● 協　　力　**一般社団法人日本漢方連盟**

イラストと図表で解説 （必修処方 30 ＋繁用処方 30）

漢方重要処方60 改訂版
横浜薬科大学漢方和漢薬調査研究センター編

2014年4月2日　初版第1刷発行
2021年3月22日　改訂版第2刷発行

監　修：伊田喜光・根本幸夫

発行者：藤本敏雄

発行所：有限会社万来舎

　　　　〒102-0072 東京都千代田区飯田橋2-1-4 九段セントラルビル803

　　　　TEL 03-5212-4455

　　　　E-Mail letters @ banraisha.co.jp

印刷所：大日本印刷株式会社

装丁・本文デザイン・組版　市川由美
本文イラスト　まきのこうじ

ⓒ Sogo Kanpo Kenkyu-kai 2019 Printed in Japan

落丁・乱丁本がございましたら、お手数ですが小社宛にお送りください。送料小社負担にてお取り替えいたします。
本書の全部または一部を無断複写（コピー）することは、著作権法上の例外を除き、禁じられています。
定価はカバーに表示してあります。

ISBN 978-4-908493-31-7

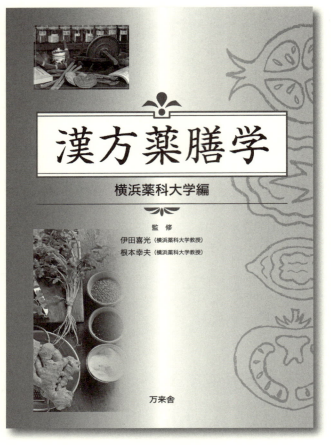

漢方薬の効果を最大限に高める、画期的な"効く"薬膳!

カゼ・感冒、気管支喘息、胃腸疾患、肝臓・胆のう疾患、月経痛・月経不順、更年期障害、冷え性、不妊症、心臓病、高血圧、低血圧、膀胱炎、腎臓病、糖尿病、腰痛・神経痛・関節痛・リウマチ、精神疾患、アトピー性皮膚炎、花粉症、ガン

漢方薬膳学　横浜薬科大学編

監修　伊田喜光（横浜薬科大学教授）
　　　根本幸夫（横浜薬科大学教授）

野菜、魚、肉など普段使いの食材から効能の高い料理を作る実践書

＜症状別薬膳レシピの特長＞
◎漢方家と料理家が協力して生み出したおいしい薬膳。
◎症状にあわせ、身近な材料で手軽に作れる。
◎処方理論に基づき、組み合わせる食材が互いの効能を高め合う。
◎漢方薬を服用する際、その薬効を最大限に発揮させる。
◎手元に漢方薬がないとき、代替できる効果を持つ。
◎体質改善に、食べないほうがよい食物や養生法を収載。

B5判・272ページ・定価：[本体3,800円＋税]
ISBN978-4-901221-58-0

（定価は2021年3月現在）